名医别录（辑校本）

梁·陶弘景 撰　尚志钧 辑校

尚元胜　尚元藕　黄自冲 整理

中国中医药出版社

·北京·

图书在版编目（CIP）数据

名医别录（辑校本）/（梁）陶弘景撰，尚志钧辑校 .—
北京：中国中医药出版社，2013.8（2025.3 重印）
ISBN 978 – 7 – 5132 – 1458 – 2

I.①名… ①陶…②尚… Ⅲ.①本草 – 中国
Ⅳ.① R281.3

中国版本图书馆 CIP 数据核字（2013）第 104753 号

中国中医药出版社出版

北京经济技术开发区科创十三街 31 号院二区 8 号楼
邮政编码 100176
传真 010-64405721
保定市西城胶印有限公司印刷
各地新华书店经销

开本 880×1230 1/32 印张 10.75 字数 285 千字
2013 年 8 月第 1 版 2025 年 3 月第 12 次印刷
书号 ISBN 978 – 7 – 5132 – 1458 – 2

定价 39.00 元
网址 www.cptcm.com

服 务 热 线 010-64405510
购 书 热 线 010-89535836
维 权 打 假 010-64405753

微信服务号 **zgzyycbs**
微商城网址 **https://kdt.im/LIdUGr**
官 方 微 博 **http://e.weibo.com/cptcm**
天猫旗舰店网址 **https://zgzyycbs.tmall.com**

如有印装质量问题请与本社出版部联系（010-64405510）

内容提要

《名医别录》，旧题梁·陶弘景撰。是继《神农本草经》之后，有重要本草文献学价值的著作，收录了汉代至魏晋时名医在《神农本草经》中增附的资料，是这一时期临床用药经验的总结。原书早佚。本书是由辑校者从吐鲁番出土的《神农本草经集注》残卷、敦煌出土的《新修本草》残卷，以及《千金翼方》现存本草书和类书中，辑出药物七百余种，依敦煌出土的《神农本草经集注》序中药物七情药编次而成。

本书为三卷。分上、中、下三品。上品载药 193 种，中品243 种，下品 294 种。每品按玉石、草木、兽、禽、虫、鱼、果、菜、米谷等次序排列，每种药物的前后编排次序还参照了《新修本草》药物三品目次。

全书主要内容包括药物的正名、性味、主治、异名、产地、采收季节，以及用法、用量、剂型、七情畏恶等，所附的方剂，也大多来自当时的名医和民间有效验方。由于本书所载的药物较《神农本草经》多 300 余种，内容广泛而丰富，因此，对学习研究本草学有重要参考价值，对临床工作者也有实际指导意义。

本书依附底本辑复的过程中，同时参证了《大观》、《政和》、《图经》等本草著作以及《艺文类聚》、《初学记》、《太平御览》等书，于每条之后，引列诸说，对错讹、脱误、歧异等处，作了校勘，有的并加了按语。对《本经》和《别录》文的区别也作了文字说明。为使读者了解《别录》在《本经》的基础上增附和发展的情况，于相关之处将《本经》文附上，以供参阅。书后还附有药名索引，以备读者查阅。

整理说明

父亲尚志钧先生（1918.2 - 2008.10），在求索本草的路程上，"学贵乎博、业贵乎精、心贵乎虚"的人生格言伴随着他走完了一个甲子。举凡本草学方面的古籍，父亲都做过潜心研究、探讨和比较。其一生共发表论文 268 篇，辑复、校注、注释、集纂本草古籍和编写医、药学方面专著达 30 余部，摘录卡片 7200 张。

《名医别录》（辑校本），是父亲在 1962 年研究六朝时期药物运用情况开始整理的，他用了两年时间，从多种本草书残卷、现存本草书和类书中，辑得资料 2000 余条，经过逐条考证，剔除重点，归并后得药 745 种，并参证了《大观本草》等 70 多部书，出校注 2653 条，于 1964 年完成清稿。

1965 年初，父亲将《名医别录》清稿投寄人民卫生出版社，同年 5 月，清稿被退回。1966 年 "文革" 期间，存放在父亲办公室的《名医别录》清稿和 7200 张卡片全部丢失。1974 年，从悲伤中走出来的父亲，把藏在家里的《名医别录》草稿翻出来，又重新整理出一个简化本，于 1973 年由皖南医学院油印，向国内学界交流。

1978 年初，父亲收到友人耿鉴庭先生（时任中国中医研究院研究员）的来信，信中说：你丢失的《名医别录》，已由人民卫生出版社转来我处审阅，只见署名处已被冒名者擦改为 "梁某"，你的笔迹和芜湖医学专科学校的稿纸没有变化，耿先生随信还附了一封卫生部中西医结合领导小组办公室 1977 年 12 月

29 日给梁某的信："你 11 月 7 日的信收到，已阅，《名医别录》已转人民卫生出版社，正在联系能否出版……"

父亲得此消息，非常焦急。立即向安徽省中医局等有关部门书写报告，连同耿先生的信一同复印，用挂号信寄出，请求调查核实。几经周折，物归原主，失而复得的《名医别录》清稿，终于在 1986 年 6 月由人民卫生出版社出版。从清稿到出版历时 22 年，这也许正是命运对父亲矢志不渝，醉心研究本草的一种默默肯定和回馈呢！

2008 年 4 月，父亲拖着抱病的身体，和我们谈到《名医别录》(辑校本)渴望整理再版的心情，他认为："如果要研究两汉魏晋时期的药物学成就和发展，那就要参考该书。又，《名医别录》历来有很多争论问题，需要有人去研究。如果重新出版此书，可以激发更多同仁继续研究它，指正它；也可以考虑把我这些年在杂志上发表的相关论文放在书尾，供阅读者参考指教。"可惜，2008 年 10 月 9 日，父亲带着未了的心愿离开了人世。

今天承蒙中国中医药出版社的鼎力支持，《名医别录》(辑校本)终于整理出版。了却了父亲的遗愿，父亲在天之灵得以告慰。

在此，谨向为《名医别录》(辑校本)再版做出辛勤劳动的领导、编辑和工作人员，致以最崇高的敬意。

本次整理，在保持《名医别录》(辑校本)原书特色的前提下，同时根据时代发展变化和读者阅读方便，对原书进行了谨慎、细致的整理。主要变动如下：

一、尊重父亲遗愿和观点，在书后附相关论著 2 篇及相关论文题录。

二、按古籍整理的规则要求，对原书的通假字、古今字、异体字、造字、避讳字等，依文意注释、辑校，进行了斟酌修订。繁体字径直改为简体字，竖排改为横排。

三、对原书中的漏字、错讹缺笔字及标点符号，径直改正，不做夹注。

四、为保持古籍的原貌，本着"改错存异"的原则，对原书的中药名称（原书引用的各种古籍文献对同药异名、正误、注释等进行了考证）基本予以保留，以客观地反映原书的全貌。

五、对原书"辑校说明"后的注释，及书后附录的参考文献，既考虑到古籍文献的特殊性，又兼顾本书原貌及参考文献著录的具体要求，对书名项、著者项、出版项、稽核项进行了重新整理编排。

不妥之处，敬请读者提出宝贵意见。

尚元胜　尚元藕

2013.8

辑校说明

一、作者的确定

本书所辑录的资料，主要来源于《大观》、《政和》等本草中黑字。该黑字源出于陶弘景《本草经集注》墨书文字，该墨书文字，是陶弘景包综魏、晋诸名医附经为说的文字，经过整理而成。所以本书题陶弘景撰。

二、底本的确定

本书所用底本，以现存散见各书最早引用《名医别录》原文为底本。首先用吐鲁番出土《本草经集注》残卷为底本，当《本草经集注》所缺（按《本草经集注》残卷仅存豚卵、鸂屎、天鼠屎、鼹鼩鼠四味药，其余皆缺）即以敦煌出土《新修本草》残卷为底本，如《新修本草》残卷所缺（按《新修本草》残卷仅存草部下品之上，即自"甘遂"至"白蔹"等三十味药是存在的，其余皆缺），即以武田本《新修本草》为底本，武田本所缺（按武田本《新修本草》仅存卷四、五、十二、十五、十七、十九，其余皆缺）即以傅氏影印《新修本草》为底本，傅氏影印本所缺（按傅氏影印本缺草类和虫鱼类）即以孙思邈《千金翼方》为底本，《千金翼方》所缺（按《千金翼方》缺伏子和《新修本草》的注文）即以唐慎微《经史证类大观本草》为底本。

三、核校本的选用

核校本主要用来区分《本经》文和《别录》文。因本书所用的底本，多数是用《新修》、《千金翼方》作底本，但该二书中无《本经》、《别录》标记，必须借助于各种版本《大观》、《政和》中白字标记来区分《本经》、《别录》的文字。

由于不同版本的《大观》、《政和》其白字标记不尽相同，如成化本《政和》及商务印书馆版《政和》中菖蒲、龙胆、白英、麝香、鹿茸、姑活条文无白字标记，人民卫生出版社版《政和》曾青条亦无白字标记，不仅这几味药标记有差异，而且很多药物条文白字、黑字标记亦有出入，因此，必须根据其他种版本的《大观》、《政和》旁证之，才能确定菖蒲、曾青等条是否属《别录》的文字。有时还须参考明清诸家所辑《本草经》来做旁证。

核校本以宋代前本草为主，宋以后的本草，其中散见的《别录》资料，多数已为后人所改动，非庐山真面目，不能作为本书辑校的依据。

四、有关《本经》、《别录》文的区分

在核校时，如遇核校本《本经》文和《别录》文标记不同于底本时，但又不能确定底本是否有误，仍以底本为正。例如卷下"鸬屎"条的《别录》文，原以吐鲁番出土《本草经集注》残卷为底本，该残卷"鸬屎"条中，有"生高谷山"四字作朱书《本草经》文，但核校本《大观》、玄《大观》、《大全》、《证类》、《政和》、成化本《政和》、《品汇》、《纲目》等皆注作《别录》文，又孙本、黄本、顾本、森本、狩本均不取此四字为《本草经》文，按核校本应订为《别录》文，但又不能确定底本属误，所以本书仍从底本为正，不取此四字为《别录》文。

在核校时，如能确认底本对《本草经》文和《别录》文标记有误，即依核校本订正。例如卷下"白蔹"条，原以敦煌出土《新修本草》残卷为底本，底本"白蔹"条有"无毒"二字作两种标记，"无"字作朱书《本草经》文标记，"毒"字作墨书《别录》文标记。通检《大观》、玄《大观》、《大全》、《证类》、《政和》、成化本《政和》皆作《别录》文，森本、狩本、孙本、黄本、顾本亦不取此二字为《本草经》文，按此二字应为《别录》文，本书即订正"无毒"二字作《别录》文。

五、校勘

在确定《名医别录》文后，对于文中字句歧异、增衍、脱漏的均作了校勘。如遇底本与核校本有不同时，但又不能确定底本有误，仍以底本为正。例如卷下"乌头"条全文，原以敦煌出土《新修本草》为底本，底本"乌头"条中有"力视"二字，此二字在《千金翼》、《大观》、玄《大观》、《政和》，成化本《政和》、《大全》、《证类》、《品汇》、《纲目》、《图考长编》、《疏证》等核校本中均作"久视"，从完整句子来看，核校本作"目中痛不可久视"，而底本作"目中痛不可力视"并无错误，所以本书仍以底本为正。如能确定底本有误，即据底本订正。例如卷中"羖羊角"条，原以武田本《新修本草》为底本，底本"羖羊角"条中有"欬味""补寒"等语，各核校本如《千金翼》、《大观》、玄《大观》、《大全》、《证类》、《政和》、成化本《政和》、《品汇》、《纲目》等均作"咳嗽""补中"，本书即从核校本订正为"咳嗽""补中"。

在校勘时，如能确定底本有脱漏，即据核校本补。例如卷上"蔓荆实"条，原以武田本《新修本草》为底本，"蔓荆实"条中有"去长"二字，其他各本如《千金翼》、《大观》、玄《大观》、《大全》、《证类》、《政和》、成化本《政和》、《品汇》、《经疏》、《纲目》、《图考长编》等均作"去长虫"。本书即根据核校本补"虫"字。

在校勘时，如能确定底本有增衍者，即据核校本删。例如卷下"苍石"条，原以武田本《新修本草》为底本，底本"苍石"条中有"无毒有毒"四字，其他核校本如《千金翼》、《大观》、玄《大观》、《大全》、《证类》、《政和》、成化本《政和》、《品汇》、《图经衍义》、《纲目》等皆作"有毒"二字，并没有"无毒"二字，本书即据核校本删"无毒"二字。

在校勘时，如底本与核校本有字句歧异者，即作理校，据药物作用来推断底本正误。例如卷上"茯苓"条，原以武田本《新修本草》为底本，底本"茯苓"条中，有"好唾"二字。在玄《大观》作"好垂"，在《千金翼》、《大观》、《品汇》作"好唾"，在《政和》、成化本《政和》、《大全》、《证类》、《纲目》、《图考长编》、《疏证》等作"好睡"。按："唾"与"睡"字形很相近，可能因传抄舛误，但从药物作用推论，"好唾"较可信，因茯苓利水，利水能治"好唾"，当以"好唾"为正。

在核校时，如遇某些字的古今写法不同，即改用现行的写法。例如"闭"、"脑"、"桑"、"叶"、"枣"、"因"、"热"、"蛇"、"血"等字，在武田本《新修本草》、傅氏影印本《新修本草》、敦煌出土《新修本草》皆作"閟"、"腦"、"桒"、"葉"、"棗"、"囙"、"熱"、"虵"、"盇"等，本书不按《新修本草》写法，而是采用一般通行字的写法。

在校勘时，对某些义同形异的字，如"能"与"耐"、"华"与"花"、"创"与"疮"、"痰"与"淡"……都是古今通假，本书辑录时，原则以原底本为正，未作统一的规定。

在校勘时，对某些避讳字，现在仍改正过来。例如"治"、"世"因避唐太宗李世民、唐高宗李治的讳，而被改为"疗"、"俗"。苏敬的"敬"字，因避宋代赵匡胤的祖父赵敬的讳，被改为"恭"字。"玄参"的"玄"字，因避清代康熙皇帝玄烨的讳，被改为"元"字等。

在核校时，如有义可两存者，即在校记中说明之。例如铜镜鼻条，有"生桂阳"三字。各种版本《大观》、《政和》皆作黑字《别录》文，各种辑本《本草经》亦不取此三字为《本草经》文。据此，则"生桂阳"三字应为《别录》文。但是陶弘景注此文时，却说"本经云，生桂阳"。按陶氏所注，"生桂阳"三字应为本经文。二说不同，即在校勘记中，并存其说。

六、关于药物正名及畏恶的说明

本书辑的药物正名，一般以《新修》、《千金翼》、《大观》等书所用的药名为正名。

药物条文，悉依底本文字为正。但有些《别录》文，由于在陶氏《本草经集注》中是分析插入《本经》条文有关内容之下，如性味及有毒无毒，即插入《本经》性味之下，主治症即插入《本经》主治症之下，因此性味的"味"字，主治的"主"字，以及"久服"二字等，一般都系借用《本经》朱字，本书辑录时，亦将此等借用的"味"、"主"、"久服"等朱字亦并辑入《别录》文中。

查吐鲁番出土的《本草经集注》文有"主治××"，或"治××"，但卷子本《新修本草》仅作"主××"，或"疗××"。此因避唐高宗李治的"治"字讳，把"主治"的"治"字删掉，剩下一个"主"字，或把"治"改成"疗"。因此自唐以后本草皆沿袭《新修本草》旧例，药物条文中只有"主××"或"疗××"。本书在辑校时，仿吐鲁番出土《本草经集注》之例，在药物条文中用"主治××"或"治××"。

每条正文末，附以七情畏恶资料，用小字书写，以别于正文。关于七情资料，《本草纲目》注出典为徐之才文，其实《纲目》所引七情资料，早在陶弘景《本草经集注》中已有著录。《证类》"前胡"条，陶弘景注云："本经上品有茈胡而无此，晚来医乃用之，亦有畏恶，明畏恶非尽出本经"。按前胡是《别录》药。其畏恶为："半夏为之使，恶皂荚，畏藜芦。"陶弘景认为《别录》药有畏恶资料。据此，本书将敦煌出土《本草经集注》所列畏恶资料分别附在各药条文末。但这些资料，《纲目》均注出典为徐之才，本书在校记中均加以说明之（按：陶弘景比徐之才早几十年）。

七、本书辑复后的药味数量及编排

《大观本草》、《政和本草》收载《名医别录》药物 730 种，后因《新修本草》中新增的药，如"珂"、"鲛鱼皮"、"龙脑"、"芸薹"等，皆引用《别录》资料，据此可知《名医别录》原书应有此等药，所以本书即把此四味药收入书中。又《千金翼方》有"北荇华"、"领灰"，《太平御览》有"卢精"，这三味药可能是《别录》资料，故本书亦收载之。又《嘉祐本草》和《本草衍义》在"女菀"中注云：《新修本草》删去"白菀"，则"白菀"亦当属《别录》药，所以本书亦收录之。又如"五石脂"在《本草经集注》作一条计算的，但陶弘景注云："五石脂……《别录》各条。"据此可知"五石脂"在《名医别录》原书中是分作五条的。对于增收药物，皆加方括号为标记，作为本书附录药物。

本书编排时将收载 730 种药，按上、中、下三品，分为三卷。卷一为上品，载药 193 种；卷二为中品，载药 249 种；卷三为下品，载药 294 种。每一卷的药物又按玉石、草木、虫兽、果、菜、米等次序排列，这种排列是依据敦煌出土《本草经集注》序录中药物七情药目次编排的。

八、辑校底本与核校本

在每味药物后所附参考文献首注中，开头所列的书名是药物条文的底本，余下的书名为核校本。除首注外，余下的注文是校勘的说明。在这些校勘说明中，除校订《别录》条文外，对那些转引的《别录》资料，出现谬误时，亦作了校正说明。参考文献首注和校勘注中所用的书名，都是简称，为方便读者查阅予以说明如下：

1. 吐鲁番出土的陶弘景《本草经集注》残卷，（梁）陶弘景撰　1952年罗福颐影钞《西陲古方技书残卷汇编》。

2. 《本草经》断片，1947年万斯年译收入《唐代文献丛考》中，1957年商务印书馆版。

3. 《本草经集注》，（梁）陶弘景撰　敦煌石室出土的梁陶弘景《本草经集注》第一序录。1955年上海群联出版社据《吉石盦丛书》影印本。

4. 武田本《新修》，日本武田长兵卫商店制药部内的大阪本草图书刊行会，据唐写卷子本《新修本草》卷四、五、十二、十七、十九，在昭和十一年（1936）用珂瑮版复印本。

5. 敦煌卷子本《新修本草》残卷，敦煌出土的《新修本草》残卷，1952年罗福颐影写《西陲古方技书残卷汇编》。

6. 《新修》，日本天平三年（731）田边史抄的苏敬《新修本草》，1955年上海群联出版社据《籑喜庐丛书》影印本。

7. 《千金方》，（唐）孙思邈撰　《备急千金要方》1955年人民卫生出版社据江户医学本影印。

8. 《千金翼》，（唐）孙思邈撰　《千金翼方》1955年　人民卫生出版社据江户医学本影印。

9. 《和名》，（日）本深江辅仁撰　《本草和名》大正十五年（1925）日本古典全集刊行会据日本宽政八年（1796）刊本影印。

10.《和名类聚钞》，（日本）源顺撰 清光绪丙午年（1906）龙璧勤刊印杨守敬所得抄本。

11.《医心方》，（日本）丹波康赖撰 1955 年人民卫生出版社影印原影卷子刊本。

12.《大观》，（宋）唐慎微撰 《经史证类大观本草》，清光绪三十年（1904）武昌柯逢时影宋并重校刊本。

13. 玄《大观》，（宋）唐慎微撰 《经史证类大观本草》，日本安永四年（1775）望草玄据元大德宗文书院刊本翻刻。

14.《大全》，《重刊经史证类大全本草》，明万历三十八年（1610）彭端吾据籍山书院重刊王大献本翻刻。

15.《证类》，《重修政和经史证类备用本草》，1957 年人民卫生出版社影印元翻刻扬州季范董氏藏金泰和张存惠晦明轩本。

16.《政和》，《重修政和经史证类备用本草》，1921～1929年商务印书馆影印金泰和甲子下己酉晦明刊本，《四部丛刊初编·子部》刊本。

17. 成化本《政和》，明代成化四年（1468）山东巡抚原杰等据晦明轩本《重修政和经史证类备用本草》翻刻本。

18.《图经衍义》，（宋）寇宗奭撰 《图经衍义本草》，1924 年上海涵芬楼影印正统道藏本。

19.《品汇》，（明）刘文泰等撰 《本草品汇精要》，1936年商务印书馆据故宫抄本铅印。是书摘录《证类本草》主要内容汇集而成，对历代文献出典以文字注之，但对《名医别录》资料注作"名医所录"，对历代医方的内容注作"别录云"，是极易误解的。

20.《经疏》，（明）缪希雍撰 《神农本草经疏》，明天启五年（1625）绿君亭刊本。该书名为《神农本草经》，实际上是一部综合性的本草著作。书中对本经和别录的资料，皆无区别。

21.《疏证》，（清）邹澍撰 《本经疏证》，1959年上海科学技术出版社出版。该书虽名《本经》，实乃一部综合性的本草著作。书中《本草经》文，用黑体字表示之。

22.《续疏》，（清）邹澍撰 《本经续疏》，1959年上海科学技术出版社出版。是书附在《本经疏证》内，也是一部综合性的本草著作，书中《本草经》文，用黑体字表示之。

23.《纲目》，（明）李时珍著 《本草纲目》，1957年人民卫生出版社据清光绪十一年（1885）合肥张绍棠味古斋重校刊本影印。

24.《乘雅》，（明）卢之颐撰 《本草乘雅半偈》，南京图书馆藏本。

25.《草木典》，清康熙时敕修 《古今图书集成·博物汇编·草木典》，中华书局影印本。

26.《禽虫典》，清康熙时敕修 《古今图书集成·博物汇编·禽虫典》，中华书局影印本。

27.《食货典》，清康熙时敕修 《古今图书集成·经济汇编·食货典》，中华书局影印本。

28.森本，指日本嘉永七年（1854）（日本）森立之辑《神农本草经》，1955年上海群联出版社据日本森氏温知药室本影印本。

29.狩本，指日本文政七年（1824）汤岛狩谷望之志辑《神农本草经》，南京图书馆藏手抄本。是书取《证类本草》中的白字本草经文，按《新修本草》药物目录次序编排的。并以元刊本《大观本草》校注之。

30. 孙本，指清嘉庆四年（1799）孙星衍 孙冯翼合辑《神农本草经》，1955 年商务印书馆版铅印本。

31. 黄本，指（清）黄奭辑《神农本草经》，清光绪十九年（1893）仪征刘富增刻的《汉学堂丛书》本。是书全抄孙本，仅在书末补录几条本草经轶文而已。

32. 顾本，指清道光二十四年（1844）顾观光辑 《神农本草经》，1955 年人民卫生出版社据武陵山人遗书本影印。

33. 《通志略》，（宋）郑樵撰 《通志略·昆虫草木略》，中华书局聚珍仿宋版印本。

34. 《群芳谱》，（清）刘灏等编撰 《佩文斋广群芳谱》，清康熙四十七年（1708）刻本，该书是在明·王象晋《群芳谱》的基础上增修而成。书中把杂录的资料冠以"别录"作白字标题，其含义绝不同于《名医别录》。

35. 《御览》，（宋）李昉等修纂 《太平御览》，上海涵芬楼影印。

36. 《图考》，（清）吴其濬撰 《植物名实图考长编》，1959 年 商务印书馆版。

37. 《尔雅》，商务印书馆版四部丛刊本《尔雅注疏》。是书郭璞注时所引的本草资料，皆与现存古本草中所载内容不同。

38. 《尔雅疏》，（宋）邢昺注 《尔雅注疏》，中华书局聚珍仿宋版印四部备要本。

39. 《广雅疏证》，（清）王念孙注 中华书局聚珍仿宋版印四部备要本。

40. 《急就篇》，（汉）史游撰 （唐）颜师古注，（宋）王应麟补注 光绪五年（1879）福山王氏刻本（天壤阁丛书本）。

41.《齐民要术》，（后魏）贾思勰著　商务印书馆版《丛书集成·初编本》。

42.《梦溪笔谈》，（宋）沈括著　胡道静校注　名《梦溪笔谈校证》。1957年上海古典文学出版社出版。是书卷二十六《药议》引有本草资料。

43.《梦溪补笔谈》，（宋）沈括著　胡道静校注，名《梦溪补笔谈》。1957年上海古典文学出版社出版，是书附刊在《梦溪笔谈校证》一书中。

44.《艺文类聚》，（唐）欧阳询等奉勅修《艺文类聚》，1959年中华书局据宋绍兴本影印。是书卷八十一至八十九引有本草资料。

45.《北堂书钞》，（唐）虞世南撰　光绪戊子（1888）南海孔广陶三十有三万卷堂刊本。

46.《初学记》，（唐）徐坚等撰　古香斋袖珍本。是书卷二十七至三十有本草资料。

47.《一切经音义》，（唐）西明寺翻经沙门（释）慧琳撰　日本元文三年(1738)搏桑雒东狮谷白莲社刻本。

48.《事类赋》，（宋）吴淑撰　清嘉庆癸酉（1813）聚秀堂翻刻剑光阁本。

49.《事类备要》，（宋）谢维新撰　《古今合壁事类备要》，明嘉靖丙辰（1556）夏氏据宋本复刻本。是书分前集、后集、续集、别集、外集五大部分，其中别集有本草资料。

50.《事文类聚》，（宋）祝穆撰　《新编古今事文类聚》。明翻刻元刊本。

51.《翰墨全书》，（宋）刘省轩撰　《新编事文类聚翰墨全书》，元刊本。是书分前集、后集两大部，前集和后集各按甲、乙、丙……分为十集，合共为二十集，每一集又分若干卷，其中后戊集卷一至卷四有本草资料。

52.《锦绣万花谷》，明嘉靖十四年（1535）徽藩刊本。是书分前集、后集、续集三大部，其前集卷三十至三十九有本草资料。《四库全书·简明目录》云：不著撰人名氏，其原本成于淳熙中（1174—1189）。

53.《海录碎事》，（宋）叶廷珪撰　明万历戊戌（1598）刊本。是书卷十四至卷二十二有本草资料。

54.《记纂渊海》，（宋）潘自牧撰　明万历己卯（1579）胡维新刻本。是书卷九十至卷九十九有本草资料。

55.《渊鉴类函》，（清）张英等奉敕纂　民国六年（1917）同文图书馆复印本。

56.《毛诗疏》，（唐）孔颖达注疏　《毛诗注疏》，中华书局聚珍仿宋版印四部备要本。

57.《文选注》，（梁）昭明太子撰（唐）李善注　中华书局聚珍仿宋版印四部备要本。

58.《编珠》，（隋）杜瞻纂修　清康熙三十七年（1698）高士奇刻巾箱本。据《伪书通考》页九四四云是伪书。

59.《白孔六帖》，（唐）白居易原撰　（宋）孔传续撰　明刊本。

60.《博物志》，（晋）张华撰　（清）黄丕烈据汲古阁影宋本翻刻，收入士礼居黄氏丛书本。

61.《续博物志》，（宋）李石撰　清康熙戊申（1668）新安汪士汉刊本。

62.《香谱》，（宋）洪刍撰　民国二十年（1931）上海博古斋影印百川学海丛书本。

63. 《刘氏菊谱》，（宋）刘蒙撰　民国二十年（1931）上海博古斋影印百川学海丛书本。

64. 《史氏菊谱》，（宋）史老圃撰　民国二十年（1931）上海博古斋影印百川学海丛书本。

65. 《笋谱》，（宋）（释）赞宁撰　民国二十年（1931）上海博古斋影印百川学海丛书本。

66. 《蟹谱》，（宋）傅肱撰　民国二十年（1931）上海博古斋影印百川学海丛书本。

67. 《橘录》，（宋）韩彦直撰　民国二十年（1931）上海博古斋影印百川学海丛书本。

68. 《茶经》，（唐）陆羽撰　民国二十年（1931）上海博古斋影印百川学海丛书本。

69. 《本草衍义》，（宋）寇宗奭撰　1957 年商务印书馆版。

70. 《外台秘要》，（唐）王焘著　1957 年人民卫生出版社影印本。

71. 《史讳举例》，陈垣著　1957 年科学出版社出版。

72. 《小儿卫生总微论方》，（宋）撰人佚名　1957 年上海卫生出版社出版。

尚志钧

1964 年 3 月

目　　录

上　品

卷　第　一

中　品

卷　第　二

下　品

卷　第　三

上　品

卷　第　一

玉屑〔1〕　味甘，平，无毒。主除胃中热、喘息、烦满，止渴，屑如麻豆服之。久服轻身长年。生蓝田，采无时。恶鹿角〔2〕。

玉泉〔3〕　无毒。主利血脉〔4〕，治妇人带下十二病，除气癃，明耳目。久服〔5〕轻身长年。生蓝田〔6〕，采无时〔7〕。畏款冬花。

〔《本经》原文〕

玉泉，味甘，平。主五脏百病，柔筋强骨，安魂魄，长肌肉，益气。久服耐寒暑，不饥渴，不老神仙。人临死服五斤，死三年色不变。一名玉

---

〔1〕　玉屑条见《新修》、《千金翼》。

〔2〕　恶鹿角：出陶弘景《本草经集注》。

〔3〕　玉泉条见《新修》、《御览》卷八〇五，又卷九八八。

〔4〕　利血脉：《纲目》、《食货典》注此三字为《本草经》文，《大观》、《政和》、《证类》对此三字作墨字《别录》文，《品汇》、森本、孙本、顾本皆不取此三字为《本草经》文。按：此三字应为《别录》文。

〔5〕　服：此下《大观》、玄本《大观》有"耐寒暑，不饥渴，不老神仙"。十字，作墨字《别录》文。但《政和》、《证类》、《大全》、成化本《政和》作白字《本草经》文。《品汇》、《纲目》亦注此十字为《本草经》文。森本、孙本、顾本、狩本、黄本亦收此十字为《本草经》文。按：此十字应为《本草经》文，非《别录》文。

〔6〕　田：此下，《纲目》有"生山谷"三字，作《别录》文。按：森本、孙本均以"生山谷"为《本草经》文，非《别录》文，本书亦从森、孙二氏之说，不录"生山谷"为《别录》文，下仿此。

〔7〕　生蓝田，采无时：《大观》脱此六字。

杜。生山谷。

丹沙[1]　无毒。主通血脉，止烦满、消渴，益精神，悦泽人面，除中恶、腹痛、毒气、疥瘘、诸疮。久服轻身神仙。作末名珍珠，光色如云母，可析者良[2]。生符陵，采无时。恶磁石，畏咸水[3]。

〔《本经》原文〕

丹沙，味甘，微寒。主身体五脏百病，养精神，安魂魄，益气明目，杀精魅邪恶鬼。久服通神明，不老。能化为汞，生山谷。

水银[4]　有毒。以傅男子阴，阴消无气。一名汞。生符陵，出于丹沙。畏磁石[5]。

〔《本经》原文〕

水银，味辛，寒。主疥瘘痂疡白秃，杀皮肤中虱，堕胎，除热，杀金银铜锡毒。熔化还复为丹，久服神仙不死。生平土。

空青[6]　味酸，大寒，无毒。主益肝气，治目赤痛，去肤翳，止泪出，利水道，下乳汁，通关节，破坚积。久服令人不忘，志高神仙。生益州及越巂山有铜处。铜精熏则生空青，其

---

〔1〕　丹沙条见《新修》、《御览》卷九八五。"沙"、《医心方》作"沙"、《证类》作"砂"。从《医心方》为正。

〔2〕　可析者良：《纲目》、孙本作"可拆者良"。

〔3〕　恶磁石，畏咸水：《纲目》注此六字为徐之才文。此六字《本草经集注》已有著录。按：徐之才迟生于陶弘景。

〔4〕　水银条见《新修》、《御览》卷九八八。

〔5〕　畏磁石：《纲目》注此三字为徐之才文。此三字《本草经集注》已有著录。

〔6〕　空青条见《新修》、《御览》卷九八八。

腹中空。三月中旬采，亦〔1〕无时〔2〕。

〔《本经》原文〕

空青，味甘，寒。主青盲，耳聋。明目，利九窍，通血脉，养精神。久服轻身延年不老。能化铜铁铅锡作金。生山谷。

曾青〔3〕　无毒。主养肝胆，除寒热，杀白虫，治头风、脑中寒，止烦渴，补不足，盛阴气。生蜀中及越嶲〔4〕，采无时〔5〕。畏〔6〕菟丝子〔7〕。

〔《本经》原文〕

曾青，味酸，小寒。主目痛，止泪出，风痹，利关节，通九窍，破癥坚积聚。久服轻身不老。能化金铜。生山谷。

〔1〕　亦：《图经衍义》卷二脱"亦"字，其他各本有"亦"字。

〔2〕　时：此下，《纲目》注"能化铜铁铅锡作金"八字为《别录》文，《大观》、玄《大观》、《大全》、成化本《政和》、《政和》、《证类》对此八字作白字《本草经》文，《御览》注此八字为《本草经》文，森本、孙本、顾本、狩本、黄本皆取此八字为《本草经》文。按：此八字应为《本草经》文，非《别录》文。

又，《文选》卷四蜀都赋李善注云："曾青、空青，《本草经》云皆出越嶲郡，瑕玉属也。"

〔3〕　曾青条见《新修》、《御览》卷九八八。《证类》将曾青条全文皆作墨字《别录》文。

〔4〕　生蜀中及越嶲：《御览》作"生蜀郡名山，其山有铜者，曾青出其阳，青者铜之精"。其他各本作"生蜀中及越嶲"。又，《文选》卷四蜀都赋李善注引本草作"出越嶲郡"。

〔5〕　时：此下，《纲目》注"能化金铜"四字为《别录》文。《大观》、玄《大观》、《大全》。成化本《政和》、《政和》将"能化金铜"作白字《本草经》文。森本、孙本、顾本、狩本、黄本亦录此四字为《本草经》文。按：此四字应为《本草经》文，非《别录》文。

〔6〕　畏：《医心方》作"恶"，其他各本均作"畏"。

〔7〕　畏菟丝子：《纲目》注此四字为徐之才文。此四字《本草经集注》已有著录。

白青〔1〕 味酸、咸，无毒。可消为铜剑，辟五兵。生豫章〔2〕，采无时。

〔《本经》原文〕

白青，味甘，平。主明目，利九窍，耳聋，心下邪气，令人吐，杀诸毒三虫。久服通神明，轻身，延年不老。生山谷。

扁青〔3〕 无毒。去寒热、风痹，及丈夫茎中百病，益精。生朱崖、武都、朱提，采无时。

〔《本经》原文〕

扁青，味甘，平。主目痛明日，折跌痈肿，金创不瘳，破积聚，解毒气，利精神。久服轻身不老。生山谷。

石胆〔4〕 味辛，有毒。散癥积，咳逆上气，及鼠瘘、恶疮〔5〕。一名墨石，一名碁石〔6〕，一名铜勒。生羌道、羌里句青山〔7〕。二月庚子、辛丑日采〔8〕。水英为之使，畏牡〔9〕桂、菌桂、

---

〔1〕 白青条见《新修》、《御览》卷九八八。

〔2〕 生豫章：《御览》作"出豫章"，其他各本作"生豫章"。

〔3〕 扁青条见《新修》、《御览》卷九八八。

〔4〕 石胆条见《新修》、《御览》卷九八七。

〔5〕 疮：此下《大观》有"久服增寿神仙"六字，作墨字《别录》文。《政和》、《证类》作白字《本草经》文。《纲目》、《品汇》注此六字为《本草经》文。森本、孙本、顾本亦收此六字为《本草经》文。按：此六字应为《本草经》文，非《别录》文。

〔6〕 一名墨石，一名碁石：《和名》作"一名墨石，一名碁石"。其他各本作"一名黑石，一名碁石"。又，《图经衍义》卷二"碁"作"綦"。

〔7〕 生羌道、羌里句青山：《御览》作"生秦州羌道山谷大石间，或出句青山"。

〔8〕 生羌道……辛丑日采：《纲目》作"石胆生秦州羌道山谷大石间，或羌里句青山，二月庚子辛丑日采。其为石也，青色多白文，易破，状似空青，能化铁为铜，合成金银"。

〔9〕 牡：《图经衍义》卷二作"牡丹"。

芫花、辛夷、白薇〔1〕。

〔《本经》原文〕

石胆，味酸，寒。主明目目痛，金创诸痫痉，女子阴蚀痛，石淋寒热，崩中下血，诸邪毒气，令人有子。炼饵服之，不老。久服增寿神仙。能化铁为铜，成金银。一名毕石。生山谷。

云母〔2〕 无毒。下气坚肌，续绝补中，治五劳七伤，虚损少气，止痢。久服悦泽不老，耐寒暑，志高神仙。一名云珠，色多赤。一名云华，五色具。一名云英，色多青。一名云液，色多白。一名云沙，色青黄。一名磷石〔3〕，色正白。生太山、齐庐山，及琅琊北定山石间，二月采〔4〕。泽泻为之使，畏蟅甲，反流水〔5〕，恶徐长卿〔6〕。

〔《本经》原文〕

云母，味甘，平。主身皮死肌，中风寒热，如在车船上，除邪气，安五脏，益子精，明目，久服轻身延年。一名云珠，一名云华，一名云英，一名云液，一名云沙，一名磷石。生山谷。

〔1〕 水英为之使，畏牡桂、菌桂、芫花、辛夷、白薇：《纲目》注为徐之才文。此文《本草经集注》已有著录。

〔2〕 云母条见《新修》、《千金翼》。

〔3〕 "一名云珠"，"一名云华"，"一名云英"，"一名云液"，"一名云沙"，"一名磷石"：这六"一名"原属《本草经》文，但在《本草经集注》中，每个"一名"之下，都插有《别录》文，因此这些"一名"即成《别录》借用之字。本书辑录此文时，即将此等"一名"一同收录。

〔4〕 一名云珠……二月采：《纲目》作"云母生太山山谷，齐山、庐山及琅琊北定山石间，二月采之。云华五色具，云英色多青，云珠色多赤，云液色多白，云砂色青黄，磷石色正白"。

〔5〕 反流水：《本草经集注》、《医心方》作"反流水"，《千金方》、《大观》、《政和》、《证类》作"及流水"，《纲目》作"东流水"。从《本草经集注》等为正。

〔6〕 恶徐长卿：《本草经集注》、《医心方》、《千金方》卷一序列有"恶徐长卿"四字，《大观》、《政和》、《证类》皆无此四字。

　　朴消[1]　味辛[2]，大寒，无毒。主治胃中食饮热结，破留血、闭绝，停痰痞满，推陈致新。炼之白如银，能寒、能热、能滑、能涩，能辛、能苦[3]、能咸、能酸。入地千岁[4]不变，色青白者佳，黄者伤人，赤者杀人。一名消石朴。生益州有咸水之阳[5]，采无时[6]。畏麦句姜[7]。

　　〔《本经》原文〕

　　朴消，味苦，寒。主百病，除寒热邪气，逐六腑积聚，结固留癖，能化七十二种石。炼饵服之，轻身神仙。生山谷。

　　消石[8]　味辛[9]，大寒，无毒。主治五脏十二经脉中百二十疾，暴伤寒、腹中大热，止烦满消渴，利小便及瘘蚀疮。天地至神之物，能化成十二种石[10]。生益州，及武都、陇西、

---

　　〔1〕　朴消条见《新修》、《御览》卷九八八。
　　〔2〕　味辛：《纲目》作"苦辛"。按："苦"字各本作《本草经》文，非《别录》文。
　　〔3〕　能苦：《纲目》脱此二字。
　　〔4〕　岁：《纲目》作"年"，其他各本作"岁"。
　　〔5〕　生益州有咸水之阳：《御览》作"生山谷之阴，有咸苦之水，状如芒消而麁"。
　　〔6〕　色青白……采无时：《纲目》作朴消生益州山谷，有咸水之阳，采无时。色青白者佳，黄者伤人，赤者杀人。又曰芒消生于朴消。
　　〔7〕　畏：《纲目》作"恶"麦句姜：《纲目》注为徐之才文，此四字《本草经集注》已有著录。
　　〔8〕　消石条见《新修》、《御览》卷九八八。
　　〔9〕　味辛：《御览》作"味酸"，其他各本作"味辛"。
　　〔10〕　能化成十二种石：《纲目》作"能化七十二种石"。又，"石"字下，《大观》、玄《大观》有"一名芒消"四字作白字《本草经》文，各种版本《政和》作墨字《别录》文。《证类》芒消条陶隐居注："神农本经，消石名芒消"。按：此四字应为《本草经》文，非《别录》文。

西羌，采无时。萤火〔1〕为之使，恶苦参、苦菜，畏女菀〔2〕。

〔《本经》原文〕

硝石，味苦，寒。主五脏积热，胃胀闭，涤去蓄结饮食，推陈致新，除邪气。炼之如膏，久服轻身。一名芒消。生山谷。

矾石〔3〕　无毒。除固热在骨髓，去鼻中息肉。岐伯云："久服伤人骨。"能使铁为铜。一名羽泽。生河西及陇西、武都、石门，采无时。甘草为之使，恶牡蛎〔4〕。

〔《本经》原文〕

涅石，旧作矾石，据郭璞注《山海经》引作涅石。味酸，寒。主寒热，泄利，白沃，阴蚀，恶创，目痛，坚骨齿。炼饵服之，轻身，不老增年。一名羽硙。生山谷。

芒消〔5〕　味辛、苦，大寒。主治五脏积聚，久热、胃闭，除邪气，破留血、腹中淡实〔6〕结搏，通经脉，利大小便及月水，破五淋，推陈致新。生于朴消。石韦为之使，畏麦句姜〔7〕

滑石〔8〕　大寒，无毒。通九窍、六府、津液，去留结，止

---

〔1〕　萤火：《本草经集注》、《医心方》作"萤火"，其他各本作"火"，无"萤"字。

〔2〕　萤火为之使，恶苦参、苦菜，畏女菀：《纲目》注为徐之才文。按：此文《本草经集注》已有著录。

〔3〕　矾石条见《新修》、《御览》卷九八八。

〔4〕　甘草为之使，恶牡蛎：《纲目》注为徐之才文。按：此文《本草经集注》已有著录。

〔5〕　芒消条见《新修》、《千金翼》。

〔6〕　淡实：《新修》作"淡实"，其他各本作"痰实"。

〔7〕　石韦为之使，畏麦句姜：《纲目》注为徐之才文。按：此九字《本草经集注》已有著录。又，"畏"，《本草经集注》、《医心方》作"畏"，其他各本皆作"恶"。

〔8〕　滑石条见《新修》，核校本为《御览》卷九八八。

渴，令人利中。一名液石，一名共石，一名脆石〔1〕，一名番石。生赭阳〔2〕、及太山之阴、或掖北白山、或卷山。采无时。石韦为之使。恶曾青〔3〕。

〔《本经》原文〕

滑石，味甘，寒。主身热，泄澼，女子乳难，癃闭，利小便，荡胃中积聚寒热，益精气。久服轻身，耐饥长年。生山谷。

紫石英〔4〕 味辛，无毒。主治上气心腹痛，寒热、邪气，结气，补心气不足，定惊悸，安魂魄，填下焦，止消渴，除胃中久寒，散痈肿，令人悦泽。生太山，采无时。长石为之使，得茯苓、人参、芍药共治心中结气；得天雄、菖蒲共治霍乱。畏扁青、附子，不欲鳝甲〔5〕、黄连、麦句姜〔6〕。

〔《本经》原文〕

紫石英，味甘，温。主心腹咳逆邪气，补不足，女子风寒在子宫，绝孕十年无子。久服温中，轻身延年。生山谷。

白石英〔7〕 味辛，无毒。主治肺痿，下气，利小便，补五脏，通日月光。久服耐寒热。生华阴及太山。大如指，长二三寸，六面如削，白澈有光〔8〕。其黄端白棱名黄石英，赤端名赤

〔1〕 一名脆石：《和名类聚钞》卷一、《和名》作"一名脆石"，其他各本作"一名脱石"。

〔2〕 生赭阳：《御览》作"生棘阳"，其他各本作"生赭阳"。

〔3〕 石韦为之使，恶曾青：《纲目》注为徐之才文。按：此文《本草经集注》已有著录。

〔4〕 紫石英条见《新修》、《御览》卷九八七。

〔5〕 鳝甲：《本草经集注》、《医心方》作"鳝甲"。《千金方》、《大观》、《政和》、《证类》、《疏证》作"鮀甲"。

〔6〕 长石为之使。不欲鳝甲、黄连、麦句姜。畏扁青、附子：《纲目》注为徐之才文。按：此文《本草经集注》已有著录。

〔7〕 白石英条见《新修》、《御览》卷九八七。

〔8〕 光：此下《纲目》有"长五六寸者弥佳"七字。

石英，青端名青石英，黑端名黑石英[1]。二月采，亦无时。

〔《本经》原文〕

白石英，味甘，微温。主消渴，阴痿不足，咳逆，胸膈间久寒，益气，除风湿痹。久服轻身长年。生山谷。

青石脂[2]　味酸，平，无毒。主养肝胆气，明目，治黄疸，泄痢，肠澼，女子带下百病，及疽痔，恶疮。久服补髓，益气，不饥，延年。生齐区山及海崖，采无时。

赤石脂　味甘、酸、辛，大温，无毒。主养心气，明目，益精，治腹痛，泄澼，下痢赤白，小便利，及痈疽疮痔，女子崩中漏下，产难，胞衣不出。久服补髓，好颜色，益智，不饥，轻身，延年。生济南、射阳，及太山之阴，采无时。恶大黄，畏芫花。

黄石脂　味苦，平，无毒。主养脾气，安五脏，调中，大人小儿泄痢肠澼，下脓血，去白虫，除黄疸，痈疽虫。久服轻身延年。生嵩高山，色如莺雏，采无时。曾青为之使，恶细辛，畏蜚蠊[3]。

白石脂[4]　味甘、酸，平，无毒。主养肺气，厚肠，补骨髓，治五脏惊悸不足，心下烦，止腹痛，下水，小肠澼热溏，

---

〔1〕　赤端起……黑石英：此节《纲目》作"赤端白稜，名赤石英。青端赤稜，名青石英。黑泽有光，名黑石英"。

〔2〕　青石脂、赤石脂、黄石脂、白石脂、黑石脂等见《新修》、《千金翼》。按：敦煌出土的陶弘景《本草经集注》，药物畏恶排列次序，在赤石脂和黄石脂之间有白石英，在黄石脂和白石脂之间有太一禹余粮。

〔3〕　畏蜚蠊：《千金方》作"畏蜚廉、扁青、附子"，其他各本无"扁青、附子"四字。

〔4〕　白石脂、赤石脂、黄石脂、白石脂、黑石脂等见《新修》、《千金翼》。按敦煌出土的陶弘景《本草经集注》，药物畏恶排列次序，在赤石脂和黄石脂之间有白石英，在黄石脂和白石脂之间有太一禹余粮。

便脓血，女子崩中漏下，赤白沃，排痈疽疮痔。久服安心，不饥，轻身长年。生太山之阴，采无时。得厚朴并米汁饮。止便脓。鹤屎[1]为之使，恶松脂，畏黄芩。

黑石脂[2]　味咸，平，无毒。主养肾气，强阴，治阴蚀疮，止肠澼痢，疗口疮、咽痛。久服益气，不饥，延年。一名石涅。一名石墨。出颍川[3]阳城，采无时。

〔《本经》原文〕

青石、赤石、黄石、白石、黑石脂等，味甘，平。主黄疸，泄利肠澼脓血，阴蚀下血赤白，邪气痈肿，疽痔，恶创，头疡疥瘙。久服补髓益气，肥健不饥，轻身延年。五石脂，各随五色补五脏。生山谷中。

太一禹余粮[4]　无毒。主治肢节不利[5]，大饱绝力身重。生太山，九月采。杜仲为之使。畏贝母、菖蒲、铁落[6]。

〔《本经》原文〕

太一余粮，味甘，平。主咳逆上气，癥瘕血闭漏下，除邪气。久服耐寒暑，不饥，轻身飞行千里，神仙。

一名石垴。生山谷。

---

〔1〕　鹤屎：《千金方》作"鹤粪"。其他各本作"鹤屎"，《医心方》作"鸡矢"，《疏证》作"鹰屎"。

〔2〕　黑石脂：此下，《证类》引陶隐居云："此五石脂如《本经》，疗体亦相似，《别录》各条。"此可知五石脂在《别录》分立为五条。

〔3〕　颍川：《新修》原作"类川"，据《千金翼》、《大观》、《政和》、《证类》、《大全》改。

〔4〕　太一禹余粮条见《本草经集注》、《新修》。其他各本无"禹"字。

〔5〕　肢节不利：《纲目》注此四字为《本草经》文。按：《大观》、玄《大观》、《大全》、成化本《政和》、《政和》、《证类》封此四字作《别录》文。《品汇》亦注此四字为《别录》文。又，森本、孙本、顾本、狩本、黄本皆不录此四字为《本草经》文。按：此四字应为《别录》文。

〔6〕　杜仲为之使。畏贝母、菖蒲、铁落：《纲目》注为徐之才文。按：此文《本草经集注》已有著录。

　　禹余粮〔1〕　　平，无毒。主治小腹痛结烦疼。一名白余粮。生东海〔2〕及山岛中，或〔3〕池泽中。

　　〔《本经》原文〕

　　禹余粮，味甘，寒。主咳逆寒热烦满，下赤白，血闭癥瘕，大热。炼饵服之，不饥，轻身延年。生池泽。

　　青玉〔4〕　　味甘，平，无毒。主治妇人无子，轻身不老，长年。一名毂玉〔5〕。生蓝田。

　　白玉髓〔6〕　　味甘，平，无毒。主治妇人无子，不老延年〔7〕。生蓝田玉石之间〔8〕。

　　璧玉〔9〕　　味甘，无毒。主明目，益气，使人多精生子〔10〕。

　　合玉石〔11〕　　味甘，无毒。主益气，消渴，轻身，辟谷。生常山中丘，如磠肪。

　　陵石〔12〕味甘，无毒。主益气，耐寒，轻身，长年。生华山，其形薄泽。

――――――――

　　〔1〕　禹余粮条见《新修》、《御览》卷九八八。
　　〔2〕　海：此下，《纲目》有"生池泽"三字。按：森本，孙本以"生池泽"为《本草经》文，所以本书从森、孙二氏看法，不录"生池泽"为《别录》文，下仿此。
　　〔3〕　或：《新修》原作"惑"，据《千金翼》、《大观》、《政和》、《证类》改。
　　〔4〕　青玉条见《新修》、《千金翼》。
　　〔5〕　毂玉：《新修》作"殼山"，《和名》作"殼玉"，其他各本均作"毂玉"。本书从《千金翼》为正。
　　〔6〕　同青玉注
　　〔7〕　年：《新修》作"季"，据《千金翼》、《证类》改。
　　〔8〕　间：《新修》原作"门"，据《千金翼》、《大观》、《政和》、《证类》改。
　　〔9〕　璧玉条见《新修》、《千金翼》。
　　〔10〕　子：《食货典》作"下"，误。
　　〔11〕　同璧玉条注。
　　〔12〕　陵石条见《新修》、《千金翼》。

碧石青〔1〕　味甘，无毒。主明目，益精，去白皮癥〔2〕，延年〔3〕。

五羽石〔4〕　主轻身常年〔5〕。一名金黄。生海水中蓬茛山上仓〔6〕中，黄如金。

石流青〔7〕　味酸，无毒。主治泄，益肝气，明目，轻身长年。生武都山石〔8〕间，青白色。

石流赤〔9〕　味苦，无毒。主治妇人带下，止血，轻身长年。理如石耆，生山石间〔10〕。

六芝：青芝〔11〕生太山〔12〕。赤芝，生霍山。黄芝，生嵩山〔13〕白芝，生华山。黑芝，生恒山〔14〕。紫芝，生高夏〔15〕。六芝皆无毒。六月、八月采。署预为之使，得发良，得麻子人、白瓜

---

〔1〕　碧石青条见《新修》、《千金翼》。

〔2〕　去白皮癥：《新修》作"去白皮癥"，据《千金翼》、《证类》改。又，《千金翼》脱"皮"字。

〔3〕　延年：《新修》作"廷季"，据《千金翼》、《证类》改。

〔4〕　五羽石条见《新修》、《千金翼》。

〔5〕　长年：《新修》作"廷季"，据《千金翼》、《证类》改。

〔6〕　上仓：《品汇》作"上谷"，《纲目》脱"上仓"二字。

〔7〕　石流青条见《新修》、《御览》卷九八七。又，"石流青"，《御览》作"石流黄"。

〔8〕　石：《新修》误作"名"，据《千金翼》，《证类》改。

〔9〕　石流赤条见《新修》、《御览》卷九八七。

〔10〕　生山石间：《御览》作"生羌道山谷"。

〔11〕　六芝条见《御览》卷九八六、《千金翼》、《纲目》在青芝条下注"一名龙芝"四字为《别录》文，《大观》、玄《大观》、《大全》、成化本《政和》、《政和》、《证类》、《图考长编》注此四字为《本草经》文。森本、孙本、顾本、狩本、黄本皆取此四字为《本草经》文。按：此四字应为《本草经》文，非《别录》文。

〔12〕　山：此下《御览》有"亦生五岳地上"六字。

〔13〕　生嵩山：《御览》作"生嵩高山"。

〔14〕　生恒山：《御览》作"生恒山"，其他各本作"生常山"。

〔15〕　生高夏：《御览》作"生山岳地上，色紫，形如桑"。

子、牡桂共益人，恶恒山，畏扁青、茵陈蒿〔1〕。

〔《本经》原文〕

赤芝，味苦，平。主胸中结，益心气，补中，增智慧，不忘。久食，轻身不老，延年神仙。一名丹芝。黑芝，味咸，平。主癃，利水道，益肾气，通九窍，聪察。久食轻身不老，延年神仙。一名玄芝。青芝，味酸，平。主明目，补肝气，安精魂，仁恕。久食，轻身不老，延年神仙。一名龙芝。白芝，味辛，平。主咳逆上气，益肺气，通利口鼻，强志意，勇悍，安魄。久食，轻身不老，延年神仙。一名玉芝。黄芝，味甘，平。主心腹五邪，益脾气，安神，忠信和乐。久食，轻身不老，延年神仙。一名金芝。紫芝，味甘，温。主耳聋，利关节，保神，益精气，坚筋骨，好颜色。久食轻身不老延年。一名木芝。生山谷。

赤箭〔2〕 主消痈肿，下肢满疝〔3〕，下血。生陈仓、雍州、及太山、少室。三月、四月、八月采根，暴干〔4〕。

〔《本经》原文〕

赤箭，味辛，温。主杀鬼精物，蛊毒恶气。久服益气力，长阴，肥健，轻身增年。一名离母，一名鬼督邮。生山谷。

龙眼〔5〕 无毒。除虫去毒〔6〕。其大者似槟榔，生南

---

〔1〕 署预为之使，得发良。恶恒山。畏扁青、茵陈蒿：《纲目》注为徐之才文。此文《本草经集注》已有著录。

〔2〕 赤箭条见《御览》卷九九一、《千金翼》。"赤箭"，《御览》以"鬼督邮"为赤箭条正名。

〔3〕 疝：《纲目》、《草木典》、《图考长编》作"寒疝"。

〔4〕 本条，《纲目》、《草木典》注"轻身增年"四字为《别录》文。《大观》、玄《大观》、《大全》、成化本《政和》、《政和》、《证类》、《品汇》、《图考长编》、《续疏》注为《本草经》文，森本、孙本、顾本皆取此四字为《本草经》。按：此四字应为《本草经》文，非《别录》文。

〔5〕 龙眼条见《新修》、《千金翼》。

〔6〕 除虫去毒：《纲目》、《乘雅》作"除蛊毒。去三虫"。玄《大观》、《图考长编》、《续疏》作"除蛊，去毒"，其他各本均作"除虫，去毒"。

海〔1〕。

〔《本经》原文〕

龙眼，味甘，平。主五脏邪气，安志厌食。久服强魂聪明，轻身不老，通神明。一名益智。生山谷。

猪苓〔2〕 味苦〔3〕无毒。生衡山及济阴、宛朐〔4〕、二月、八月采，阴干〔5〕。

〔《本经》原文〕

猪苓，味甘，平。主痎疟，解毒蛊疰不祥，利水道。久服轻身耐老。一名猳猪屎。生山谷。

茯苓〔6〕 无毒。止消渴，好唾〔7〕，大腹淋沥，膈中痰水，水肿淋结，开胸府，调脏气，伐肾邪，长阴，益气力，保神守

---

〔1〕 本条《纲目》、《草木典》全部注为《别录》文。

〔2〕 猪苓条见《新修》、《御览》卷九八九。又，"猪苓"，《御览》作"豬零"。

〔3〕 味苦：成化本《政和》、《政和》、《证类》"味苦"二字作白字《本草经》文，《疏证》亦作《本草经》文。《大观》、玄《大观》、《大全》作墨字《别录》文，森本、孙本、顾本、狩本、黄本皆不取此二字为《本草经》文。按：此二字应为《别录》文。

〔4〕 宛朐：《新修》作"宛朐"，其他各本作"宛句"。

〔5〕 阴干：《新修》原脱"阴"字，据《千金翼》、《大观》、《政和》、《证类》、玄《大观》、《大全》、成化本《政和》补。

〔6〕 茯苓条见《新修》、《御览》卷九八九。

〔7〕 好唾：武田本《新修》、《新修》卷十二、《千金翼》、《大观》、《品汇》作"好唾"。成化本《政和》、《大全》、《政和》、《证类》、《纲目》、《草木典》、《图考长编》、《疏证》、《经疏》作"好睡"。玄《大观》作"好垂"。按：茯苓能安神，与治"好睡"不符。又茯苓能利水，与治"好唾"正相合。应以"好唾"为正。

中〔1〕其有根者〔2〕，名茯神。

茯神　味甘〔3〕，平。主辟不祥，治风眩、风虚、五劳、七伤〔4〕，口干，止惊悸，多恚怒，善忘，开心益智，安魂魄，养精神。生太山大松下。二月、八月采，阴干。马间为之使。得甘草、防风、芍药、紫石英、麦门冬共治五脏。恶白蔹，畏牡蒙、地榆、雄黄、秦艽、龟甲〔5〕。

〔《本经》原文〕

茯苓，味甘，平。主胸胁逆气，夏至惊邪恐悸，心下结痛，寒热烦满，咳逆，口焦舌干，利小便。久服安魂养神，不饥延年。一名茯菟。生山谷。

虎魄〔6〕　味甘，平，无毒。主安五脏，定魂魄，杀精魅邪鬼，消瘀血，通五淋。生永昌〔7〕。

松脂〔8〕　味甘，无毒，主治胃中伏热，咽干，消渴，及风

---

〔1〕守中：《纲目》、《草木典》作“气”字。又，《大观》、玄《大观》、《大全》在“中”字下有“一名茯菟”，四字作墨字《别录》文。成化本《政和》、《政和》、《证类》对此四字作白字《本草经》文，《图考长编》、森本、孙本、狩本、黄本、顾本、《疏证》皆取此四字为《本草经》文。按：此四字应为《本草经》文，非《别录》文。

〔2〕其有根者：武田本《新修》、《新修》、《和名》作“其有根者”，《千金翼》作“其有木根者”，《大观》、玄《大观》、《大全》、成化本《政和》、《政和》、《证类》、《品汇》、《纲目》、《图考长编》、《疏证》、《经疏》、《广雅疏证》作“其有抱根者”。本书从《新修》、《和名》为正。

〔3〕味甘：武田本《新修》、《新修》有“味甘”二字，其他各本均无“味甘”二字。

〔4〕“七伤”：武田本《新修》、《新修》有“七伤”二字，其他各本均无“七伤”二字。

〔5〕马间为之使……龟甲：此段《纲目》注为徐之才文。此文《本草经集注》已有著录。又，“马间”，《纲目》、《草木典》作“马问”，《疏证》作“马蔺”。

〔6〕虎魄条见《新修》。

〔7〕本条，《御览》引《神农本草经》作“取鸡卵孵黄白浑杂者，熟煮及尚软，随意刻作物，以苦酒渍数宿，既坚内着杓中，佳者乱真矣”。

〔8〕松脂条见《新修》、《御览》卷九五三。

痹、死肌。炼之令白〔1〕。其赤者治恶风〔2〕痹。生太山〔3〕，六月采。

松实 味苦，温，无毒〔4〕主治风痹，寒气，虚赢、少气，补不足。九月采，阴干。

松叶 味苦，温。主治风湿痹疮气〔5〕，生毛发，安五脏〔6〕,守中，不饥，延年。

松节 温。主治百节久风〔7〕风虚，脚痹、疼痛。

松〔8〕 根白皮，主辟谷，不饥。

〔《本经》原文〕

松脂，味苦，温。主疽恶创，头疡白秃，疥瘙风气，安五脏，除热。久服轻身不老延年。一名松膏，一名松肪。生山谷。

柏实〔9〕 无毒。主治恍惚、虚损，吸吸历节，腰中重痛，益血，止汗〔10〕。生太山。柏叶尤良。

---

〔1〕 炼之令白：《品汇》作"炼令白服之"。
〔2〕 风：《新修》有"风"字，其他各本无"风"字。
〔3〕 太山：武田本《新修》、《新修》原作"大山"。据《千金翼》、《大观》、《政和》、《证类》改。
〔4〕 温，无毒：武田本《新修》、《新修》原作"无毒，温"。据《千金翼》、《大观》、《政和》、《证类》改。
〔5〕 痹疮气：武田本《新修》，《新修》作"痹疮气"，其他各本作"疮"，无"痹气"二字。
〔6〕 安五脏：武田本《新修》、《新修》原脱"五"字，据《千金翼》、《大观》、《政和》、《证类》补。
〔7〕 百节久风：《草木典》作"百邪久风"。
〔8〕 松：武田本《新修》、《新修》原脱，据《千金翼》、《大观》、《政和》、《证类》、玄《大观》补。
〔9〕 柏实条见《新修》、《千金翼》。
〔10〕 汗：武田本《新修》、《新修》原作"汁"，据《千金翼》、《大观》、《政和》、《证类》改。

柏叶　味[1]苦[2]，微温，无毒。主治吐血，衄血，利血[3]，崩中，赤白，轻身，益气。令[4]人耐风寒[5]，去[6]湿痹，止饥[7]。四时各依方面采，阴干。

柏白皮　[8]主治火灼，烂疮，长毛发。牡蛎、桂[9]、瓜子为之使，恶[10]菊花、羊蹄、诸石[11]及面麹[12]。

[《本经》原文]

柏实，味甘，平。主惊悸，安五脏，益气，除湿痹。久服，令人悦泽美色，耳目聪明，不饥不老，轻身延年。生山谷。

天门冬[13]　味甘，大寒，无毒。保定肺气，去寒热，养肌

---

〔1〕　味：武田本《新修》、《新修》原脱，据《千金翼》、《大观》、《政和》、《证类》补。

〔2〕　苦：此下《品汇》衍"辛"字。

〔3〕　利血：武田本《新修》、《新修》原脱，据《千金翼》、《大观》、《政和》、《证类》补。

〔4〕　令：《新修》原作"金"字，据武田本《新修》、《千金翼》、《大观》、《政和》、《证类》改。

〔5〕　风寒：武田本《新修》、《新修》作"风寒"，其他各本均作"寒暑"。

〔6〕　去：武田本《新修》、《新修》原作"不"，据《千金翼》、《大观》、《政和》、《证类》、玄《大观》改。

〔7〕　止饥：《纲目》、《草木典》、《经疏》作"生肌"，其他各本作"止饥"。

〔8〕　柏白皮：《纲目》、《草木典》、《图考长编》作"根白皮"。其他各本均作"柏白皮"。

〔9〕　桂：《千金方》作"桂心"，其他各本作"桂"。

〔10〕　恶：武田本《新修》、《新修》、《本草经集注》、《医心方》作"恶"，《千金方》、《大观》、《政和》、《证类》、玄《大观》、《大全》、成化本《政和》、《纲目》、《疏证》作"畏"。

〔11〕　诸石：《医心方》作"消石"，其他各本作"诸石"。

〔12〕　面麹：武田本《新修》、《新修》脱"面"字，仅作"麹"，《本草经集注》、《大观》、《政和》、《证类》、玄《大观》、《大全》、成化本《政和》、《千金方》、《纲目》、《疏证》皆作"面麹"，《医心方》脱漏此二字。又，"牡蛎、桂、瓜子之使，恶菊花、羊蹄、诸石及面麹"，《纲目》注为徐之才文。此文《本草经集注》已有著录。

〔13〕　天门冬条见《千金翼》、《大观》卷六。

肤，益气力〔1〕，利小便，冷而能补。久服不饥〔2〕。二月、三月、七月、八月采根，暴干。垣衣、地黄为之使，畏曾青〔3〕。

〔《本经》原文〕

天门冬，味苦，平。主诸暴风湿偏痹，强骨髓，杀三虫，去伏尸。久服轻身益气延年。一名颠勒《尔雅注》引云"门冬一名满冬"（今无文）生山谷。

麦门冬〔4〕 微寒，无毒。主治身重目黄，心下支满，虚劳、客热、口干、燥渴，止呕吐，愈痿蹶，强阴，益精，消谷调中，保神，定肺气，安五脏，令人肥健，美颜色，有子〔5〕。秦名、羊韭，齐名爱韭，楚名乌韭〔6〕，越名羊蓍，一名禹葭〔7〕，一名禹余粮。叶如韭，冬夏长生。生函谷〔8〕及堤坂肥土石间久废处。二月、三月〔9〕、八月、十月采，阴干。地黄、车前为之使，恶款冬、苦瓠，畏苦参、青襄〔10〕。

〔《本经》原文〕

麦门冬，味甘，平。主心腹结气，伤中伤饱，胃络脉绝，羸瘦短气。久服轻身不老不饥。生川谷及堤坂。

---

〔1〕 益气力：《纲目》、《草木典》脱此三字。

〔2〕 不饥：玄《大观》作"不饱"。又，《纲目》、《草木典》注此二字为《本经》文，其他各本作《别录》文。

〔3〕 垣衣、地黄为之使，畏曾青：《纲目》、《草木典》注为徐之才文。此文《本草经集注》已著录。

〔4〕 麦门冬条见《御览》卷九八九。

〔5〕 子：此下《续疏》注"久服轻身不老不饥"八字为《别录》文，其他各本对此八字均作《本草经》文。

〔6〕 楚名乌韭：《和名》作"楚名乌韭"，其他各本作"楚名马韭"。

〔7〕 一名禹葭：《纲目》、《图考长编》脱此四字。

〔8〕 谷：此下《御览》有"山"字。

〔9〕 三月：《纲目》、《草木典》脱此二字。

〔10〕 地黄、车前为之使……青襄：此段《纲目》注为徐之才文。此文《本草经集注》已有著录。又，本条《通志略》以"禹葭"为正名。

术[1]　味甘，无毒。主治大风在身面，风眩头痛，目泪出，消痰水，逐皮间风水结肿，除心下急满，及[2]霍乱，吐下不止，利腰脐间血，益津液，暖胃，消谷，嗜食。一名山姜，一名山连。生郑山[3]、汉中、南郑。二月、三月、八月、九月采根，暴干。防风、地榆为之使[4]。

〔《本经》原文〕

术，味苦，温。主风寒湿痹，死肌，痉，疸，止汗，除热，消食。作煎饵，久服轻身延年，不饥。一名山蓟。生山谷。

萎蕤[5]　无毒。主治心腹结气，虚热，湿毒，腰痛，茎中寒，及目痛眦烂泪出。一名荧，一名地节，一名玉竹，一名马薰。生太山及丘陵。立春后采，阴干。畏卤咸[6]。

〔《本经》原文〕

案本条是名医附经为说，其经文为：

女萎，味甘，平。主中风暴热，不能动摇，跌筋结肉，诸不足。久服，去面黑䵟，好颜色润泽，轻身不老。生山谷。

黄精[7]　味甘，平，无毒。主补中益气，除风湿，安五脏。久服轻身、延年、不饥。一名重楼，一名菟竹，一名鸡格，

---

〔1〕　术条见《千金翼》、《大观》卷六。

〔2〕　及：《纲目》、《草木典》脱"及"字。

〔3〕　生郑山：王念生疏《广雅》注为《本草经》文，其他各本注为《别录》文。

〔4〕　防风、地榆为之使，《纲目》、《草木典》注为徐之才文，此文早在《本草经集注》已有著录。

〔5〕　萎蕤条见《千金翼》、《大观》卷六。又，《纲目》注"萎蕤"为《本草经》文。按《大观》女萎条引陶隐居云："《本经》有女萎无萎蕤，《别录》无女萎有萎蕤。"《群芳谱》引《古今韵会》云："别录作萎蕤。"据此萎蕤应为《别录》文。

〔6〕　畏卤咸：《纲目》、《草木典》注为徐之才文。此三字《本草经集注》已著录。

〔7〕　黄精条参见《千金翼》、《大观》卷六。

一名救穷，一名鹿竹。生山谷，二月采根，阴干。

干地黄〔1〕　味苦，无毒。主治男子五劳、七伤，女子伤中、胞漏、下血，破恶血、溺血，利大小肠，去胃中宿食，饱力断绝，补五脏内伤不足，通血脉，益气力，利耳目。

生地黄　大寒。主治妇人崩中血不止，及产后血上薄心、闷绝，伤身、胎动、下血，胎不落，堕坠，跋折，瘀血，留血，衄鼻〔2〕，吐血，皆捣饮之。一名芐，一名芑〔3〕，一名地脉〔4〕。

生咸阳黄土地者佳。二月、八月采根，阴干。得麦门冬、清酒良，恶贝母，畏芜荑〔5〕。

〔《本经》原文〕

干地黄，味甘，寒。主折跌绝筋，伤中，逐血痹，填骨髓，长肌肉。作汤除寒热积聚，除痹，生者尤良。久服轻身不老。一名地髓。生川泽。

菖蒲〔6〕　无毒。主治耳聋、痈疮，温肠胃，止小便利〔7〕，四肢湿痹，不得屈伸，小儿温疟，身积热不解，可作浴汤。久

---

〔1〕　地黄条见《千金翼》、《大观》卷六。

〔2〕　衄鼻：《纲目》和《草木典》作"鼻衄"。

〔3〕　一名芑：《尔雅疏》邢昺疏云："案本草地黄一名芑"，其他各本作"一名芑"

〔4〕　一名地脉：《和名》有"一名地脉"四字，其他各本均无此四字。

〔5〕　得麦门冬、清酒良，恶贝母，畏芜荑：《纲目》、《草木典》注为徐之才文，此文《本草经集注》已有著录。"清"，《本草经集注》原作"渍"，据《千金翼》、《证类》改。

〔6〕　菖蒲条见《千金翼》、《大观》卷六。又，《政和》、成化本《政和》、《大全》、《品汇》均作《别录》文。但《大观》、《证类》以《本经》、《别录》分别标记。

〔7〕　主治耳聋，痈疮，温肠胃，止小便利：《纲目》、《草木典》注为《本草经》文。《大观》、《证类》、《图考长编》、《续疏》注为《别录》文。森本、孙本、顾本皆不取此十三字为《本草经》文。按：此十三字应为《别录》文。

服聪耳明目〔1〕，益心智，高志不老〔2〕。生上洛〔3〕及蜀郡严道。一寸九节者良，露根不可用。五月，十二月采根，阴干。秦皮、秦艽为之使，恶地胆、麻黄去节〔4〕。

〔《本经》原文〕

菖蒲，味辛，温。主风寒湿痹，咳逆上气，开心孔，补五脏，通九窍，明耳目，出声音。久服轻身，不忘不迷惑，延年。一名昌阳。生池泽。

远志〔5〕　　无毒。主利丈夫，定心气，止惊悸，益精，去心下隔气，皮〔6〕肤中热、面目黄。

久服好颜色，延年〔7〕。

叶　主益清，补阴气，止虚损，梦泄。生太山及宛朐。四月采根、叶，阴干。得茯苓、冬葵子、龙骨良，畏珍珠、藜芦，蜚蠊、蜥蜴〔8〕，杀天雄、附子毒。

〔《本经》原文〕

远志，味苦，温。主咳逆伤中，补不足，除邪气，利九窍，益智慧，耳目聪明，不忘，强志倍力。久服轻身不老。叶名小草，一名棘菀，一名葽绕，一名细草。生山谷。

---

〔1〕聪耳明目：《千金翼》、《大观》、《续疏》作"聪耳明目"，《政和》、《证类》脱"明"字，《图考长编》作"聪明耳目"。《纲目》、《草木典》脱此四字。

〔2〕益心智、高志不老：《纲目》和《草木典》注为《本草经》文。《大观》、《证类》、《图考长编》、《续疏》注为《别录》文。森本、孙本，顾本皆不取此七字为《本草经》文。按：此七字应为《别录》文。

〔3〕生上洛：《御览》作"生石上，生上洛"。

〔4〕麻黄去节：《本草经集注》同，其他各本无"去节"二字。又，本条《通志略》以"昌阳"为"菖蒲"的正名。

〔5〕远志条见《千金翼》、《大观》卷六。

〔6〕皮：此上《草木典》衍"除"字。

〔7〕好颜色、延年：《纲目》、《草木典》脱此文。

〔8〕蜥蜴：陶弘景《本草经集注》作"蜥蜴"，《千金方》、《医心方》、《大观》、《政和》、《证类》、《纲目》、《草木典》、《续疏》均作"蛴蛤"。

泽泻[1] 味咸，无毒。主补虚损、五劳，除[2]五脏痞满[3]，起阴气，止泄精、消渴、淋沥，逐膀胱三焦停水。扁鹊云"多服病人眼[4]"，一名及泻。生汝南。五月、六月[5]、八月采根，阴干。畏海蛤、文蛤[6]。

叶 味咸，无毒。主治大风，乳汁不出，产难，强阴气。久服轻身。五月采。

实 味甘，无毒。主治风痹、消渴，益肾气，强阴，补不足，除邪湿。久服面生光，令人无子。九月采。

〔《本经》原文〕

泽泻，味甘，寒。主风寒湿痹，乳难，消水，养五脏，益气力，肥健。久服耳目聪明，不饥，延年，轻身，面生光，能行水上。一名水泻，一名芒芋，一名鹄泻。生池泽。

署预[7] 平，无毒。主治头面游风、风头、眼眩[8]，下

〔1〕 泽泻条见《千金翼》、《大观》卷六、《草木典》卷一四〇、《疏证》、《通志略》卷五一。

〔2〕 五劳，除：《纲目》、《草木典》脱此三字。

〔3〕 满：《图考长编》脱"满"字。

〔4〕 扁鹊云多服病人眼：《纲目》脱此八字。

〔5〕 五月、六月：《图考长编》作"五六月"，《疏证》作"五月"。

〔6〕 畏海蛤、文蛤：《纲目》、《草木典》注为徐之才文。此文早在《本草经集注》已著录。

〔7〕 署预条见《千金翼》、《大观》卷六。又，"署预"，《品汇》、《草木典》、《群芳谱》、《本草衍义》作"山药"。按：《负暄杂录》云："山药本名薯蓣，避唐代宗讳，改名薯药，宋英宗讳曙，改名山药。"

〔8〕 风头、眼眩：《大观》、《政和》、《品汇》、《纲目》、《图考长编》、《疏证》、玄《大观》、成化本《政和》作"头风眼眩"。《千金翼》、《证类》作"风头眼眩"。又，《医心方》作"风头目眩"。

气，止腰痛，补虚劳[1]、羸瘦，充五脏，除[2]烦热，强阴[3]。秦楚名玉延，郑越名上诸。生嵩高。二月、八月采根，暴干。紫芝为之使，恶甘遂[4]。

〔《本经》原文〕

薯预，味甘，温。主伤中，补虚羸，除寒热邪气，补中益气力，长肌肉。久服耳目聪明，轻身不饥，延年。一名山芋。生山谷。

菊花[5]　味甘，无毒。主治腰痛去来陶陶，除胸中烦热，安肠胃，利五脉，调四肢。一名日精，一名女节[6]，一名女华，一名女茎，一名更生，一名周盈，一名傅延年，一名阴成[7]。生雍州及田野。正月采根，三月采叶，五月采茎，九月采花，十一月采实，皆阴干[8]。术[9]、枸杞根、桑根白皮为之使。

〔《本经》原文〕

菊花，味苦，平。主风头眩肿痛，目欲脱，泪出，皮肤死肌，恶风湿痹。久服利血气，轻身耐老延年。一名节华。生川泽及田野。

甘草[10]　　无毒。主温中，下气，烦满，短气，伤脏，咳

---

〔1〕　补虚劳：《草木典》作"治虚劳"。

〔2〕　除：《品汇》脱。

〔3〕　强阴：《品汇》脱"强阴"二字。《纲目》、《草木典》注"强阴"二字为《本草经》文。《大观》、玄《大观》、《大全》、成化本《政和》、《政和》、《证类》、《图考长编》、《疏证》注为《别录》文，森本、孙本、顾本皆不取此二字为《本草经》。按：此二字应为《别录》文。

〔4〕　紫芝为之使，恶甘遂：《纲目》、《草木典》注为徐之才文，此文《本草经集注》已有著录。

〔5〕　菊花条见《千金翼》、《大观》卷六。

〔6〕　一名女节：《和名》"一名女郎"。

〔7〕　一名傅延年，一名阴成：《御览》"一名傅公，一名延年，一名阴威"。

〔8〕　此条《御览》、《初学记》引《本草经》作"菊有筋菊，有白菊黄菊……一名白花，一名朱嬴，一名女菊。其菊有两种，一种紫茎气香而味甘美，叶可作羹，为真菊，菊—种青茎而大，作蒿艾气，味苦不堪食，名薏，非真菊也"。

〔9〕　术：《疏证》作"水"。

〔10〕　甘草条见《千金翼》、《大观》卷六。

嗽，止渴，通经脉，利血气，解百药毒，为九土之精，安和七十二种石，一千二百种草。一名蜜甘，一名美草，一名蜜草，一名蕗[1]。生河西积沙山及上郡。二月、八月除日采根，暴干，十日成。术、干漆、苦参为之使，恶远志，反大戟、芫花、甘遂、海藻[2]。

〔《本经》原文〕

甘草，味甘，平。主五脏六腑寒热邪气，坚筋骨，长肌肉，倍力，金创尰，解毒。久服轻身延年。生川谷。

人参[3] 微温，无毒。主治肠胃中冷，心腹鼓痛，胸胁逆满，霍乱吐逆，调中，止消渴通血脉，破坚积[4]，令人不忘。一名神草，一名人微，一名土精，一名血参。如人形者有神。生上党及辽东。二月、四月、八月上旬采根，竹刀刮，暴干，无令见风。茯苓为之使恶溲疏。反藜芦。

〔《本经》原文〕

人参，味甘，微寒。主补五脏，安精神，定魂魄，止惊悸，除邪气，明目，开心益智。久服轻身延年。一名人衔，一名鬼盖。生山谷。

石斛[5] 无毒。主益精[6]，补内绝不足，平胃气，长肌

---

〔1〕 一名蕗:《和名》同，其他各本作"一名蕗草"。又，《急就篇》颜师古注云:"甘草，一名蜜草，一名蕗，一名𦬊，一名大苦。"

〔2〕 术、干漆、苦参为之使，恶远志，反大戟、芫花、甘遂、海藻:《纲目》、《草木典》注为徐之才文。按: 此文《本草经集注》已有著录。

〔3〕 人参条见《御览》卷九九一、《千金翼》。

〔4〕 破坚积:《草木典》作"补坚积"。

〔5〕 石斛条见《御览》卷九九二、《千金翼》。

〔6〕 益精:《纲目》、《草木典》注为《本草经》文，《大观》、玄《大观》、《大全》、成化本《政和》、《政和》、《证类》、《品汇》、《图考长编》、《续疏》注为《别录》文，森本、孙本、顾本，狩本、黄本不录"益精"二字为《本草经》。按: 此二字应为《别录》文。

肉，逐皮肤邪热痱气，脚膝疼冷痹弱。久服定志，除惊[1]一名
禁生，一名杜兰，一名石遂。生六安[2]水傍石上。七月、八月
采茎，阴干。陆英为之使，恶凝[3]水石、巴豆，畏僵蚕、雷丸[4]。

〔《本经》原文〕

石斛，味甘，平。主伤中，除痹，下气，补五脏虚劳羸瘦，强阴。久
服厚肠胃，轻身延年。一名林兰。生山谷。

石龙芮[5]　无毒。平肾胃气，补阴气不足，失精，茎冷。
久服令人皮肤光泽，有子。一名石熊[6]，一名彭根，一名天
豆。生太山石边。五月五日采子，二月、八月采皮，阴干。大戟
为之使，畏蛇蜕皮、吴茱萸。

又，水堇，主治毒肿痈疮、蛔虫、齿龋[7]（《唐本注》谓
石龙芮俗名水堇）。

〔《本经》原文〕

石龙芮，味苦，平。主风寒湿痹，心腹邪气，利关节，止烦满。久服
轻身，明目不老。一名鲁果能，一名地椹。生川泽石边。

---

〔1〕惊：此后《纲目》、《草木典》注"轻身延年"四字为《别录》文，《大
观》、玄《大观》、《大全》、成化本《政和》、《政和》、《证类》、《品汇》、《图考长
编》、《续疏》注此四字为《本草经》文，森本、孙本、狩本、黄本、顾本皆录此四
字为《本草经》文。按：此四字应为《本草经》文，非《别录》文。

〔2〕生六安：《御览》作"出六安"。

〔3〕凝：玄《大观》卷六作"疑"。

〔4〕陆英为之使，恶凝水石、巴豆，畏僵蚕、雷丸：《纲目》、《草木典》注为
徐之才文。按：此文《本草经集注》已有著录。

〔5〕石龙芮条见《御览》卷九九三、《千金翼》。又，《御览》以"地椹"为
石龙芮条正名。《纲目》在石龙芮条注"鲁果能"三字为《别录》文。《大观》、玄
《大观》、《大全》、成化本《政和》、《政和》、《证类》对此三字作白字《本草经》
文，《图考长编》、森本、孙本、顾本、狩本、黄本皆取此三字为《本草经》文。
按：此三字应为《本草经》文，非《别录》文。

〔6〕一名石熊：《和名》作"一名石熊"，其他各本作"一名石能"。

〔7〕水堇……齿龋：此文出《证类》石龙芮条《唐本注》引《别录》文。

石龙刍[1] 微温[2]，无毒。补内虚不足，治痞满，身无润泽，出汗，除茎中热痛，杀鬼疰恶毒气[3]。一名龙珠[4]，一名龙华，一名悬莞，一名草毒。九节多味[5]者，良。生梁州湿地。五月、七月采茎，暴干。

又，石龙一名方宾，主治蛔虫及不消食尔[6]。

〔《本经》原文〕

石龙刍，味苦，微寒。主心腹邪气，小便不利，淋闭风湿，鬼注恶毒。久服补虚羸，轻身，耳目聪明，延年。一名龙须，一名草续断。生山谷。

络石[7] 微寒，无毒[8]。主喉舌不通，大惊入腹，除邪

---

〔1〕 石龙刍条见《千金翼》、《大观》卷七。

〔2〕 微温：《大观》、《政和》、《证类》石龙条"今按"注文引《别录》云："微温"。

〔3〕 杀鬼疰恶毒气：《纲目》、《草木典》无此文。

〔4〕 一名龙珠：《大观》、玄《大观》、《续疏》作《别录》文。《大全》、成化本《政和》、《政和》、《证类》作白字《本草经》文。《纲目》、《草木典》、《图考长编》、孙本、顾本、狩本、黄本皆注为《本草经》文，唯《森本》不取此四字为《本草经》文。本书从《大观》、森本为正，取此四字《别录》文。

〔5〕 味：《纲目》作"珠"。

〔6〕 一名……食尔：此文出《证类》石龙刍条《唐本注》引《别录》。

〔7〕 络石条见《御览》卷九九三、《千金翼》。

〔8〕 毒：此下《大观》、玄《大观》、成化本《政和》、《大全》、《政和》、《证类》、《续疏》有"喉舌肿不通"，前三字作《本草经》文，末二字作《别录》文，森本、孙本、顾本、黄本录前三字"喉舌肿"为《本草经》文。《品汇》录此五字为《本草经》文。《纲目》、《草木典》改为"喉舌肿闭"作《本草经》文。《图考长编》改为"主喘息不通"作《别录》文。按：《证类》"喉舌肿"为《本草经》文。而"不通"二字当为《别录》文。

气，养肾，治腰髋痛，坚筋骨，利关节。久服[1]通神。一名石蹉，一名略石，一名明石，一名领石，一名悬石。生太山，或石山之阴，或高山岩石上，或生人[2]间。正月采[3]。杜仲、牡丹为之使。恶铁落[4]、贝母、菖蒲[5]。

又，络石，一名石龙藤[6]。

〔《本经》原文〕

络石，味苦，温。主风热，死肌，痈伤，口干舌焦，痈肿不消，喉舌肿，水浆不下。久服轻身明目，润泽好颜色，不老延年。一名石鲮。生川谷。

千岁虆汁[7]　味甘，平，无毒。主补五脏，益气，续筋骨，长肌肉，去诸痹。久服轻身不饥，耐老，通神明。一名虆芜。生太山川谷[8]。

─────────────

〔1〕服：此下《纲目》和《草木典》注有"轻身明目，润泽，好颜色，不老延年"。十三字为《别录》文。《大观》、《大全》、玄《大观》、成化本《政和》、《证类》、《品汇》、《图考长编》、《续疏》注此十三字为《本草经》文，森本、孙本、顾本，黄本亦录此十三字为《本草经》文。按：此十三字应为《本草经》文，非《别录》文。

〔2〕人：《大观》作"木"，其他各本均作"人"。

〔3〕正月采：《纲目》、《草木典》作"五月采"，其他各本均作"正月采"。

〔4〕落：此下，《大观》、《政和》、《证类》、《纲目》、《草木典》、《续疏》有"畏"字，《本草经集注》、《千金方》、《医心方》皆无"畏"字。

〔5〕杜仲为之使，恶铁落、贝母、菖蒲：《纲目》注此文为徐之才文。此文《本草经集注》已著录。

〔6〕石龙藤：三字出《证类》络石条《唐本草》注引《别录》文。

〔7〕千岁虆汁条见《千金翼》，《大观》卷七。又，"千岁虆汁"，《和名类聚钞》、《通志略》作"千崴蓇"，无"汁"字。

〔8〕川谷：《纲目》、《草木典》、《图考长编》作"山谷"，其他各本作"川谷"。

木香[1]　　温[2]，无毒。治气劣[3]，肌中偏寒，主气不足，消毒，杀鬼、精物、温疟、蛊毒，行[4]药之精[5]。久服轻身致神仙[6]。一名蜜香[7]。生永昌[8]

〔《本经》原文〕

木香，味辛。主邪气，辟毒疫温鬼，强志，主淋露。久服不梦寤魇寐。生山谷。

龙胆[9]　　大寒，无毒。主除胃中伏热，时气温热，热泄下痢，去肠中小蛊[10]，益肝胆气，止惊惕[11]。生齐朐及宛朐。二月、八月、十一月、十二月采根，阴干。贯众为之使，恶防葵、地黄[12]。

───────────

〔1〕　木香条见《御览》卷九九一、《千金翼》。

〔2〕　温：《大观》、玄《大观》、成化本《政和》、《政和》、《证类》作《别录》文。森本、顾本、《续疏》收录"温"字为《本草经》文。孙本、狩本、黄本不录"温"字为《本草经》文。《大观》为正。

〔3〕　劣：玄《大观》作"少"。

〔4〕　行：《纲目》、《草木典》、《图考长编》作"引"，《千金翼》、《大观》、《政和》、《证类》、《品汇》、《续疏》皆作"行"。

〔5〕　治气劣，肌中偏寒……行药之精：《纲目》、《草木典》作"消毒，杀鬼精物，温疟，蛊毒气，劣气不足，肌中偏寒，引药之精"。

〔6〕　轻身致神仙：《纲目》、《草木典》脱此文，其他各本均有此五字。

〔7〕　一名蜜香：《御览》作"一名木蜜香"。《证类》、《香谱》作"一名蜜香"，无"木"字。又，《齐民要术》引本草曰："木蜜一名木香。"

〔8〕　生永昌：《群芳谱》引《别录》作"生永昌山谷"。

〔9〕　龙胆条见《千金翼》、《大观》卷六。又，《政和》、成化本《政和》、《大全》龙胆条刻成墨字《别录》文，脱漏《本经》标记。

〔10〕　蛊：《千金翼》、《图考长编》作"蛊"，《大观》、《政和》、《证类》、《品汇》、《纲目》、《续疏》均作"虫"。

〔11〕　惕：此下，《纲目》、《草木典》注"久服益智不忘，轻身耐老"。为《别录》文。《大观》、玄《大观》、《证类》、《品汇》、《图考长编》、《续疏》注此十字为《本草经》文，森本、孙本、顾本、狩本、黄本皆录此十字为《本草经》文。按：此十字应为《本草经》文，非《别录》文。

〔12〕　贯众为之使，恶防葵、地黄：《纲目》、《草木典》注出典为"徐之才"文。按：此文《本草经集注》已有著录。

〔《本经》原文〕

龙胆，味苦、寒。主骨间寒热，惊痫邪气，续绝伤，定五脏，杀蛊毒。久服益智不忘，轻身耐老。名陵游。生山谷。

牛膝[1]　味酸[2]，平[3]无毒。主伤中少气，男子阴消，老人失溺，补中续绝，填骨髓，除脑中痛及腰脊痛，妇人月水不通，血结，益精，利阴气，止发白[4]。生河内及临朐。二月、八月、十月采根，阴干。恶萤火、龟甲、陆英，畏白前[5]。

〔《本经》原文〕

牛膝，味苦。主寒湿痿痹，四肢拘挛，膝痛不可屈伸，逐血气，伤热火烂，堕胎。久服轻身耐老。一名百倍。生川谷。

卷柏[6]　味甘[7]，平，微寒，无毒。止咳逆，治脱肛，

---

〔1〕　牛膝条见《御览》卷九九二、《千金翼》。

〔2〕　酸：《大观》、玄《大观》、《证类》、《续疏》作《别录》文，森本不录"酸"字为《本草经》文。但《政和》、《大全》、成化本《政和》作白字《本草经》文，孙本、顾本、《图考长编》、狩本、黄本皆录"酸"字为《本草经》文。本书从《大观》等为正。

〔3〕　平：《政和》、《证类》、《图考长编》作《别录》文。孙本、顾本不录"平"字为《本草经》文。

〔4〕　填骨髓……发白：《纲目》、《草木典》作"益精，利阴气，填骨髓，止白发，除脑中痛及腰脊痛，妇人月水不通，血结"。

〔5〕　恶萤火、龟甲、陆英，畏白前：《纲目》注为徐之才文。按：此十字《本草经集注》已有著录。"陆"，《图经衍义》作"阴"。又，"白前"，《千金方》作"车前"。

〔6〕　卷柏条见《御览》卷九八九、《千金翼》。

〔7〕　甘：此下《纲目》、《草木典》注"温"字为《别录》文，成化本《政和》、玄《大观》、《大全》、《大观》、《政和》、《证类》作白字《本草经》文，《图考长编》、《续疏》、森本、孙本、顾本、狩本、黄本均录"温"字为《本草经》文。按："温"字应为《本草经》文，非《别录》文。

散淋结，头中风眩，痿蹷，强阴，益精。久服令人好容体[1]。一名豹足，一名求股，一名交时。生常山。五月、七月采，阴干。

〔《本经》原文〕

卷柏，味辛，温。主五脏邪气，女子阴中寒热痛，癥瘕血闭绝子。久服轻身和颜色。一名万岁。生山谷石间。

菌桂[2]　无毒。生交趾、桂林山谷岩崖间[3]无骨，正圆如竹[4]。立秋采。

〔《本经》原文〕

菌桂，味辛，温。主百病，养精神，和颜色，为诸药先聘通使。久服轻身不老，面生光华，媚好常如童子。生山谷。

牡桂[5]　无毒。主治心痛，胁风，胁痛[6]，温筋通脉，止烦，出汗。生南海。

〔《本经》原文〕

牡桂，味辛，温。主上气咳逆，结气喉痹，吐吸，利关节，补中益气。久服通神，轻身不老。生山谷。

桂[7]　味甘、辛，大热，有毒[8]主温中[9]，利肝肺气，

---

〔1〕　令人好容体：《品汇》脱此文。"体"，《千金翼》、《大观》、玄《大观》、《证类》作"体"，《政和》、成化本《政和》、《大全》、《纲目》、《图考长编》、《续疏》作"颜"。本书从《大观》等为正。

〔2〕　菌桂条见《新修》、《千金翼》。

〔3〕　桂林山谷岩崖间：武田本《新修》、《新修》原作"山谷桂枝间"，据《千金翼》、《大观》、《政和》、《证类》、玄《大观》、《大全》、成化本《政和》改。

〔4〕　竹：此下，武田本《新修》、《新修》原衍"生桂林山谷"五字，据《千金翼》、《大观》、《政和》、《证类》删。

〔5〕　牡桂条参见《新修》、《千金翼》。

〔6〕　胁风，胁痛：《纲目》、《草木典》颠倒为"胁痛，胁风"。

〔7〕　桂条见《新修》、《千金翼》。

〔8〕　有毒：武田本《新修》、《新修》作"有毒"，其他各本作"有小毒"。

〔9〕　温中：《纲目》、《草木典》排在"堕胎"之下。

心腹寒热，冷疾〔1〕，霍乱，转筋，头痛，腰痛〔2〕，出汗，止烦，止唾、咳嗽、鼻衄，能堕胎，坚骨节〔3〕，通血脉，理疎不足，宣导百药，无所畏。久服神仙，不老。生桂阳〔4〕二月、七八月〔5〕、十月采皮，阴干。得人参、麦门冬、甘草、大黄、黄芩〔6〕调中益气，得柴胡、紫石英〔7〕、干地黄治吐逆〔8〕。

杜仲〔9〕　味甘，温，无毒。主治脚中酸疼痛〔10〕，不欲践地。一名思仲，一名木绵。生上虞及〔11〕上党〔12〕、汉中。二月、五月、六月、九月采皮，阴干〔13〕。畏〔14〕蛇蜕皮、玄参〔15〕。

〔《本经》原文〕

杜仲，味辛，平。主要脊痛，补中，益精气，坚筋骨，强志，除阴下

---

〔1〕　冷疾：《草木典》作"冷痰"。

〔2〕　头痛，腰痛：《草木典》颠倒为"腰痛、头痛"。

〔3〕　能堕胎，坚骨节：《纲目》、《草木典》作"堕胎，温中，坚筋骨"。

〔4〕　桂阳：武田本《新修》、《新修》原作"桂杨"，据《千金翼》、《大观》、《政和》、《证类》改。

〔5〕　七八月：武田本《新修》、《新修》作"七八月"，其他各本作"八月"，无"七"字。

〔6〕　黄芩：玄《大观》误作"黄岑"。

〔7〕　紫石英：《新修》原脱"英"字，据《大观》、《政和》、《证类》补。

〔8〕　本条，《和名类聚钞》引本草有"桂一名梫"。

〔9〕　杜仲条见《新修》、《千金翼》。

〔10〕　痛：武田本《新修》、《新修》有"痛"字，其他各本无"痛"字。

〔11〕　及：武田本《新修》、《新修》原作"又"，据《千金翼》、《大观》、《政和》、《证类》改。

〔12〕　武田本《新修》、《新修》在"党"字下有"及"字，据《千金翼》、《大观》、《政和》、《证类》删。

〔13〕　阴干：武田本《新修》、《新修》有"阴干"二字，其他各本均无"阴干"二字。

〔14〕　畏：武田本《新修》、《新修》作"畏"，《大观》、《政和》、《证类》、《纲目》、《续疏》作"恶"。

〔15〕　畏蛇蜕皮、玄参：《纲目》、《草木典》注为徐之才文。按：此六字《本草经集注》已有著录。

痒湿，小便余沥。久服轻身耐老。一名思仙。生山谷。

干漆[1]　有毒。主治咳嗽，消瘀血，痞结[2]，腰痛，女子疝瘕，利小肠，去蛔虫。生汉中。夏至后采，干之。半夏为之使，畏鸡子[3]。

〔《本经》原文〕

干漆，味辛，温，无毒。主绝伤，补中，续筋骨，填髓脑，安五脏，五缓六急，风寒湿痹。生漆去长虫。久服轻身耐老。生川谷。

细辛[4]　无毒。主温中，下气，破痰，利水道，开胸中[5]，除喉痹，齆鼻[6]风痫，癫疾，下乳结，汗[7]不出，血不行，安五脏，益肝胆，通精气。生华阴。二月、八月采根，阴干。曾青、桑根白皮[8]为之使，反藜芦，恶狼毒、山茱萸、黄芪，畏滑石、消石[9]。

〔《本经》原文〕

细辛，味辛，温。主咳逆，头痛脑动，百节拘挛，风湿痹痛，死肌。久服明目，利九窍，轻身长年。一名小辛。生山谷。

---

〔1〕　干漆条见《新修》、《千金翼》。

〔2〕　咳嗽，消瘀血，痞结：武田本《新修》、《新修》原作"咳嗽消疼血痞满"，据《千金翼》、《大观》、《政和》、《证类》改。

〔3〕　半夏为之使，畏鸡子：《纲目》、《草木典》注为徐之才文。此文《本草经集注》已有著录。

〔4〕　细辛条见《御览》卷九八九、《千金翼》。

〔5〕　中：此下《纲目》、《草木典》、《图考长编》有"滞结"二字，其他各本无。

〔6〕　鼻：此下《纲目》、《草木典》有"不闻香臭"四字，其他各本无此四字。

〔7〕　汗：《千金翼》作"汁"，其他各本均作"汗"。

〔8〕　桑根白皮：《本草经集注》作"桑根白皮"，《医心方》作"桑根"。《千金方》、《大观》、《政和》、《证类》均作"枣根"。按："桑"字在唐代抄本中皆书写为"桒"，"枣"字写成"棗"。"桒"、"棗"形相近，抄时易舛错。本书从《本草经集注》为正。

〔9〕　曾青……消石：《纲目》、《草木典》注出典为徐之才文。按：此文《本草经集注》已有著录。

独活〔1〕　味甘〔2〕，微温，无毒。主治诸贼风，百节痛风无久新者〔3〕。一名胡王使者，一名独摇草。此草〔4〕得风不摇，无风自动〔5〕。生雍州〔6〕，或陇西南安。二月、八月采根，暴干。蠡实〔7〕为之使〔8〕。

〔《本经》原文〕

独活，味苦，平。主风寒所击，金疮止痛，贲豚，痫痓，女子疝瘕。久服轻身耐老。一名羌活，一名羌青，一名护羌使者。生川谷。

升麻〔9〕　味苦，微寒，无毒。主解毒入口皆吐出，中恶腹痛，时气毒疠，头痛寒热，风肿诸毒，喉痛口疮。久服轻身长

---

〔1〕　独活条见《御览》卷九九二、《千金翼》。

〔2〕　味甘：《图考长编》、《疏证》、《政和》、成化本《政和》、《大全》作《本草经》文。但玄《大观》、《大观》、《证类》对“味甘”二字作墨字《别录》文，森本、孙本、顾本、狩本、黄本均不录“味甘”二字为《本草经》文。按：“味甘”二字应为《别录》文。

〔3〕　无久新者：《纲目》、《草木典》作“无问久新”。

〔4〕　此草：《图考长编》脱“此草”二字。

〔5〕　动：此下《纲目》、《草木典》有“故名独摇草”五字。又，《群芳谱》引《别录》曰：“此草得风不摇，无风自动，故名独摇草。”

〔6〕　生雍州：《御览》作“生益州”。

〔7〕　蠡实：《本草经集注》、《千金方》、《医心方》作“蠡实”。《大观》、《政和》、《证类》、《纲目》、《疏证》作“豚实”。

〔8〕　蠡实为之使：《纲目》、《草木典》注为徐之才文。按：此五字《本草经集注》已有著录。

〔9〕　升麻条见《御览》卷九九〇、《千金翼》。又，《大观》、玄《大观》、《大全》、成化本《政和》、《政和》、《证类》、《品汇》、《图考长编》所载升麻条，均作《别录》文，《顾本》无升麻，所以《顾本》亦认为升麻非《本草经》文。按：《纲目》、《草木典》所载升麻条，全作《本草经》文。《太平御览》引《本草经》曰：“升麻，一名周升麻。味甘、辛。生山谷，治辟百毒，杀百老殃鬼，辟温疾郭稚（二字疑为瘴邪之误）毒蛊。久服不矢（矢，疑夭之误）。生益州。”森本、孙本录《太平御览》所引资料作《本草经》文。持《太平御览》和《大观》所载升麻条全文校之，《御览》所引的内容，仅为《大观》半数，余下半数当是《别录》文，本书取余下半数收为《别录》文。

年〔1〕生益州。二月、八月采根，日干。

〔《本经》原文〕

升麻，味甘、平。主解百毒，杀百精老物殃鬼，辟温疾、瘴邪、毒蛊。久服不夭。一名周升麻。生山谷。

柴胡〔2〕　微寒，无毒。主除伤寒，心下烦热，诸痰热结实，胸中邪逆〔3〕，五脏间游气，大肠停积水胀，及湿痹拘挛，亦可作浴汤。一名山菜，一名茹草。叶〔4〕，一〔5〕名芸蒿，辛香可食。生洪农及宛朐。二月、八月采根，暴干。得茯苓、桔梗、大黄、石膏、麻子仁、甘草、以水一斗煮，取四升，入消石三方寸匕，治伤寒寒热、头痛、心下烦满。半夏为之使，恶皂荚，畏女菀、藜芦〔6〕。

〔《本经》原文〕

柴胡，味苦，平。主心腹，去肠胃中结气，饮食积聚，寒热邪气，推陈致新。久服轻身，明目，益精。一名地熏。

防葵〔7〕　味甘、苦，无毒。主治五脏虚气，小腹支满，胪胀口干，除肾邪，强志。中火者不可服，令人恍惚见鬼。一名房慈〔8〕一名爵离，一名农果，一名利茹，一名方盖。生临淄，及嵩高太山少室。三月三日采根，暴干。

---

〔1〕　久服轻身长年：《森本》、《疏证》以此为《本草经》文，孙本不取此为《本草经》文。《御览》升麻条无，故本书辑为《别录》文。

〔2〕　柴胡条见《御览》卷九九三、《千金翼》。

〔3〕　邪逆：《草木典》作"邪气"，其他各本均作"邪逆"。

〔4〕　一名茹草。叶：《和名》作"一名茹草叶"，《纲目》作"一名茹草"，并把"叶"字划规下句。

〔5〕　一：玄《大观》无"一"字，其他各本有"一"字。

〔6〕　半夏为之使，恶皂荚，畏女菀、藜芦：《纲目》、《草木典》注为徐之才文。按：此文《本草经集注》已有著录。

〔7〕　防葵条参见《御览》卷九九三、《千金翼》。

〔8〕　房慈：《纲目》作"房苑"，其他各本作"房慈"。

〔《本经》原文〕

防葵，味辛，寒。主疝瘕，肠泄，膀胱热结，溺不下，咳逆，温疟，癫痫惊邪狂走。久服坚骨髓，益气轻身。一名梨盖。生山谷。

蓍实〔1〕　味酸，无毒。生少室。八月、九月采实〔2〕。日干。

〔《本经》原文〕

蓍实，味苦，平。主益气，充肌肤，明目，聪慧先知。久服，不饥不老轻身。生山谷。

楮实〔3〕　味甘，寒，无毒。主治阴痿水肿，益气，充肌肤〔4〕，明目。久服不饥，不老，轻身。生少室山〔5〕。一名谷实〔6〕，所在有之。八月、九月采实，日干，四十日成〔7〕。叶，味甘，无毒。主治小儿身热，食不生肌，可作浴汤。又治恶疮，生肉。树皮〔8〕，主逐水，利小便。茎，主隐疹痒，单煮〔9〕洗浴。其皮间白汁疗癣〔10〕。

----

〔1〕　蓍实条见《御览》卷九九三、《千金翼》。

〔2〕　实：《草木典》脱"实"字，其他各本有"实"字。

〔3〕　楮实条见《新修》、《千金翼》。

又，"楮实"，武田本《新修》、《新修》、《和名》作"柠实"，其他各本作"楮实"。

〔4〕　肤：《纲目》和《草木典》脱"肤"字，其他各本有"肤"字。

〔5〕　益气，充肌肤，明目。久服不饥不老，轻身。生少室山：《新修》原脱，据《千金翼》、《大观》、《政和》补。

〔6〕　楮实，味甘寒，主阴痿水肿，益气，充肌肤，明目。一名谷实：玄《大观》、《续疏》误作《本草经》文。

〔7〕　四十日成：武田本《新修》、《新修》原脱，据《千金翼》、《大观》、《政和》、《证类》补。

〔8〕　树皮：《千金翼》脱"树"字。

〔9〕　单煮：《纲目》、《草木典》作"煮汤"，其他各本均作"单煮"。

〔10〕　其皮间白汁疗癣：武田本《新修》、《新修》原脱"间""疗"二字，据《千金翼》、《大观》、《政和》、《证类》补。

酸枣〔1〕 无毒。主治烦心不得眠，脐上下痛，血转，久泄，虚汗，烦渴〔2〕，补中，益肝气，坚筋骨〔3〕，助阴气，令人肥健。生〔4〕河东。八月采实，阴干，卅〔5〕日成。恶防己〔6〕。

〔《本经》原文〕

酸枣，味酸，平。主心腹寒热，邪结气聚，四肢酸疼湿痹。久服安五脏，轻身延年。生川泽。

槐实〔7〕 味酸、咸，无毒〔8〕。以七月七日取之，捣取〔9〕汁，铜器盛之，日煎，令可作丸〔10〕，大如〔11〕鼠矢，内窍中，

---

〔1〕 酸枣条见《新修》、《千金翼》。

〔2〕 虚汗，烦渴：武田本《新修》、《新修》作"汗渴"，据《千金翼》、《大观》、《政和》、《证类》、玄《大观》、成化本《政和》改。

〔3〕 骨：武田本《新修》、《新修》原作"大骨"，玄《大观》作"助"，据《千金翼》、《大观》、《政和》、《证类》、《大全》、成化本《政和》改。

〔4〕 生：《证类》误刻为白字《本草经》文，《大观》、《政和》作墨字《别录》文。

〔5〕 卅：武田本《新修》、《新修》作"卅"。《千金翼》、《大观》、《政和》、《证类》、玄《大观》、《大全》、成化本《政和》作"四十"。

〔6〕 恶防己：《纲目》注为徐之才文。按：此三字《本草经集注》已有著录。

〔7〕 槐实条见《新修》、《千金翼》。

〔8〕 毒：此下，《图考长编》衍"治五痔疮漏"五字，其他各本，无此五字。又，《品汇》在"毒"字下，注"子藏急痛"四字为《别录》文。《大观》、《政和》、《证类》对此四字作白字《本草经》文，森本、孙本、顾本皆录此四字为《本草经》，《纲目》、《图考长编》、《续疏》亦注此四字为《本草经》文。按：此四字应为《本草经》文，非《别录》文。

〔9〕 取：《纲目》、《草木典》脱，其他各本均有"取"字。

〔10〕 丸：《新修》原作"九"，据武田本《新修》、《千金翼》、《大观》、玄《大观》、成化本《政和》、《大全》、《政和》、《证类》改。

〔11〕 大如：《纲目》脱"大"字，其他各本均有"大"字。又，《草木典》脱"大如"二字。

三易乃愈〔1〕。又堕胎。久服明目、益气、头不白〔2〕延年〔3〕。枝，主洗疮及阴囊下湿痒。皮，主烂疮。根，主喉痹寒热。生河南。可作神烛。景天为之使〔4〕。

又，八月断槐大枝，使生嫩蘖〔5〕，煮汁酿酒，治大风痿痹甚效〔6〕。

〔《本经》原文〕

槐实，味苦，寒。主五内邪气热，止涎唾，补绝伤，五痔，火创，妇人乳瘕，子藏急痛。生平泽。

枸杞〔7〕　根大寒，子微寒，无毒。主治风湿〔8〕，下胸胁气，客热〔9〕头痛，补内伤，大劳、嘘吸，坚筋骨，强阴，利大小肠。久服耐寒暑。一名羊乳，一名却暑〔10〕，一名仙人杖，一

---

〔1〕　三易乃愈：武田本《新修》、《新修》原作"三著愈"，据《千金翼》、《大观》、玄《大观》、《大全》、成化本《政和》、《政和》、《证类》改。但《纲目》、《草木典》、《图考长编》作"日三易乃愈"。

〔2〕　白：武田本《新修》，《新修》原作"日"，据《千金翼》、《大观》、《政和》、《证类》、玄《大观》、《大全》成化本《政和》改。

〔3〕　年：此下，《纲目》、《草木典》有"治五痔疮瘘"五字，其他各本无。

〔4〕　景天为之使：《纲目》、《草木典》注为徐之才文。此文《本草经集注》已有著录。

〔5〕　使生嫩蘖：《纲目》、《草木典》作"候生嫩蘖"。《大观》、《政和》、《证类》作"使生嫩蘖"。《新修》作"使生蠣蘖"。

〔6〕　八月……甚效：此文出《新修》槐实条《唐本草》注引《别录》文。

〔7〕　枸杞条见《新修》、《御览》卷。

〔8〕　"风湿""坚筋骨""耐寒暑"：《纲目》、《草木典》注为《本草经》文，《大观》、玄《大观》、《大全》、成化本《政和》、《政和》、《证类》、《品汇》、《图考长编》、《续疏》注此八字为《别录》文，森本、孙本、顾本、狩本、黄本不录此八字为《本草经》文。按：此八字应为《别录》文。

〔9〕　客热：《草木典》作"客寒"，玄《大观》作"容热"，其他各本均作"客热"。

〔10〕　却暑：武田本《新修》、《新修》、《和名》、《千金翼》、《大观》、玄《大观》、《大全》、成化本《政和》、《政和》、《证类》、《续疏》作"却暑"，《纲目》、《图考长编》作"却老"。

名西王母杖。生常山及〔1〕诸丘陵阪岸上〔2〕。冬采根，春夏采叶，秋采茎实〔3〕，阴干〔4〕。

〔《本经》原文〕

枸杞，味苦，寒。主五内邪气，热中消渴，周痹。久服坚筋骨，轻身不老。一名杞根，一名地骨，一名枸忌，一名地辅。生平泽。

苏合香〔5〕 味甘，温，无毒。主辟恶，杀鬼精物，温疟，蛊毒，痫痓，去三虫，除邪，不梦，忤魇脉，通神明。久服〔6〕轻身长年。生〔7〕中台川谷。

菴䕡子〔8〕 微温，无毒。主治心下坚，膈中寒热，周痹，妇人月水不通，消食，明目。驱〔9〕驴食之神仙。生雍州，亦生上党及道边。十月采实，阴干。薏苡为之使〔10〕。

〔《本经》原文〕

菴䕡子，味苦，微寒。主五脏瘀血，腹中水气，胪胀留热，风寒湿痹，身体诸痛。久服轻身延年不老。生川谷。

薏苡仁〔11〕 无毒。主除筋骨〔12〕邪气不仁，利肠胃，消水

---

〔1〕 及：武田本《新修》、《新修》原作"又"，据《千金翼》、《证类》改。

〔2〕 上：武田本《新修》、《新修》有"上"字，其他各本无"上"字。

〔3〕 茎实：武田本《新修》、《新修》脱"茎"字，据《千金翼》、《证类》补。

〔4〕 阴干：《纲目》、《草木典》脱此二字。

〔5〕 苏合香条见《新修》、《千金翼》。"香"，武田本《新修》、《新修》原脱，据《千金翼》、《大观》、《政和》、《证类》补。

〔6〕 不梦忤魇脉，通神明，久服：武田本《新修》、《新修》作此文，其他各本作"令人无梦魇，久服通神明"。

〔7〕 生：《纲目》、《草木典》作"出"，其他各本作"生"。

〔8〕 菴䕡子条见《御览》卷九九一、《千金翼》。

〔9〕 驱：《千金翼》作"驱"，其他各本作"驱"。

〔10〕 荆实、薏苡为之使：《纲目》、《草木典》注为徐之才文。此文《本草经集注》已著录。

〔11〕 薏苡仁条见《千金翼》、《大观》卷六。

〔12〕 骨：此后，《纲目》、《草木典》有"中"字，其他各本无"中"字。

肿，令人能食。一名屋菼，一名起[1]实，一名赣。生真定。八
月采实，采根无时。

〔《本经》原文〕

薏苡仁，味甘，微寒。主筋急拘挛，不可屈伸，风湿痹，下气。久服
轻身益气。其根，下三虫。一名解蠡。生平泽及田野。

车前子[2]　味咸，无毒[3]。主男子伤中，女子淋沥，不
欲食，养肺，强阴，益精，令人有子，明目，治赤痛。

叶及根，味甘，寒。主治金疮，止血，衄鼻，瘀血，血瘕，
下血，小便赤，止烦，下气，除小虫。一名茉苢[4]，一名虾蟆
衣，一名牛遗[5]，一名胜舄[6]。生真定[7]丘陵阪道中。五月
五日采，阴干。

〔《本经》原文〕

车前子，味甘，寒。主气癃，止痛，利水道小便，除湿痹。久服轻身
耐老。一名当道。生平泽。

---

〔1〕起：《和名》、《千金翼》、《大观》、玄《大观》、《大全》、成化本《政
和》、《政和》、《证类》、《品汇》、《疏证》作"起"，《纲目》、《草木典》、《图考长
编》作"芑"。

〔2〕车前子条见《御览》卷九九八、《千金翼》。

〔3〕无毒：《政和》、成化本《政和》、《大全》作白字《本草经》文，孙本、
黄本、《图考长编》录"无毒"二字为《本草经》文，《大观》、玄《大观》、《证
类》、《续疏》作《别录》文，森本、顾本、狩本不取"无毒"二字为《本草经》
文。本书从《大观》等为是。

〔4〕苢：《和名》、《和名类聚钞》作"苢"，其他各本作"苢"。

〔5〕遗：《御览》作"舌"，其他各本作"遗"。

〔6〕舄：《纲目》作"马"，《续疏》作"留"，其他各本作"舄"。

〔7〕真定：《续疏》作"正定"，其他各本作"真定"。

蛇床子〔1〕　味辛、甘〔2〕，无毒。上温中下气，令妇人子藏热，男子阴强〔3〕。久服好颜色〔4〕，令人有子〔5〕。一名虺床，一名思益，一名绳毒，一名枣棘，一名墙蘼。生临淄〔6〕。五月采实，阴干。恶牡丹、巴豆、贝母〔7〕。

〔《本经》原文〕

蛇床子，味苦，平、主妇人阴中肿痛，男子阴痿湿痒，除痹气，利关节，癫痫恶疮。久服轻身。一名蛇粟，一名蛇米。生川谷及田野。

菟丝子〔8〕　味甘，无毒。主养肌，强阴，坚筋骨，主〔9〕治茎中寒，精自出，溺有余沥，口苦，燥渴，寒血为积〔10〕。一

---

〔1〕　蛇床子条见《千金翼》、《大观》卷七。

〔2〕　辛甘：玄《大观》、《大观》刻为白字《本草经》文，但《大全》、成化本《政和》、《政和》、《证类》刻为墨字《别录》文。《纲目》、《图考长编》、《疏证》注"辛甘"二字为《别录》文。森本、孙本、顾本、狩本，黄本皆不取"辛甘"二字为《本草经》文。按：此二字应为《别录》文。

〔3〕　阴强：《疏证》作"强阴"，其他各本作"阴强"。

〔4〕　好颜色：《纲目》、《草木典》注为《本草经》文。《大观》、玄《大观》、《大全》、成化本《政和》、《政和》、《证类》均作墨字《别录》文，《品汇》、《图考长编》、《疏证》亦作为《别录》文，森本、孙本、顾本、狩本、黄本皆不录此三字为《本草经》文。按：此三字应为《别录》文。

〔5〕　子：此下《政和》、《证类》、《图考长编》、《疏证》有"一名蛇粟"四字注为《别录》文。孙本、顾本不取此四字为《本草经》文。但《大观》、玄《大观》作白字《本草经》文，狩本、森本、《纲目》以此四字为《本草经》文。《大观》等为正。

〔6〕　生临淄：《广雅疏证》王念孙注为《本草经》文，其他各本作《别录》文。

〔7〕　恶牡丹、巴豆、贝母：《纲目》、《草木典》注为徐之才文。此文《本草经集注》已著录。

〔8〕　菟丝子条见《千金翼》、《大观》卷六。

〔9〕　主：《千金翼》误作"生"，其他各本作"主"。

〔10〕　积：此下，《纲目》、《草木典》注"久服明目，轻身，延年"为《别录》文。《大观》、玄《大观》、《大全》、成化本《政和》、《政和》、《证类》、《品汇》、《图考长编》、《续疏》注此八字为《本草经》文，森本、孙本、顾本、狩本、黄本录此八字为《本草经》文。按：此八字应为《本草经》文，非《别录》文。

名菟缕，一名唐蒙，一名玉女，一名赤网〔1〕，一名菟累。生朝鲜田野，蔓延草木之上。色黄而细为赤网，色浅而大为菟累〔2〕。九月采实，暴干。宜丸不宜煮〔3〕，得酒良，署预、松脂为之使，恶蘽菌〔4〕。

〔《本经》原文〕

菟丝子，味辛，平。主续绝伤，补不足，益气力，肥健。汁，去面野。久服明目，轻身延年。一名菟芦。生川泽。

菥蓂子〔5〕 无毒。主治心腹腰痛。一名大荠。生咸阳。四月、五月采，暴干。得荆实、细辛良。恶干姜、苦参。

〔《本经》原文〕

菥蓂子，味辛，微温。主明目，目痛泪出，除痹，补五脏，益精光。久服轻身不老。一名蔑菥，一名大蕺，一名马辛。生川泽及道旁。

茺蔚子〔6〕 味甘，微寒，无毒，主治血逆大热，头痛，心烦。一名贞蔚。生海滨。五月采。

〔《本经》原文〕

茺蔚子，味辛，微温。主明目，益精，除水气。久服轻身。茎，主瘾疹痒，可作浴汤。一名益母，一名益明，一名大札。生池泽。

地肤子〔7〕 无毒。主去皮肤中热气，散恶疮疝瘕，强阴。

---

〔1〕 赤网：《和名》、《千金翼》、《图经衍义》、玄《大观》、《大观》、《证类》、《品汇》作"赤网"。《政和》、成化本《政和》、《大全》、《纲目》、《图考长编》作"赤纲"。

〔2〕 累：此下《纲目》、《草木典》有"功用并同"四字，其他各本无此四字。

〔3〕 宜丸不宜煮：《本草经集注》有"宜丸不宜煮"，其他各本皆无此五字。

〔4〕 得酒良，署预、松脂为之使，恶蘽菌：《纲目》、《草木典》注为徐之才文。按：此十三字早在《本草经集注》已有著录。

〔5〕 菥蓂子条见《千金翼》、《大观》卷六。又，本条《通志略》作"菥蓂"，无"子"字。

〔6〕 茺蔚子条见《千金翼》、《大观》卷六。

〔7〕 地肤子条见《御览》卷九九二，《千金翼》。

久服使人润泽[1]。一名地麦[2]。生荆州及田野。八月、十月采实，阴干。又，地肤子，捣绞取汁，主赤白痢；洗目去热暗，雀盲、涩痛。苗灰，主痢亦善[3]。

青蘘[4]　无毒[5]。生中原川谷。

〔《本经》原文〕

青蘘，味甘，寒。主五脏邪气，风寒湿痹，益气，补脑髓，坚筋骨。久服耳目聪明，不饥不老增寿。巨胜苗也。生川谷。

忍冬[6]　味甘，温，无毒。主治寒热、身肿。久服轻身，长年，益寿。十二月采，阴干。

蒺藜子[7]　味辛，微寒[8]，无毒。主治身体风痒，头痛，咳逆，伤肺，肺痿，止烦，下气，小儿头疮，痈肿，阴㿉，可作摩粉。其叶，主风痒，可煮以浴。一名即藜[9]，一名茨。生

---

〔1〕　使人润泽：《纲目》、《草木典》列在"去皮肤中热气"之下。

〔2〕　一名地麦：《御览》作"一名地脉"，玄《大观》、《续疏》作"一名地裂"，其他各本作"一名地麦"。按：柯逢时《大观札记》云："麦原误裂今改。"

〔3〕　捣绞取汁……亦善：此文出《证类》地肤子条《唐本注》引《别录》文。又《纲目》引此文略加化裁。

〔4〕　青蘘条见《新修》、《千金翼》。

又，青蘘在《唐本草》、《大观》归入米谷类，两书并注云："青蘘，《本经》在草上品中，既堪噉，今从胡麻条下。"据此青蘘应列在草部。

〔5〕　毒：此下《纲目》、《草木典》衍"梦神"二字。又有"巨胜苗也"四字注为《别录》文。《大观》、《政和》、《证类》对此四字作白字《本草经》文，《图考长编》、《续疏》注此四字为《本草经》文。森本、孙本皆录此四字为《本草经》文。按：此四字应为《本草经》文，非《别录》文。

〔6〕　忍冬条见《御览》卷九九三、《千金翼》。

〔7〕　蒺藜子条见《御览》卷九九七、《千金翼》。

〔8〕　微寒：《纲目》、《草木典》作"微温"，其他各本作"微寒"。又，《大观》、《政和》、《证类》引《开宝本草》注云："别本注云：'《本经》云温，《别录》云寒'。"

〔9〕　即藜：《图考长编》作"蒺藜"，其他各本作"即藜"。

冯翊或道旁。七月、八月采实，暴干。乌头为之使〔1〕。

〔《本经》原文〕

蒺藜子，味苦，温。主恶血，破癥结积聚，喉痹，乳难。久服长肌肉，明目轻身。一名旁通，一名屈人，一名止行，一名豺羽，一名升推。生平泽或道傍。

肉苁蓉〔2〕　味酸、咸，无毒。除膀胱邪气、腰痛，止痢。生河西及代郡雁门。五月五日采，阴干。

〔《本经》原文〕

肉苁蓉，味甘，微温。主五劳七伤，补中，除茎中寒热痛，养五脏，强阴，益精气多子，妇人癥瘕。久服轻身。生山谷。

白英〔3〕　无毒。一名白草。生益州。春采叶，夏采茎，秋采花，冬采根。

〔《本经》原文〕

白英，味甘，寒。主寒热八疸，消渴，补中益气。久服轻身延年。一名谷菜。生山谷。

---

〔1〕　乌头为之使：《纲目》、《草木典》注为徐之才文，此文《本草经集注》已有著录。

〔2〕　肉苁蓉条见《御览》卷九八九、《千金翼》。

〔3〕　白英条见《御览》卷九九一、《千金翼》。又，白英：《和名》、《森本》、《医心方》作"白莫"，《御览》作"檠菜"，其他各本均作"白英"。又，《政和》、成化本《政和》白英条全文作墨字。无白字本草经文的标记。又，《品汇》白英条有"主寒热八疸消渴，补中益气，久服轻身延年"十七字注为《别录》文。《大观》、玄《大观》、《证类》对此十七字作白字《本草经》文，《图考长编》、《纲目》、森本、孙本、顾本亦录此十七字为《本草经》文，非《别录》文。又，《纲目》白英条有"谷菜"二字注为《别录》文。《大观》、《证类》对此二字刻为白字《本草经》文，《图考长编》录此二字为《本草经》文。按：此二字应为《本草经》文，非《别录》文。

白蒿[1]　无毒。生中山，二月采[2]。

〔《本经》原文〕

白蒿，味甘，平。主五脏邪气，风寒湿痹，补中益气，长毛发令黑，疗心悬，少食常饥。久服轻身，耳目聪明，不老。生川泽。

茵陈蒿[3]　微寒，无毒。主治通身发黄，小便不利，除头热，去伏瘕。久服面白悦，长年。白兔食之，仙[4]。生太山及丘陵坂[5]岸上。五月及立秋采，阴干。

〔《本经》原文〕

茵陈，味苦，平。主风湿寒热邪气，热结黄疸。久服轻身益气耐老。生丘陵坂岸上。

漏芦[6]　味咸[7]，大寒，无毒。主止遗溺，热气疮痒如麻豆，可作浴汤。生乔山。八月采根，阴干。

〔《本经》原文〕

漏芦，味苦，寒。主皮肤热，恶创，疽痔，湿痹，下乳汁。久服轻身益气，耳目聪明，不老延年。一名野兰。生山谷。

---

〔1〕　白蒿条见《千金翼》、《大观》卷六。

〔2〕　生中山，二月采：玄《大观》、《大观》作大字正文，《证类》作小字注文。

〔3〕　茵陈蒿条见《千金翼》、《御览》卷九九三。

〔4〕　面白悦、长年。白兔食之，仙：《纲目》、《草木典》注为《本草经》文。《大观》、玄《大观》、成化本《政和》、《政和》、《证类》、《品汇》、《图考长编》、《疏证》注此十字为《别录》文，森本、孙本、顾本、狩本、黄本不录此十字为《本草经》文。按：此十字应为《别录》文。

〔5〕　坂：《千金翼》、《大观》、玄《大观》、《图考长编》作"坂"，《政和》、成化本《政和》、《证类》、《纲目》、《草木典》、《疏证》作"坡"。《大观》等为是。

〔6〕　漏芦条见《御览》卷九九一、《千金翼》。

〔7〕　味咸：《大观》、玄《大观》、《续疏》注为《别录》文。狩本、森本、顾本不录此二字为《本草经》文。《政和》、成化本《政和》、《证类》作白字《本草经》文，《图考长编》、黄本、孙本均录此二字为《本草经》文。《大观》等为是。

茜根〔1〕　无毒。主止血内崩，下血，膀胱不足，踒跌，蛊毒。久服益精气，轻身。可以染绛〔2〕。一名地血，一名茹藘，一名茅蒐，一名蒨。生乔山。二月、三月采根，暴干〔3〕。畏鼠姑〔4〕。

〔《本经》原文〕

茜根，味苦，寒。主寒湿风痹，黄疸，补中。生川谷。

旋花〔5〕　无毒〔6〕。一名美草。生豫州〔7〕。五月采，阴干。又，根主续筋也〔8〕。

---

〔1〕　茜根条见《千金翼》、《大观》卷七。

又，《品汇》茜根条引《别录》云有"除心痹、心烦、心中热"。

又，《纲目》、《草木典》茜引《别录》云石：有"苗根，咸，平。"

〔2〕　绛：此下，《纲目》、《草木典》有"又苗根，主瘅及热中伤跌折"。十一字。其他各本均无此十一字。

〔3〕　干：此下《纲目》、《草木典》有"又曰苗根，生山阴谷中蔓草木上，茎有刺，实如椒"十九字。

〔4〕　畏鼠姑：《纲目》、《草木典》注为徐之才文，按：此文《本草经集注》已有著录。

〔5〕　旋花条见《御览》卷九九二、《千金翼》。

〔6〕　毒：此下《纲目》、《草木典》有"利小便，久服不饥轻身"九字注为《别录》文，《大观》、玄《大观》、成化本《政和》、《证类》、《政和》对此九字作白字《本草经》文，《品汇》、《图考长编》、森本，孙本，狩本，黄本、顾本皆为《本草经》文。按：此九字应为《本草经》文，非《别录》文。又，《纲目》、《草木典》在"毒"字下注"续筋骨，合金疮"六字为《别录》文。《大观》、《政和》、《证类》、玄《大观》、成化本《政和》对此六字在旋花条，陈藏器《本草》注文中。按：此六字应为《本草拾遗》文，非《别录》文。又，《纲目》、《草木典》在"旋花"条"正误"下，引《别录》曰："花，一名金沸。"《大观》、玄《大观》、成化本《政和》、《政和》、《证类》对"一名金沸"四字作白字《本草经》文，《图考长编》亦注为《本草经》文，森本、孙本、顾本、狩本，黄本皆取此四字为《本草经》文。按：此四字应为《本草经》文，非《别录》文。

〔7〕　生豫州：《御览》作"生豫州或预章"，其他各本作"生豫州"。

〔8〕　根，主续筋也：此文出《唐本草》注引《别录》文。

〔《本经》原文〕

旋花，味甘，温。主益气，去面皯黑色，媚好。其根，味辛。主腹中寒热邪气，利小便。久服不饥轻身。一名筋根，花名金沸。生平泽。

蓝实[1]　无毒。其叶汁，杀百药毒，解狼毒、射罔毒。其茎叶，可以染青。生河内。

〔《本经》原文〕

蓝实，味苦，寒。主解诸毒，杀蛊蚑注鬼螫毒。久服头不白轻身。生平泽。

景天[2]　味酸[3]，无毒。主治诸蛊毒，痂疕，寒热，风痹，诸不足。久服通神不老[4]。一名火母[5]，一名救火，一名据火。生太山。四月四日、七月七日采，阴干。

〔《本经》原文〕

景天，味苦，平。主大热，火疮，身热烦邪恶气。花，主女人漏下赤白，轻身明目。一名戒火，一名慎火。生川谷。

天名精[6]　无毒[7]主逐水，大吐下。一名天门精，一名

---

〔1〕　蓝实条见《千金翼》、《大观》卷七。

〔2〕　景天条见《御览》卷九九八、《千金翼》。

〔3〕　酸：玄《大观》、《大观》作白字《本草经》文。《大全》、成化本《政和》、《政和》、《证类》作墨字《别录》文，森本、孙本、顾本、狩本、黄本均不取"酸"字为《本草经》文。按："酸"字应为《别录》文。

〔4〕　久服通神不老：《纲目》、《草木典》脱此六字，其他各本同。

〔5〕　一名火母：《御览》、《事类赋》作"一名水母"，其他各本作"一名火母"。又，《事类赋》在"母"字后有"花主明目轻身"六字，其他各本无。

〔6〕　天名精条见《千金翼》、《大观》卷七。

〔7〕　毒：此下《纲目》、《草木典》、《图考长编》有"除小虫，去痹，除胸中结热，止烦渴"十三字注为《别录》文。孙本、顾本、黄本不取此十三字为《本草经》文。成化本《政和》、《政和》对此十三字作墨字《别录》文，但《大观》、玄《大观》、《大全》、《证类》对此十三字作白字《本草经》文，《品汇》注此十三字为《本草经》文，《森本》、《狩本》亦录此十三字为《本草经》文。《大观》等为是，不取此十三字为《别录》文。

玉门精。一名蕘颃，一名蟾蜍兰[1]，一名觐。生平原。五月采。垣衣为之使[2]。又，天名精，一名天蔓菁[3]。

〔《本经》原文〕

天名精，味甘，寒。主瘀血，血瘕欲死，下血，止血，利小便，除小虫，去痹，除胸中结热，止烦。久服轻身耐老。一名麦句姜，一名虾蟆蓝，一名豕首。生川泽。

王不留行[4]　味甘，平，无毒[5]。止心烦，鼻衄，痈疽，恶疮，瘘乳，妇人难产[6]。生太山。二月、八月采。

〔《本经》原文〕

王不留行，味苦，平。主金创，止血，逐痛，出刺，除风痹内寒。久服，轻身耐老增寿。生山谷。

蒲黄[7]　无毒。生河东。四月采。

〔《本经》原文〕

蒲黄，味甘，平。主心腹膀胱寒热，利小便，止血，消瘀血。久服轻身益气力，延年神仙。生池泽。

---

〔1〕 一名蕘颃，一名蟾蜍兰：《尔雅》郭璞注引《本草》作“蕘颃，一名蟾蠩兰，今江东呼豨首，可以熁蚕蛹”。

〔2〕《纲目》、《草木典》注“垣衣为之使”五字为徐之才文，按：此五字《本草经集注》已有著录。

〔3〕 天名精，一名天蔓菁：此文出《唐本草》注引《别录》文。

〔4〕 王不留行条见《御览》卷九九一、《千金翼》。

〔5〕 毒：此下《纲目》、《草木典》注“主治金疮，止血，逐痛出刺，除风痹内塞（塞为寒之误），久服轻身耐老增寿”二十三字为《别录》文。《大观》、玄《大观》、《大全》、成化本《政和》、《政和》、《证类》对此二十三字作白字《本草经》文，《品汇》、《图考长编》、森本、孙本、顾本、《疏证》取此二十三字为《本草经》文。按：此二十三字应为《本草经》文，非《别录》文。

〔6〕 难产：《千金翼》作“产难”，其他各本作“难产”。

〔7〕 蒲黄条见《千金翼》、《大观》卷七。

香蒲[1]　无毒[2]。一名醮。生南海。

〔《本经》原文〕

香蒲，味甘，平。主五脏心下邪气，口中烂臭，坚齿明目聪耳。久服轻身耐老。一名睢。生池泽。

兰草[3]　无毒。除胸中痰癖。生大吴[4]。四月、五月采。

〔《本经》原文〕

兰草，味辛，平。主利水道，杀蛊毒，辟不祥。久服益气，轻身不老，通神明。一名水香。生池泽。

蘼芜[5]　无毒。主治身中老风，头中久风，风眩。一名江蓠[6]，芎䓖苗也。生雍州及宛朐。四月、五月采叶，暴干。

〔《本经》原文〕

蘼芜，味辛，温。主咳逆，定惊气，辟邪恶，除蛊毒鬼注，去三虫。久服通神。一名薇芜。生川泽。

云实[7]　味苦，无毒。主治消渴。花，杀精物，下水，烧

---

〔1〕香蒲条见《御览》卷九九三、《千金翼》。

〔2〕毒：此下《图考长编》有"一名睢"三字作《别录》文。玄《大观》、《大全》、成化本《政和》、《大观》、《政和》、《证类》对此三字作白字《本草经》文，森本、孙本、顾本、狩本、黄本皆录此三字为《本草经》文。按：此三字应为《本草经》文，非《别录》文。

〔3〕兰草条见《御览》卷九八三、《千金翼》。又，兰草，《御览》作"草兰"，其他各本作"兰草"。

〔4〕大吴：《纲目》、《草木典》作"太吴"，其他各本作"大吴"。

〔5〕蘼芜条见《千金翼》、《大观》卷七。又，《纲目》蘼芜条以"薇芜"为《别录》文。《大观》、玄《大观》、《大全》、成化本《政和》、《政和》、《证类》对此二字作白字《本草经》文。森本、孙本、顾本、《图考长编》、狩本、黄本皆录此二字为《本草经》文。按：此二字应为《本草经》文，非《别录》文。

〔6〕一名江蓠：《尔雅疏》邢昺引本草作"一名汀蓠"。

〔7〕云实条见《御览》卷九九二、《千金翼》页二十三。

之致鬼。久服益寿[1]。一名员实，一名云英，一名天豆。生河间。十月采，暴干。

〔《本经》原文〕

云实，味辛，温。主泄利肠澼，杀虫蛊毒，去邪恶结气，止痛，除寒热。花，主见鬼精物，多食令人狂走。久服轻身，通神明。生川谷。

徐长卿[2]　无毒。久服益气延年。生太山及陇西。三月采。

〔《本经》原文〕

徐长卿，味辛，温。主鬼物百精蛊毒，疫疾邪恶气，温疟。久服强悍轻身。一名鬼督邮。生山谷。

姑活[3]　[4]无毒。生河东。又，姑活，一名鸡精也[5]。

〔《本经》原文〕

姑活，味甘，温。主大风邪气，湿痹寒痛。久服轻身，益寿耐老。一名冬葵子。

---

〔1〕　益寿：《品汇》注为《本草经》文。《大观》、玄《大观》、《大全》、成化本《政和》、《政和》、《证类》作墨字《别录》文，森本、孙本、顾本、狩本、黄本皆不录"益寿"二字为《本草经》文。按：此二字应为《别录》文，非《本草经》文。又，《纲目》、《草木典》脱"益寿"二字。

〔2〕　徐长卿条见《御览》卷九九一、《千金翼》。

〔3〕　姑活条见《新修》、《千金翼》。

〔4〕　此下《纲目》、《草木典》注"味甘温，主大风邪气，湿痹寒痛。久服轻身，益寿耐老。一名冬葵子"二十五字为《别录》文。《政和》、成化本《政和》在此二十五字中，把前十九字作墨字《别录》文，后六字"老，一名冬葵子"作白字《本草经》文。《大观》、玄《大全》、《证类》对此二十五字作白字《本草经》文，森本、孙本、顾本、狩本、黄本皆录此二十五字为《本草经》文。按：此二十五字应为《本草经》文，非《别录》文。又，《品汇》对姑活条全文，未注明《本草经》文和《别录》文。

〔5〕　一名鸡精也：此文出《新修》姑活条注引《别录》文。但是《纲目》、《草木典》注云："恭曰：别本一名鸡精。"

屈草[1]　微寒，无毒。生汉中。五月采。

〔《本经》原文〕

屈草，味苦。主胸胁下痛，邪气，腹间寒热，阴痹。久服轻身益气耐老。生川泽。

翘根[2]　有小毒。以作蒸饮酒病人。生蒿高。二月、八月采。

〔《本经》原文〕

翘根，味甘，寒、平。主下热气，益阴精，令人面悦好，明目。久服轻身耐老。

牡荆实[3]　味苦，温，无毒。主除骨间寒热[4]，通利胃气，止咳逆[5]，下气。生河间南阳宛朐山谷，或平寿、都乡高堤[6]岸上，牡荆生田野[7]。八月、九月采实，阴干。得术、柏实、青葙共治头风[8]，防风[9]为之使，恶石膏[10]。

又，**荆叶**，味苦，平，无毒。主久痢[11]，霍乱、转筋，血淋，下部疮，湿匶薄脚，主脚气肿满。其根，味甘、苦，平，

---

〔1〕　屈草条见《新修》、《御览》卷九九一。

〔2〕　翘根条见《新修》、《御览》卷九九一。

〔3〕　牡荆实条见《新修》、《千金翼》。

〔4〕　寒热：武田本《新修》、《新修》原脱"寒"字，据《千金翼》、《大观》、玄《大观》、成化本《政和》、《证类》、《政和》补。

〔5〕　咳逆：武田本《新修》、《新修》原脱"逆"字，据《千金翼》、《大观》、玄《大观》、《大全》、成化本《政和》、《政和》、《证类》补。

〔6〕　堤：武田本《新修》、《新修》有"堤"字，其他各本无"堤"字。

〔7〕　牡荆生田野：武田本《新修》、《新修》作"牡荆生田野"，其他各本作"及田野中"。

〔8〕　术：玄《大观》、《草木典》误作木。

〔9〕　防风：《纲目》、《草木典》作"防己"，其他各本作"防风"。

〔10〕　得术柏实……恶（《纲目》和《草木典》作畏）石膏：《纲目》、《草木典》注有徐之才文。此文《本草经集注》已有著录。

〔11〕　久痢：《草木典》作"久病"，其他各本作"久痢"。

无毒。水煮服，主心风、头风，肢体诸风，解肌发汗[1]。

秦椒[2]　生温，热寒，有毒。主治喉痹，吐逆。疝瘕，去老血，产后余[3]疾，腹痛[4]，出汗，利五脏。生太[5]山及秦岭上，或琅邪。八月、九月采实。恶瓜蒌、防葵，畏雌黄[6]。

〔《本经》原文〕

秦椒，味辛，温。主风邪气，温中，除寒痹，坚齿发，明目。久服，轻身好颜色，耐老增年通神。生川谷。

蔓荆实[7]　味辛，平，温，无毒。去长虫[8]，治风头痛，脑鸣，目泪出，益气。久服令人光[9]泽，脂致，长须发。生益州[10]。恶乌头、石膏[11]。

---

〔1〕　荆叶……发汗：此文出《新修》牡荆条《唐本草》注引《别录》文。

〔2〕　秦椒条见《新修》、《千金翼》。

〔3〕　余：《新修》原作"除"，据《千金翼》、《大观》、成化本《政和》、《政和》、《证类》改。

〔4〕　腹痛：《大观》、玄《大观》作"肿痛"，其他各本均作"腹痛"。

〔5〕　太：《千金翼》作"大"，其他各本均作"太"。

〔6〕　恶瓜蒌、防葵、畏雌黄：《纲目》、《草木典》注为徐之才文。此文《本草经集注》已有著录。

〔7〕　蔓荆实条见《新修》、《千金翼》。

〔8〕　去长虫：武田本《新修》、《新修》原脱"虫"字，据《千金翼》、《大观》、《政和》、《证类》、玄《大观》、《大全》、成化本《政和》补。《纲目》、《草木典》脱此三字，其他各本均有此三字。又，《品汇》注"去长虫"三字为《本草经》文。《大观》、玄《大观》、《大全》、成化本《政和》、《政和》、《证类》、《图考长编》、《续疏》注为《别录》文，森本、孙本、颇本、狩本、黄本皆不录此三字为《本草经》文。按：此三字应为《别录》文。

〔9〕　光：武田本《新修》、《新修》作"蔓"，《大观》、玄《大观》、《大全》、成化本《政和》、《政和》、《证类》、《品汇》、《纲目》、《续疏》、《图考长编》作"光"，《千金翼》作"润"。《大观》等为正。

〔10〕　长须发，生益州：武田本《新修》、《新修》有此文，其他各本均无此文。

〔11〕　恶乌头、石膏：《纲目》、《草木典》注为徐之才文，此文《本草经集注》已有著录。

〔《本经》原文〕

蔓荆实，味苦，微寒。主筋骨间寒热痹拘挛，明目，坚齿，利九窍，去白虫。久服轻身耐老。小荆实亦等。生山谷。

女贞实[1]　味甘，无毒。生武陵，立冬采[2]。

〔《本经》原文〕

女贞实，味苦，平。主补中，安五脏，养精神，除百疾。久服肥健，轻身不老。生山谷。

桑上寄生[3]　味甘，无毒。主治金创，去痹[4]，女子崩中，内伤不足，产后余疾，下乳汁[5]一名茑[6]。生弘农桑树上[7]。三月三日采茎、叶，阴干。

〔《本经》原文〕

桑上寄生，味苦，平。主腰痛，小儿背强，痈肿，安胎，充肌肤，坚发齿，长须眉。其实，明目，轻身通神。一名寄屑，一名寓木，一名宛童。生川谷。

---

〔1〕　女贞实条见《新修》、《千金翼》。

〔2〕　立冬采：武田本《新修》、《新修》原作"立夏采"。据《千金翼》、《大观》、《政和》、《证类》改。按：女贞实在十月成熟，作"立冬采"为宜。

〔3〕　桑上寄生条见《新修》、《千金翼》。

〔4〕　主治金创，去痹：《纲目》、《草木典》排在"下乳汁"之下。

〔5〕　汁：此下，《大观》、玄《大观》、《大全》、《图考长编》、《续疏》有"一名宛童"四字，注作《别录》文。但成化本《政和》、《政和》、《证类》作白字《本草经》文，森本、孙本、顾本、狩本、黄本皆取此四字为《本草经》文。按：此四字应为《本草经》文。

〔6〕　茑：武田本《新修》、《新修》原作"葛"，据《和名》、《千金翼》、《大观》、《政和》、《证类》改。

〔7〕　桑树上：《千金翼》作"桑上"，脱"树"字，其他各本均作"桑树上"。

蕤核[1] 微寒，无毒。主治目肿眦烂[2]，齆鼻[3]，破心下结痰痞气。生函谷及巴西。七月采实[4]。

〔《本经》原文〕

蕤核，味甘，温。主心腹邪结气，明目，目赤痛伤泪出。久服轻身益气不饥。生川谷。

沉香[5] 薰陆香、鸡舌香、藿香、詹糖香、枫香[6]并微温。悉治风水毒肿，去恶气。薰陆、詹糖去伏尸。鸡舌藿香[7]治霍乱、心痛。枫香治风瘾疹痒毒。

辛夷[8] 无毒。温中，解肌，利九窍，通鼻塞[9]，涕出，治面肿引[10]齿痛，眩冒，身洋洋[11]如在车船之上者。生须发，

---

〔1〕 蕤核条见《新修》、《御览》卷九九二。

〔2〕 目肿眦烂：《纲目》、《草木典》注为《本草经》文。《大观》、玄《大观》、成化本《政和》、《大全》、《政和》、《证类》作墨字《别录》文。森本、孙本、顾本、狩本、黄本皆不录此四字为《本草经》文，《品汇》、《图考长编》注为《别录》文。按：此四字应为《别录》文。

〔3〕 齆鼻：《纲目》、《草木典》在"痞气"之下。

〔4〕 七月采实：武田本《新修》、《新修》有"七月采实"四字，其他各本无此四字。

〔5〕 沉香等条见《新修》、《千金翼》。

〔6〕 沉香、薰陆香、鸡舌香、藿香、詹糖香、枫香：武田本《新修》、《新修》、《千金翼》合并为一条外，其他各本皆分立为六条。又，《和名类聚钞》卷六引本草云："沉香节坚而沉水者。"

〔7〕 鸡舌藿香：《通志略》云："应劭为汉侍中，年老口臭，帝赐鸡舌香含之。"

〔8〕 辛夷条见《新修》、《御览》卷九六〇。

〔9〕 鼻塞：武田本《新修》、《新修》原作"鼻寒"，据《千金翼》、《大观》、《政和》、《证类》、玄《大观》、《大全》、成化本《政和》改。

〔10〕 引：武田本《新修》、《新修》原作"弘"，据《千金翼》、《大观》、《政和》、《证类》、玄《大观》、《大全》、成化本《政和》改。

〔11〕 洋洋：武田本《新修》、《新修》作"洋洋"，其他各本作"兀兀"。

去白虫。可作膏药[1]，用之去中[2]心及外毛[3]，毛射人肺，令人咳。生汉中[4]。九月采实，暴干。芎䓖为之使，恶五石脂，畏菖蒲、黄连、黄环[5]。

〔《本经》原文〕

辛夷，味辛，温。主五脏身体寒热，风头脑痛面皯。久服下气，轻身明目，增年耐老。一名辛矧，一名侯桃，一名房木。生川谷。

榆皮[6]　无毒。主治肠胃邪热气[7]，消肿。性滑利。治小儿头疮痂[8]疕。花主治小[9]儿痫，小便不利，伤热。生颍川。二月采皮，取白暴干。八月采实，并勿令中湿，湿则伤人[10]。

〔《本经》原文〕

榆皮，味甘，平。主大小便不通，利水道，除邪气。久服轻身不饥。其实尤良。一名零榆。生山谷。

玉伯[11]　味酸，温，无毒。主轻身益气，止渴。一名玉

---

〔1〕可作膏药：《纲目》、《草木典》脱此四字。

〔2〕中：武田本《新修》、《新修》有"中"字，其他各本均无"中"字。

〔3〕可作膏药。用之去中心及外毛：《图考长编》断句为"可作膏药用之。去心及外毛"。

〔4〕中：此下《御览》、《纲目》、《草木典》有"魏与梁州，其树似杜仲，高丈余，子似冬桃而小"十八字，其他各本无此。

〔5〕芎䓖为之使，恶五石脂，畏菖蒲、黄连、石膏、黄环：《纲目》、《草木典》注为徐之才文。此文《本草经集注》已有著录。

〔6〕榆皮条见《新修》、《千金翼》。

〔7〕肠胃邪热气：《医心方》作"肠胃中热气"，其他各本作"肠胃邪气"。

〔8〕痂：武田本《新修》、《新修》原脱"痂"字，据《千金翼》、《大观》、《政和》、《证类》、玄《大观》、《大全》、成化本《政和》补。

〔9〕小：《续疏》无"小"字，其他各本有"小"字。

〔10〕湿则伤人：《续疏》作"中湿伤人"，其他各本作"湿则伤人"。

〔11〕玉伯条见《新修》、《千金翼》。

遂。生石上如松，高五、六寸，紫花，用[1]茎叶。

曼诸石[2]　味甘。主益五脏气，轻身长年。一名阴精，六月、七月出[3]石上，青黄色，夜有光。

石濡[4]　主明目，益精气，令人不饥渴，轻身长年。一名石芥。

柒紫[5]　味苦。主治少[6]腹痛，利小肠[7]，破积聚，长肌肉。久服轻身长年。生宛朐。二月、七月采。

牛舌实[8]　味咸，温，无毒。主轻身益气。一名象尸[9]。生水中泽旁。实[10]大，叶长尺。五月采[11]。

菟枣[12]　味酸，无毒。主轻身益气。生丹阳陵地，高尺许，实如枣。

---

〔1〕　用：《新修》原作"田"，据《千金翼》、《大观》、《政和》、《证类》、玄《大观》、《大全》、成化本《政和》改。

〔2〕　曼诸石条见《新修》、《千金翼》。

〔3〕　出：《千金翼》脱。其他各本均有"出"字。

〔4〕　石濡条见《新修》、《千金翼》。又，《纲目》、《草木典》将"石濡"条并在石蕊条下。

〔5〕　柒紫条见《新修》、《千金翼》。《和名》作"染紫"，《品汇》、《纲目》、《群芳谱》、《草木典》作"柴紫"，其他各本均作"柒紫"。

〔6〕　少：《新修》作"少"，其他各本均作"小"。

〔7〕　肠：《新修》作"肠"，其他各本均作"腹"。

〔8〕　牛舌实条见《新修》、《千金翼》。

〔9〕　一名象尸：《纲目》、《草木典》作"一名豕首"，《纲目》、《草木典》将"一名豕首"四字，排在牛舌实条末。《千金翼》作"一名象户"。《新修》、《和名》、《太观》、玄《大观》、《大全》、成化本《政和》、《政和》、《证类》作"一名象尸"。

〔10〕　实：《新修》原无，据《千金翼》、《大观》、《政和》、《证类》、玄《大观》、《大全》、成化本《政和》补。

〔11〕　采：此下《纲目》、《草木典》衍"实"字。

〔12〕　菟枣条见《新修》、《千金翼》。又，"菟枣"，《新修》作"菟枣"，据《千金翼》、《大观》、《政和》、《证类》改。

龙常草〔1〕 味咸，温，无毒。主轻身，益阴气，治疗寒湿。生河水旁，如龙蒭，冬、夏生。

离楼草〔2〕 味咸，平，无毒。主益气力，多子，轻身长年。生〔3〕常山。七月、八月采实。

吴唐草〔4〕 味甘，平，无毒。主轻身，益气长年。生故稻草中，夜日〔5〕有光，草中有膏。

雀医草〔6〕 味苦，无毒。主轻身，益气，洗浴〔7〕烂疮，治风水。一名白气。春生，秋花白，冬实黑。

兖草〔8〕 味酸，平，无毒。主轻身，益气，长年。生〔9〕蔓草木上，叶黄有毛，冬生。

酸草〔10〕 主轻身，长〔11〕年。生〔12〕名山醴泉上阴居〔13〕。茎有五叶清泽，根赤黄。可以消玉。一名丑草。

徐李〔14〕 主益气，轻身，长年〔15〕。生太山阴，如李小形，

---

〔1〕 龙常草条见《新修》、《千金翼》。
〔2〕 离楼草条见《新修》、《千金翼》。
〔3〕 生：《新修》原脱，据《千金翼》、《大观》、《政和》、《证类》、玄《大观》、《大全》、成化本《政和》补。
〔4〕 吴唐草条见《新修》、《千金翼》。
〔5〕 夜日：《新修》作"夜日"，其他各本作"日夜"。
〔6〕 雀医草条见《新修》、《千金翼》。
〔7〕 洗浴：《纲目》、《草木典》脱漏"浴"字，其他各本均有"浴"字。
〔8〕 兖草条见《新修》、《千金翼》。
〔9〕 生：《新修》原脱，据《千金翼》、《大观》、《政和》、《证类》、玄《大观》、《大全》、成化本《政和》补。
〔10〕 酸草条见《新修》、《千金翼》。
〔11〕 长：《新修》作"长"，其他各本均作"延"。
〔12〕 生：《新修》原脱，据《千金翼》、《大观》、《政和》、《证类》补。
〔13〕 阴居：《纲目》、《草木典》、《群芳谱》作"阴匡"，其他各本作"阴居"。
〔14〕 徐李条见《新修》、《千金翼》。
〔15〕 年：《新修》原作"季"，据《千金翼》、《大观》、《政和》、《证类》改。

实青色，无核，熟〔1〕采食之。

桑茎实〔2〕　味酸，温，无毒。主字乳〔3〕余疾〔4〕，轻身，益气。一名草王。叶似〔5〕萑，方茎大叶。生园中，十月采。

满阴实〔6〕　味酸，平，无毒。主益气，除热，止渴〔7〕，利小便，轻身，长年。生深山谷〔8〕及园中。茎如芥，叶小，实如樱桃，七月成。

可聚实〔9〕　味甘，温，无毒。主轻身，益气，明目。一名长寿。生山野道中。穟〔10〕如麦，叶如艾。五月采。

地耳〔11〕　味甘，无毒。主明目，益气，令人有子。生丘陵，如碧石青。

土齿〔12〕　味甘，平，无毒。主轻身，益气，长年。生山陵地中，状如马牙。

丁公寄〔13〕　味甘。主金疮痛，延年。一名丁父〔14〕。生石

---

〔1〕　熟：《新修》作"孰"，据《千金翼》等改。

〔2〕　桑茎实条见《新修》、《千金翼》。

〔3〕　字乳：《品汇》作"孕乳"，《纲目》、《草木典》作"乳孕"，其他各本作"字乳"。

〔4〕　余疾：《纲目》、《草木典》、《群芳谱》作"余病"，其他各本作"余疾"。

〔5〕　似：《新修》作"佀"，其他各本作"如"。

〔6〕　满阴实条见《新修》、《千金翼》。又，《千金翼》作"蒲阴实"，其他各本作"满阴实"。

〔7〕　渴：《新修》原作"汤"，据《千金翼》、《大观》、《政和》、《证类》、玄《大观》、《大全》、成化本《政和》改。

〔8〕　"轻身"、"谷"：《纲目》、《草木典》脱此文。

〔9〕　可聚实条见《新修》、《千金翼》。

〔10〕　穟：《新修》作"穟"，其他各本作"穗"。

〔11〕　地耳条见《新修》、《千金翼》。

〔12〕　土齿条见《新修》、《千金翼》。

〔13〕　丁公寄条见《新修》、《千金翼》。

〔14〕　丁父：《新修》原作"丁文"，据《和名》、《千金翼》、《大观》、《政和》、《证类》改。

间，蔓延木上。叶细，大枝[1]，赤茎，母[2]大如磧黄，有汁[3]。七月七日采。

腜[4]　味甘，无毒。主益气，延年。生山谷中，白顺理。十月采。

龙骨[5]　微寒，无毒。主治心腹烦满，四肢痿枯[6]，汗出，夜卧自惊，恚怒，伏气在心下，不得喘息[7]，肠痈内疽阴蚀，止汗[8]，小便利[9][10]，溺血，养精神，定魂魄，安五脏。

白龙骨　治梦寐[11]泄精，小便泄精[12]。

---

〔1〕　大枝：《新修》作"六枝"，据《千金翼》、《证类》改。

〔2〕　母：《纲目》作"其"，其他各本作"母"。

〔3〕　有汁：《草木典》作"丹汁"，其他各本作"有汁"。

〔4〕　腜条见《新修》、《千金翼》。又，"腜"，《新修》作"肸"，其他各本作"腜"。

〔5〕　龙骨条见《新修》、《御览》卷九八八。

〔6〕　枯：武田本《新修》、《新修》原作"枝"，据《千金翼》、《大观》、《政和》、《证类》、玄《大观》、成化本《政和》、《大全》改。

〔7〕　不得喘息：武田本《新修》、《新修》原作"得息"，据《千金翼》、《大观》、《政和》、《证类》改。

〔8〕　止汗：武田本《新修》、《新修》原作"心汁"，《纲目》、《禽虫典》作"汗出止汗"，据《千金翼》、《大观》、《政和》、《证类》改。

〔9〕　小便利：《新修》作"小便利"，其他各本作"缩小便"。

〔10〕　心腹烦满……小便利：《纲目》、《禽虫典》作"心腹烦满，恚怒，气伏在心下，不得喘息，肠痈内疽阴蚀，四肢痿枯，夜卧自惊，汗出止汗，缩小便"。

〔11〕　梦寐：武田本《新修》、《新修》作"梦癗"，《纲目》、《禽虫典》作"多寐"，其他各本作"梦寐"。

〔12〕　小便泄精：《品汇》脱此四字。

龙齿　主治小儿五惊，十二痫[1]，身热不可近人[2]，大人骨间寒热，又杀蛊毒。角，主治惊痫瘈[3]疭，身热如火，腹中坚及热泄[4]。生晋地及[5]太山岩水岸土穴石[6]中死龙处，采无时。龙骨，得人参、牛黄良，畏石膏。龙角，畏干漆，蜀椒，理石[7]。

〔《本经》原文〕

龙骨，味甘，平。主心腹，鬼注，精物老魅，咳逆，泄利脓血，女子漏下，癥瘕坚结，小儿热气惊痫。齿，主小儿大人惊痫，癫疾狂走，心下结气，不能喘息，诸痉，杀精物。久服轻身，通神明延年。生山谷。

牛黄[8]　有小毒。主治小儿百病，诸痫，热口不开，大人狂癫。又[9]堕胎，久服轻身，增年[10]，令人不忘。生晋地平

---

〔1〕　小儿五惊、十二痫：《纲目》、《禽虫典》作《本草经》文，玄《大观》、《大全》、成化本《政和》、《大观》、《政和》、《证类》、《品汇》、《疏证》亦注为《别录》文，《森本》、《孙本》、《顾本》、《狩本》、《黄本》不录为《本草经》文。按：此七字应为《别录》文。

〔2〕　人：武田本《新修》、《新修》有"人"字，其他各本无"人"字。

〔3〕　毒、瘈：武田本《新修》、《新修》原脱，据《千金翼》、《大观》、《政和》、《证类》补。

〔4〕　泄：此下《纲目》、《禽虫典》有"久服轻身，通神明，延年"九字注为《别录》文。《大观》、玄《大观》、《大全》、成化本《政和》、《政和》、《证类》、《品汇》、《疏证》注为《本草经》文，森本、孙本、顾本、狩本、黄本亦录此九字为《本草经》文。按：此九字应为《本草经》文，非《别录》文。

〔5〕　及：《新修》原作"生"，据《千金翼》、《大观》、《政和》、《证类》、玄《大观》、《大全》、成化本《政和》改。

〔6〕　石：武田本《新修》、《新修》有"石"字，其他各本无"石"字。

〔7〕　龙骨，得人参、牛黄良，畏石膏。龙角，畏干漆、蜀椒。理石：《纲目》、《禽虫典》注为徐之才文。按：此二十字《本草经集注》已有著录。

〔8〕　牛黄条见《新修》、《御览》卷九八八。

〔9〕　又：武田本《新修》、《新修》原脱，据《千金翼》、《大观》、《政和》、《证类》补。

〔10〕　年，武田本《新修》、《新修》作"季"，据《千金翼》、《证类》、《大观》、《政和》改。

泽[1]，生[2]于牛，得之[3]即阴干百日，使时燥[4]，无令见日月光。人参为之使，得牡丹、菖蒲利耳目，恶龙骨、地黄、龙胆、蜚蠊[5]，畏牛膝[6]。

〔《本经》原文〕

牛黄，味苦，平。主惊痫，寒热，热盛狂痓，除邪，逐鬼。生平泽。

麝香[7]　无毒。主治诸凶邪鬼气，中恶，心腹暴痛胀急，痞满，风毒，妇人产难，堕胎，去面䵟[8]，目中肤翳。久服通神仙。生中台[9]，及益州[10]，雍州山中[11]。春分取之[12]生者益良。

〔《本经》原文〕

麝香，味辛，温。主辟恶气，杀鬼精物，温疟、蛊毒，痫痓，去三虫。久服除邪，不梦寤魇寐。生川谷。

人乳汁[13]　主补五脏，令人肥白悦泽。

---

〔1〕 生晋地平泽：《御览》作"生晋地，生陇西平泽，特牛胆中"，其他各本作"生晋地平泽"。

〔2〕 生：武田本《新修》、《新修》有"生"字，其他各本无"生"字。

〔3〕 生晋地平泽。生于牛得之：《纲目》、《禽虫典》作"生陇西及晋地，特牛胆中得之"。《续疏》作"生晋地平泽，于牛胆得之"。

〔4〕 使时燥：《纲目》、《禽虫典》脱"时"字。《续疏》作"使自燥"。

〔5〕 蜚蠊：《医心方》作"飞廉"，其他各本作"蜚蠊"。

〔6〕 人参为之使……畏牛膝：《纲目》注此文为徐之才文。然《本草经集注》已有著录。

〔7〕 麝香条见《新修》、《御览》卷九八一。

〔8〕 䵟：读晕。

〔9〕 台：此下，《御览》有"山也"二字，其他各本无此二字。

〔10〕 及益州：《新修》原作"生益州及"，据《千金翼》、《大观》、《政和》、《证类》改。

〔11〕 山中：《千金翼》、《续疏》作"山谷"，其他各本作"山中"。

〔12〕 之：《纲目》、《禽虫典》作"香"，其他各本作"之"。

〔13〕 人乳汁条见《新修》、《千金翼》。

又，首生男乳，疗目赤痛多泪，解独肝牛肉毒〔1〕，合豉浓汁服之神效（见《唐本草》注引《别录》文）。

发髲〔2〕　小寒，无毒。合鸡子黄煎之，消为水，治小儿惊热下痢〔3〕。

〔《本经》原文〕

发髲，味苦，温。主五癃关格不通，利小便水道，疗小儿痫，大人痓。仍自还神化。

乱发〔4〕　微温。主治咳〔5〕嗽，五淋，大小便不通，小儿惊痫，止血鼻衄，烧之吹内立已〔6〕。

头垢　主治淋闭不通。

人屎〔7〕　寒。主治时行大热狂走，解诸毒，宜用绝干者，捣末，沸汤沃服之〔8〕。

人溺　治寒热，头疼，温气，童男者尤良。

---

〔1〕　毒：《新修》原作"如"，据武田本《新修》、《大观》、《政和》、《证类》改。

〔2〕　发髲条见《新修》、《千金翼》。

〔3〕　下痢：按唐代刘禹锡所见本草，有"下痢"二字。《小儿卫生总微论方·胎中病论》引刘禹锡云："因阅本草有'乱发合鸡子黄煎消为水，疗小儿惊热下痢'"。卷子本《新修本草》在"热"字后尚残存"下"字，疑为"下痢"二字的痕迹。

〔4〕　乱发条见《新修》、《千金翼》。

〔5〕　咳：武田本《新修》、《新修》原脱，据《千金翼》、《大观》、《政和》、《证类》补。

〔6〕　烧之吹内立已：《纲目》作"烧灰，吹之立已"。《千金翼》作"烧之吹内立止"。

〔7〕　人屎条见《新修》、《千金翼》。

〔8〕　宜用绝干者，捣末，沸汤沃服之：武田本《新修》、《新修》原脱，据《千金翼》、《大观》、《政和》、《证类》补。

溺白垽〔1〕　治鼻衄，汤火灼疮。东向圊厕〔2〕溺坑中青泥，治喉痹，消痈肿，若已有脓即溃。

马乳〔3〕　止渴〔4〕。

牛乳〔5〕　微寒。补虚羸，止渴，下气〔6〕。

羊乳〔7〕　温。补寒冷虚乏。

酥〔8〕　微寒。补五脏，利大〔9〕肠，主口疮。

熊脂〔10〕　微温，无毒。主治食饮〔11〕呕吐〔12〕。久服长年。生雍州，十一月取。

〔《本经》原文〕

熊脂，味甘，微寒。主风痹不仁筋急，五脏腹中积聚，寒热羸瘦，头疡白秃，面皯疱。久服强志，不饥轻身。生山谷。

---

〔1〕　垽：《千金翼》作"涊"，其他各本均作"垽"。

〔2〕　圊厕：武田本《新修》、《新修》原作"清前"，据《千金翼》、《大观》、《政和》、《证类》改。

〔3〕　马乳条见《新修》、《千金翼》。

〔4〕　渴：此下《纲目》、《禽虫典》衍"治热"二字。

〔5〕　牛乳条见《新修》、《千金翼》。

〔6〕　下气：武田本《新修》、《新修》、《医心方》有"下气"二字、其他各本无此二字。

〔7〕　羊乳条见《新修》、《千金翼》。

〔8〕　酥条见《新修》、《千金翼》。

又，酥：武田本《新修》、《新修》、《和名》作"酪苏"，《千金翼》、《大观》、玄《大观》成化本《政和》、《政和》、《证类》作"酥"。

按："酪苏"和"酪"是两种药，容易混淆。各书用"酥"名，而不用"酪苏"名。又，"苏"是《别录》药，"酪"是《新修本草》新增药、但《品汇》误注"酪"为《别录》药。

〔9〕　大：此下《纲目》、《食货典》衍"小"字，其他各本无"小"字。

〔10〕　熊脂条见《新修》、《御览》卷九○八。

〔11〕　食饮：《纲目》、《禽虫典》"饮食"。

〔12〕　呕吐：武田本《新修》、《新修》作"呕吐"，其他各本作"吐呕"。

　　石蜜[1]　微温，无毒[2]。主养脾气，除心烦，食饮[3]不下，止肠澼，肌中疼痛，口疮，明耳目。久服延年神仙[4]。生武都、河源山谷，及诸山石中[5]，色白如膏者良。

　　〔《本经》原文〕

　　石蜜，味甘，平。主心腹邪气，诸惊痫痓，安五脏诸不足，益气补中，止痛解毒，除众病，和百药。久服强志轻身，不饥不老。一名石饴。生山谷。

　　蜜蜡[6]　无毒[7]。

　　白蜡　治久[8]泄澼后重见白脓，补绝伤，利小儿。久服轻身，不饥。生武都，生于蜜房[9]木石间。恶芫花、齐蛤[10]。

　　〔《本经》原文〕

　　蜜蜡，味甘，微温。主下利脓血，补中，续绝伤金创，益气，不饥耐老。生山谷。

────────────

　　〔1〕　石蜜条见《北堂书钞》卷一四七、《御览》卷八五七。

　　〔2〕　微温，无毒：《千金翼》、《大观》、玄《大观》、《大全》、《图经衍义》作"微温，无毒"，《政和》、成化本《政和》、《证类》作"无毒，微温"。

　　〔3〕　食饮：《纲目》、《食货典》作"饮食"，其他各本作"食饮"。

　　〔4〕　延年神仙：《纲目》、《食货典》注为《本草经》文。《大观》、玄《大观》、《大全》、成化本《政和》、《政和》、《证类》、《品汇》、《疏证》注为《别录》文，森本、孙本、狩本、黄本、顾本皆不取此四字为《本草经》文。按：此四字应为《别录》文。

　　〔5〕　中：《纲目》、《食货典》作"间"。

　　〔6〕　蜜蜡条见《千金翼》、《大观》卷二十。

　　又，"蜜蜡"：《医心方》、《和名》作"膔蜜"，据《千金翼》、《证类》改。

　　〔7〕　无毒：《品汇》作"味甘平无毒"，其他各本无"味甘平"三字。

　　〔8〕　久：《纲目》、《食货典》作"人"，其他各本作"久"。

　　〔9〕　房：《纲目》、《食货典》作"庐"，其他各本作"房"。

　　〔10〕　齐蛤：《医心方》作"文蛤"。《本草经集注》、《千金方》、《大观》、玄《大观》、《大全》、成化本《政和》、《政和》、《证类》作"齐蛤"。又，"恶芫花、齐蛤"：《纲目》、《食货典》注为徐之才文。按：此文早在《本草经集注》已有著录。

蜂子[1] 微寒，无毒。主治心腹痛，大人小儿腹中五虫[2]口吐出者，面目黄[3]。久服轻身益气[4]。大黄蜂子[5]，主治干呕。土蜂子，治啮痛。生武都。畏黄芩、芍药、牡蛎。

〔《本经》原文〕

蜂子，味甘，平。主风头，除蛊毒，补虚羸伤中。久服令人光泽，好颜色，不老。大黄蜂子，主心腹胀满痛，轻身益气。土蜂子，主痈肿。一名蜚零。生山谷。

白胶[6] 温，无毒。主治吐血，下血，崩中不止，四肢酸[7]疼[8]，多汗，淋露，折跌伤损。生云中，煮鹿角作之。得火良[9]，畏大黄。

〔《本经》原文〕

白胶，味甘，平。主伤中劳绝，腰痛羸瘦，补中益气，妇人血闭无子，止痛安胎。久服轻身延年。一名鹿角胶。

阿胶[10] 微温，无毒。主丈夫少[11]腹痛，虚劳羸瘦，阴

---

〔1〕 蜂子条见《千金翼》、《大观》卷二十。

〔2〕 虫：此下《纲目》、《禽虫典》有"从"字，其他各本无"从"字。

〔3〕 面目黄：《纲目》、《禽虫典》排在"心腹痛"之下。

〔4〕 轻身益气：《纲目》、《禽虫典》排在"主治"之下。

〔5〕 大黄蜂子：此下，《纲目》、《禽虫典》注"心腹胀满痛，轻身益气"。九字为《别录》文。《大观》、玄《大观》、《大全》、成化本《政和》、《政和》、《证类》作白字《本草经》文，森本、孙本、顾本、狩本、黄本皆取此九字为《本草经》文。按：此九字应为《本草经》文，非《别录》文。

〔6〕 白胶条见《新修》，《御览》卷七六六。

〔7〕 酸：《纲目》、《禽虫典》作"作"字，其他各本作"酸"字。

〔8〕 疼：武田本《新修》、《新修》原脱，据《千金翼》、《大观》、《政和》、《证类》补。

〔9〕 "得火良"：《千金翼》对"得火良"三字作大字，非注文。

〔10〕 阿胶条见《新修》、《千金翼》。

〔11〕 少：武田本《新修》、《新修》作"少"，其他各本作"小"。

气不足，脚酸不能久立，养肝气。生东平郡，煮驴皮作之。出东阿[1]。恶[2]大黄，得火良。

〔《本经》原文〕

阿胶，味甘，平。主心腹内崩，劳极洒洒如疟状，腰腹痛，四肢酸疼，女子下血，安胎。久服轻身益气。一名傅致胶。

白鹅膏[3]　主治耳卒聋，以灌之[4]。毛，治射工，水毒。肉，平，利五脏。

雁肪[5]　无毒。久服长毛[6]发须眉。生江南[7]。取无时。

又，雁喉下白毛，疗小儿痫[8]。

〔《本经》原文〕

雁肪，味甘，平。主风挛拘急偏枯，气不通利。久服益气不饥，轻身耐老。一名鹜肪。生池泽。

---

〔1〕煮驴皮作之。出东阿：《纲目》、《食货典》作"东阿县，煮驴皮作之"。

〔2〕恶：武田本《新修》、《新修》、《医心方》作"恶"，其他各本作"畏"。

〔3〕白鹅膏条见《新修》、《千金翼》。

〔4〕耳卒聋以灌之：《纲目》、《禽虫典》作"灌耳，治卒聋"。

〔5〕雁肪条见《新修》、《御览》卷九八八。

〔6〕毛：武田本《新修》、《新修》、《医心方》原脱，据《千金翼》、《大观》、《政和》、《证类》补。

〔7〕生江南：武田本《新修》、《新修》作"生南海"，据《千金翼》、《证类》改。

〔8〕雁喉……小儿痫：此文出《新修》注引《别录》文。《证类》脱"别录"二字。《纲目》注此文出典为"苏恭"。

丹雄鸡〔1〕 微寒，无毒〔2〕。主不伤之疮〔3〕。

白雄鸡肉 味酸〔4〕，微温。主下气，治狂邪，安五脏，伤中，消渴。

乌雄鸡肉 微〔5〕温。主补中，止痛。

胆 微寒。主治目不明，肌疮。

心 主治五邪。

---

〔1〕 丹雄鸡条见《新修》、《御览》卷九一八。又，"丹雄鸡"，《御览》作"丹鸡"，其他各本作"丹雄鸡"。又，《御览》引《本草经》曰："丹鸡一名载丹"，其他各本无此文。

〔2〕 毒：此下，《纲目》、《禽虫典》注"补虚、温中、止血"。六字为《别录》文。《大观》、玄《大观》、《大全》、成化本《政和》、《政和》、《证类》对此六字作白字《本草经》文，《品汇》、森本、孙本，顾本、狩本、黄本皆取此六字为《本草经》文。按：此六字应为《本草经》文，非《别录》文。

〔3〕 不伤之疮：武田本《新修》、《新修》作"不伤之疮"，其他各本均作"久伤乏疮"。《纲目》作"能愈久伤乏疮不瘥者"。《禽虫典》作"能俞久伤之疮不瘥者"。又，《大观》、玄《大观》、《大全》在"疮"字下，以"通神、杀毒、辟不祥"。七字作墨字《别录》文。《政和》、成化本《政和》、《证类》对此七字作白字《本草经》文，《品汇》、《纲目》、《禽虫典》、森本、孙本、顾本皆取此七字为《本草经》文。按：此七字应为《本草经》文，非《别录》文。又，《政和》、《证类》在"疮"字下，有"东门上者尤良"六字，作墨字《别录》文，森本不取此六字为《本草经》文。但《大观》、玄《大观》、《大全》对此六字作白字《本草经》文，《纲目》、《禽虫典》、孙本、顾本、狩本、黄本皆取此六字为《本草经》文。按：此六字应为《本草经》文，非《别录》文。

〔4〕 味酸：武田本《新修》、《新修》原脱，据《千金翼》、《大观》、《政和》、《证类》补。

〔5〕 微：武田本《新修》、《新修》原脱，据《千金翼》、《大观》、《政和》、《证类》补。

血　主治踒折，骨痛及痿痹[1]。

鸡肠　平[2]，主治[3]小便数不禁[4]。

肝及左翅毛　主起阴。

冠血　主乳难。

肫胵裹黄皮　微寒[5]。主小便利，遗溺[6]，除热，止烦。

矢白　微寒[7]。破石淋及转筋，利小便，止遗溺[8]，灭

---

　　〔1〕痹：此下《纲目》、《禽虫典》有"中恶、腹痛、乳难"。六字，其他各本均无此六字。

　　又，《大观》、玄《大观》、《大全》在"痹"字下有"肪主耳聋"四字作墨字《别录》文，《品汇》、《纲目》、《禽虫典》亦注为《别录》文。《政和》、成化本《政和》、《证类》对此四字作白字《本草经》文，森本、孙本、顾本、狩本、黄本皆取此四字为《本草经》文。本书从《政和》等为正。

　　〔2〕平：武田本《新修》、《新修》有"平"字，其他各本无"平"字。

　　〔3〕治：此下《大观》、玄《大观》有"遗溺"二字，并作墨字《别录》文，《品汇》、《纲目》、《禽虫典》亦注为《别录》文。但《政和》、《证类》、成化本《政和》对此二字作白字《本草经》文，森本、孙本、顾本、狩本、黄本亦取此二字为《本草经》文。本书从《政和》等为正。

　　〔4〕禁：此下《纲目》、《禽虫典》有"烧存性，每服三指，酒下"九字，其他各本无此九字。

　　〔5〕《大观》、玄《大观》、《大全》对"微寒"二字作白字《本草经》文。《政和》、《证类》、成化本《政和》作墨字《别录》文，森本、孙本、顾本、狩本、黄本皆不取此二字为《本草经》文。按：此二字应为《别录》文。又，《纲目》、《禽虫典》、《品汇》在"寒"字下注"泄利"二字为《别录》文。《大观》、玄《大观》、《大全》、成化本《政和》、《政和》、《证类》对此二字作白字《本草经》文，森本、孙本、顾本、狩本、黄本皆取此二字为《本草经》文。按：此二字应为《本草经》文，非《别录》文。

　　〔6〕小便利，遗溺：《纲目》、《禽虫典》作"小便频遗"。

　　〔7〕寒：此下《纲目》和《禽虫典》注"消渴、伤寒、寒热"六字为《别录》文。《大观》、玄《大观》、《大全》、成化本《政和》、《政和》、《证类》对此六字作白字《本草经》文，《品汇》、森本、孙本、顾本、狩本、黄本、《疏证》取此六字为《本草经》文。按：此六字应为《本草经》文，非《别录》文。

　　〔8〕遗溺：《纲目》、《禽虫典》作"遗尿"，其他各本作"遗溺"。

瘢痕[1]。

黑[2]雌鸡　主[3]治风寒湿痹，五缓六急，安胎[4]。其血，无毒，平[5]。治中恶腹痛，及痿折骨痛，乳难[6]。

黄雌鸡　味酸甘[7]，平。主治伤中，消渴，小便数[8]不禁，肠澼泄利，补益五脏，续[9]绝伤，治虚劳[10]，益气力。

肋骨　主治小儿羸瘦，食不生肌。

----

〔1〕　痕：武田本《新修》、《新修》原脱，据《千金翼》、《大观》、《政和》、《证类》补。

〔2〕　黑：武田本《新修》、《新修》原作"里"，据《千金翼》、《大观》、《政和》、《证类》改。

〔3〕　主：此下《纲目》、《禽虫典》有"作羹食"三字，其他各本无此三字。

〔4〕　《大观》、玄《大观》、《大全》封"黑雌鸡，主风寒湿痹、五缓六急，安胎"十四字作白字《本草经》文，孙本、狩本、黄本、顾本皆取此十四字为《本草经》文。《政和》、成化本《政和》、《证类》对此十四字作墨字《别录》文，《纲目》、《禽虫典》、《品汇》亦注为《别录》文，森本亦不取此十四字为《本草经》文。本书从《政和》等为正，取此十四字为《别录》文。

〔5〕　其血无毒，平：武田本《新修》、《新修》作"其血无毒，平"，其他各本作"血无毒"三字。

〔6〕　难：此下《品汇》、《纲目》有"翻羽，主下血闭"六字，并注为《别录》文。《大观》、玄《大观》、《大全》、成化本《政和》、《政和》、《证类》对此六字作白字《本草经》文，森本、孙本、顾本、狩本、黄本皆取此六字为《本草经》文。按：此六字应为《本草经》文，非《别录》文。

〔7〕　甘：武田本《新修》、《新修》原脱，据《千金翼》、《大观》、《证和》、《证类》补。

〔8〕　数：此下《纲目》、《禽虫典》有"而"字，其他各本无"而"字。

〔9〕　续：《纲目》、《禽虫典》脱"续"字，其他各本有"续"字。

〔10〕　虚劳：武田本《新修》、《新修》作"虚劳"，《大观》、玄《大观》、《大全》、成化本《政和》、《政和》、《证类》、《千金翼》、《品汇》作"劳"，《纲目》、《禽虫典》作"五劳"。

卵白　〔1〕微寒。治目热赤痛，除心下伏热〔2〕，止烦满，咳逆，小儿下泄，妇人产难，胞衣不出〔3〕。醯渍之〔4〕一宿，治黄疸，破大烦热。

卵中白皮　主治久咳结气〔5〕，得麻黄、紫菀和服〔6〕之立已〔7〕。生朝鲜。

〔《本经》原文〕

丹雄鸡，味甘，微温。主女人崩中、漏下、赤白沃，补虚，温中，止血，通神，杀毒，辟不祥。头，主杀鬼，东门上者尤良。肪，主耳聋。肠，主遗溺。肶胵里黄皮，主泄利。屎白，主消渴，伤寒寒热。翮羽，主下血闭。鸡子，主除热火疮痫痉，可作虎魄神物。鸡白蠹，肥脂，生平泽。

鹜肪〔8〕　味甘，无毒。主治风虚，寒热〔9〕。白鸭屎，名鸭通〔10〕。主杀石药毒，解结缚蓄热〔11〕。肉，补虚，除〔12〕热，

---

〔1〕　卵白：此下《纲目》有"鸡子，除热火灼烂疮、痫痉，可作虎魄神物"。十六字，并注为《别录》文。《大观》、玄《大观》，《大全》成化本《政和》、《政和》、《证类》对此十六字作白字《本草经》文，《品汇》、森本、孙本、顾本、《疏证》、狩本、黄本皆取此十六字为《本草经》文。按：此十六字应为《本草经》文，非《别录》文。

〔2〕　伏热：武田本《新修》、《新修》原脱"伏"字，据《千金翼》、《证类》补。

〔3〕　出：此下《纲目》、《禽虫典》有"并生吞之"四字，其他各本无此四字。

〔4〕　醯渍之：《纲目》、《禽虫典》作"醋浸"二字，其他各本作"醯渍之"三字。

〔5〕　结气：《纲目》、《禽虫典》作"气结"，其他各本作"结气"。

〔6〕　和服：武田本《新修》、《新修》脱"和"字，据《千金翼》、《证类》补。

〔7〕　得麻黄、紫菀和服之立已：《纲目》、《禽虫典》作"同麻黄、紫菀服立效"。

〔8〕　鹜肪条见《新修》、《千金翼》。

〔9〕　风虚，寒热：《纲目》、《禽虫典》作"气虚寒热水肿"。

〔10〕　鸭通：《新修》作"鸭通"，其他各本均脱"鸭"字。

〔11〕　蓄热：武田本《新修》、《新修》作"蓄热"，其他各本均作"散蓄热"。

〔12〕　除：武田本《新修》、《新修》、《医心方》原脱，据《千金翼》、《大观》、《政和》、《证类》补。

和脏腑，利水道〔1〕。

又，鸭肪，主水肿。血，主解诸毒。肉，主小儿惊痫。头，主治水肿，通利小便〔2〕。

牡蛎〔3〕 微寒，无毒。主除留热在关节荣卫，虚热去来不定，烦满，止汗，心痛气结〔4〕，止渴，除老血，涩大小肠，止大小便，治泄精〔5〕、喉痹〔6〕、咳嗽、心胁下痞热〔7〕。一名牡蛤。生东海，采无时。贝母为之使，得甘草〔8〕、牛膝、远志、蛇床〔9〕良，恶麻黄、吴茱萸〔10〕、辛夷〔11〕。

〔《本经》原文〕

牡蛎，味咸，平。主伤寒寒热，温疟洒洒，惊恚怒气，除拘缓鼠瘘，女子带下赤白。久服，强骨节，杀邪气，延年。一名蛎蛤。生池泽。

魁蛤〔12〕 味甘，平，无毒。主治痿痹，泄痢，便脓血。一

---

〔1〕 除热，和脏腑，利水道；《纲目》、《禽虫典》作"除客热，利脏腑及水道"。

〔2〕 鸭肪……小便：此文出《新修》鹜肪条注引《别录》文。又《纲目》将此文并入鹜肪条中。

〔3〕 牡蛎条见《千金翼》、《大观》卷二十。

〔4〕 止汗、心痛、气结：《纲目》、《禽虫典》作"心痛、气结、止汗"。

〔5〕 泄精：《纲目》、《禽虫典》移在"除老血"之下。

〔6〕 喉痹：《疏证》作"痿痹"，其他各本作"喉痹"。

〔7〕 痞热：《禽虫典》脱"热"字。

〔8〕 甘草：《医心方》误作"其草"。

〔9〕 蛇床：《本草经集注》作"蛇舌"，《千金方》、《大观》、玄《大观》、《大全》、成化本《政和》、《政和》、《证类》、《疏证》作"蛇床"。

〔10〕 吴茱萸：《本草经集注》脱"吴"字。

〔11〕 贝母为之使，得甘草、牛膝、远志、蛇床良，恶麻黄、吴茱萸、辛夷：《纲目》注为徐之才文。此文《本草经集注》已有著录。

〔12〕 魁蛤条见《千金翼》、《大观》卷二十。

名魁陆〔1〕，一名活东。生东海，正圆两头空，表有文〔2〕，取无时。

石决明〔3〕　味咸〔4〕，平，无毒。主治目障翳痛，青盲〔5〕。久服益精〔6〕轻身。生南海。

秦龟〔7〕　味苦，无毒。除湿痹气，身重，四肢关节不可动摇。生山之阴土中。二月、八月取〔8〕。

鲍鱼〔9〕　味辛，臭，温，无毒。主坠堕、骸蹶，踠折，瘀血〔10〕，血痹在四肢不散者，女子崩中血不止。勿令中咸。

鮧鱼〔11〕　味甘，无毒。主治百病。

鳝鱼〔12〕　味甘，大温，无毒。主补中，益血，治沈唇。五月五日取头骨烧之〔13〕，止痢〔14〕。

〔1〕《尔雅》郭璞引本草注作"魁陆，魁状如海蛤，圆而厚，外有理纵横，即今之蚶也"。其他各本无此文。

〔2〕《尔雅疏》邢昺疏云："案本草虫鱼部，魁蛤，一名魁陆，生东海，正圆，两头空，表有文。"

〔3〕石决明条见《御览》卷九八八、《千金翼》。

〔4〕味咸：《御览》作"味酸"，其他各本作"味咸"。

〔5〕目障翳痛，青盲：《医心方》作"目白翳痛，清盲"。

〔6〕益精：《续疏》脱此二字。

〔7〕秦龟条见《千金翼》、《大观》卷二十。

〔8〕取：《纲目》作"采"。

〔9〕鲍鱼条见《初学记》卷三〇。《千金翼》。

〔10〕《初学记》引本草作"鲍鱼、味辛、无毒。主逐痿蹶、踠折、瘀血"。

〔11〕鮧鱼条见《千金翼》、《大观》卷二〇。又，《和名类聚钞》引本草作"鮎、鮧鱼。"

〔12〕鳝鱼条见《千金翼》。又，鳝鱼：《医心方》、《和名》作"鲺鱼"，其他各本作"鳝鱼"。

〔13〕烧之：《纲目》作"烧服"。

〔14〕此条《初学记》引《本草》作"鲺鱼，味甘，大温，无毒。云是芥根变作。又曰是人发所化，作臛食之甚补"。此文大意和陶弘景注文相似。

又，干鳝头，主消渴，食不消，去冷气，除痞瘕〔1〕。

地防〔2〕　令人不饥不渴。生黄陵，如濡〔3〕，居土中。

豆蔻〔4〕　味辛，温，无毒。主温中，心腹痛，呕吐，去口臭气〔5〕。生南海〔6〕。

葡萄〔7〕　无毒。逐水〔8〕利小便。生陇西五原敦煌。

〔《本经》原文〕

葡萄，味甘，平。主筋骨湿痹，益气倍力，强志，令人肥健，耐饥，忍风寒。久食轻身不老延年。可作酒，生山谷。

蓬蘽〔9〕　味咸〔10〕，无毒。主治暴中风，身热大惊。一名陵蘽，一名阴蘽。生荆山及宛朐。

---

〔1〕　干鳝头……除痞瘕：此文出《证类》鳝鱼条"唐本注引《别录》文"。"瘕"，《纲目》作"瘕"。

〔2〕　地防条见《新修》、《千金翼》。

〔3〕　如濡：《纲目》作"状如蠕"，其他各本作"如濡"。

〔4〕　豆蔻条见《新修》、《千金翼》。

〔5〕　气：此下，《纲目》有"下气，止霍乱，一切冷气，消酒毒"十二字。其他各本无此十二字。《草木典》将此十二字注为《开宝本草》文。据《大观》、玄《大观》、《大全》、成化本《政和》、《政和》、《证类》豆蔻条正文，在此十二字中，有"下气，止霍乱"五字出于《开宝本草》注，"一切冷气"四字，出于《药性论》注，"消酒毒"三字，出于《日华子》注。

〔6〕　生南海：《一切经音义》引本草作"豆蔻，生南国也"。

〔7〕　葡萄条见《新修》、武田本《新修》卷十七。

〔8〕　逐水：武田本《新修》、《新修》原作"遂水"，据《千金翼》、《大观》、《政和》、《证类》改。

〔9〕　蓬蘽条见《新修》、《千金翼》。又，《纲目》、《草木典》在蓬蘽条"释名"下，注"复盆"二字为《别录》文，《大观》、玄《大观》、《大全》、成化本《政和》、《政和》、《证类》对此二字作白字《本草经》文，《图考长编》、《续疏》、森本、孙本、顾本、狩本、黄本皆注此二字为《本草经》文。按：此二字应为《本草经》文，非《别录》文。

〔10〕　咸：玄《大观》、《大观》作白字《本草经》文，《续疏》亦注为《本草经》文，但《政和》、成化本《政和》、《大全》、《证类》对"咸"字作墨字《别录》文，《图考长编》亦注为《别录》文，森本、孙本、顾本、狩本、黄本皆不取"咸"字为《本草经》文，按：此"咸"字应为《别录》文。

〔《本经》原文〕

蓬蘽，味酸，平。主安五脏，益精气，长阴令坚，强志，倍力有子。久服轻身不老。一名覆盆。生平泽。

覆盆子〔1〕　味甘，平，无毒。主益气轻身，令发不白。五月采实〔2〕。

大枣〔3〕　无毒。补中益气〔4〕，强力，除烦闷〔5〕，治心下悬、肠澼〔6〕。久服不饥神仙〔7〕。一名干枣，一名美枣，一名良枣。八月采，暴干〔8〕。三岁陈核中仁，燔之，味苦，主治腹痛，邪气。生枣，味甘〔9〕、辛，多食〔10〕令人多寒〔11〕热，羸瘦者，不可食〔12〕。生〔13〕河东。杀乌头毒〔14〕。

---

〔1〕　覆盆子条见《新修》、《御览》卷九九八。

〔2〕　实：武田本《新修》、《新修》有“实”字，其他各本无“实”字。

〔3〕　大枣条见《新修》、《御览》卷九六五。

〔4〕　补中益气：《医心方》作“调中益气”，其他各本作“补中益气”，又，《纲目》、《草木典》在“气”字下，有“坚志”二字，其他各本无此二字。

〔5〕　闷：武田本《新修》、《新修》原脱，据《千金翼》、《大观》、《政和》、《证类》补。

〔6〕　肠澼：《纲目》、《草木典》作“除肠澼”，其他各本皆无“除”字。

〔7〕　神仙：《草木典》脱漏“神仙”二字。

〔8〕　八月采暴干：《事类赋》、《御览》作“九月采日干”，其他各本作“八月采暴干”。

〔9〕　甘：武田本《新修》、《新修》原脱，据《千金翼》、《大观》、《政和》、《证类》补。

〔10〕　多食：武田本《新修》、《新修》原脱，据《千金翼》、《大观》、《政和》、《证类》补。

〔11〕　寒：武田本《新修》、《新修》原脱，据《千金翼》、《大观》、《政和》、《证类》补。

〔12〕　食：武田本《新修》、《新修》原作“令”，据《千金翼》、《大观》、《政和》、《证类》改。

〔13〕　生：武田本《新修》、《新修》原脱，据《千金翼》、《大观》、《政和》、《证类》补。

〔14〕　杀乌头毒：《纲目》和《草木典》注为徐之才文。此文《本草经集注》已有著录。

又，**枣叶**，散服使人瘦，久[1]即呕吐；揩热痱疮至良[2]。

〔《本经》原文〕

大枣，味甘，平。主心腹邪气，安中养脾，助十二经，平胃气，通九窍，补少气少津液，身中不足，大惊，四肢重，和百药。久服轻身长年。叶覆麻黄，能令出汗。生平泽。

藕实茎[3]　寒，无毒。一名莲[4]。生汝南，八月采[5]。

又，**藕**，主热渴，散血[6]生肌。久服[7]令人心欢[8]。

〔《本经》原文〕

藕实茎，味甘，平。主补中养神，益气力，除百疾。久服轻身耐老，不饥延年。一名水芝丹。生池泽。

鸡头实[9]　无毒。一名芡[10]。生雷泽，八月采。

〔《本经》原文〕

鸡头实，味甘，平。主湿痹，腰脊膝痛，补中，除暴疾，益精气，强

---

〔1〕　久：武田本《新修》、《新修》原作"又"，据《大观》、《政和》、《证类》改。

〔2〕　枣叶……揩热痱疮至良：此文出《唐本草》注引《别录》文。"揩热痱疮至良"，《纲目》作"和葛粉，揩热痱疮良"。"至"，武田本《新修》、《新修》有"至"字，其他各本无"至"字。

〔3〕　藕实茎条见《新修》、《御览》卷九九九。

〔4〕　莲：《纲目》作"石莲子"三字，其他各本作"莲"，《通志略》云："按《本草》藕实茎，一名莲"。

〔5〕　本条，《御览》引《神农本草注》作"藕实茎，所在池泽皆有，生豫章汝南郡者良，苗高五六尺，叶团青大如扇，其花赤名莲荷，子黑状如羊矢"。其他各本无此文。

〔6〕　散血：《纲目》、《草木典》作"散留血"，其他各本无"留"字。

〔7〕　久服：武田本《新修》、《新修》原脱"久服"二字，据《大观》、《政和》、《证类》补。

〔8〕　藕主热渴……心欢：此文出《新修》藕实茎条注引《别录》文。

〔9〕　鸡头实条见《新修》、《御览》卷九七五。

又，"鸡头实"，《御览》作"鸡头"，《纲目》、《草木典》作"芡实"，其他各本作"鸡头实"。

〔10〕　《群芳谱》、《通志略》以"芡"为正名，以"鸡头"为别名。

志，令耳目聪明。久服轻身不饥，耐老神仙。一名雁啄实。生池泽。

芰实[1]　味甘，平，无毒。主安中，补五[2]脏，不饥，轻身。一名菱[3]。

栗[4]　味咸，温，无毒。主益气，厚肠胃，补肾气，令人耐饥[5]。生山阴，九月[6]采。

婴桃[7]　味甘。主调中，益脾气，令人好颜[8]色，美志[9]。

橘柚[10]　无毒。主下气，止呕咳，除膀胱留热，下[11]停水，五[12]淋，利小便，治脾[13]不能消谷，气冲[14]胸中，吐逆，霍乱，止泄[15]，去寸白[16]。久服轻身长年[17]。生南山，

---

〔1〕　芰实条见《新修》、《千金翼》。

〔2〕　五：武田本《新修》、《新修》、《医心方》原脱，据《千金翼》、《大观》、《政和》、《证类》补。

〔3〕　《群芳谱》以"菱"为正名，以"芰"为别名。

〔4〕　栗条见《新修》、《千金翼》。

〔5〕　耐饥：武田本《新修》、《新修》、《医心方》作"忍饥"，据《千金翼》、《证类》改。

〔6〕　九月：武田本《新修》、《新修》原作"九日"，据《千金翼》、《大观》、《政和》、《证类》改。

〔7〕　樱桃条见《新修》、《初学记》卷二十八。

〔8〕　颜：武田本《新修》、《新修》原脱，据《千金翼》《政和》《大观》《证类》补。

〔9〕　本条《初学记》引本草作"樱桃，味甘，主调中，益脾气，令人好颜色，美志气，一名牛桃，一名麦英"。此文与卷中"婴桃"条文部分相同。又，《和名类聚钞》引本草云："樱桃，一名朱樱"。

〔10〕　橘柚条见《新修》、《千金翼》。

〔11〕　下：武田本《新修》、《新修》有"下"字，其他各本无"下"字。

〔12〕　五：《纲目》作"起"。

〔13〕　脾：《大观》、玄《大观》作"痹"，其他各本作"脾"。

〔14〕　冲：武田本《新修》、《新修》、《医心方》作"充"，据《千金翼》、《证类》改。

〔15〕　除膀胱留热……止泄：此二十九字，《纲目》、《草木典》作"治气冲胸中，吐逆霍乱，疗脾不能消谷，止泄，除膀胱留热停水，起淋，利小便"。

〔16〕　白：此下《纲目》、《草木典》有"虫"字。

〔17〕　久服轻身长年：《纲目》、《草木典》脱此文。《千金翼》脱"轻身"二字。

生江南〔1〕。十月采〔2〕。

〔《本经》原文〕

橘柚，味辛，温。主胸中瘕热逆气，利水谷。久服去臭，下气通神。一名橘皮。生川谷。

白瓜子〔3〕　寒，无毒。主除烦〔4〕满不乐，久服寒中。可作面脂，令悦泽〔5〕。一名白瓜子〔6〕。生嵩高。冬瓜仁也，八月采之。

白冬瓜　味甘〔7〕，微寒。主除小腹水胀，利小便，止渴〔8〕。

又，甘瓜子，主腹内结聚，破溃脓血，最为肠胃脾内壅要

---

〔1〕　生南山，生江南：《千金翼》作"生于南山川谷，及生江南"。《纲目》、《草木典》作"生江南及山南"。

〔2〕　此条《橘录》引本草作"橘柚，味辛温，无毒。主去胸中瘕热，利水谷，止呕咳，久服通神，轻身长年"。

〔3〕　白瓜子条见《新修》、《御览》卷九七八。又，白瓜子：《图考长编》并入白冬瓜条中，并省略"白瓜子"名称。

〔4〕　烦：《新修》原脱、据《千金翼》、《大观》、《政和》、《证类》改。

〔5〕　令悦泽：《新修》作"令悦泽"，成化本《政和》、《政和》、《证类》作"令而悦泽"。玄《大观》、《大全》、《大观》、《续疏》作"令面泽"，《千金翼》、《品汇》、《图考长编》作"令面悦泽"，《医心方》作"令人悦泽"，《纲目》、《草木典》脱漏此三字。又，"泽"字下，《续疏》有"一名水芝"四字，并注为《别录》文，其他各本对此四字注《本草经》文。

〔6〕　白瓜子：《新修》、《证类》作"白瓜子"，《千金翼》、《大观》、玄《大观》、《大全》、成化本《政和》、《政和》、《图考长编》作"白瓜子"。

〔7〕　味甘：《新修》原脱，据《千金翼》、《大观》、《政和》、《证类》补。

〔8〕　白冬瓜味甘，微寒，主除小腹水胀，利小便，止渴：《图考长编》注为《本草经》文。《大观》、玄《大观》、《大全》、成化本《政和》、《政和》、《证类》、《品汇》、《纲目》、《草木典》、《续疏》注为《别录》文，森本、孙本、顾本、狩本、黄本皆不取此十八字为《本草经》文。按：此十八字应为《别录》文。

药〔1〕。

〔《本经》原文〕

白瓜子，味甘，平。主令人悦泽，好颜色，益气不饥。久服轻身耐老。一名水芝。生平泽。

冬葵子〔2〕　无毒。主治妇人乳难内闭〔3〕。生少室〔4〕。十二月采〔5〕。黄芩为之使。

葵根　味甘，寒，无毒。主恶疮，治淋，利小便，解蜀椒毒。叶〔6〕，为百菜主，其〔7〕心伤人。

〔《本经》原文〕

冬葵子，味甘，寒。主五脏六腑，寒热羸瘦，五癃，利小便。久服，坚骨长肌肉，轻身延年。

苋实〔8〕　大寒，无毒。主治白翳〔9〕，杀蛔虫。一名莫实，细苋亦同。生淮阳及田中，叶如蓝，十一月采。

〔《本经》原文〕

苋实，味甘，寒。主青盲，明目，除邪，利大小便，去寒热。久服，

---

〔1〕　甘瓜子……内壅要药：此文出《新修》白瓜子条注引《别录》文。又，《纲目》和《草木典》将此文列在"甜瓜"条下。按："甜瓜"是《嘉祐本草》新增的药，非《别录》药。

〔2〕　冬葵子条见《新修》、《千金翼》。

〔3〕　乳难内闭：《纲目》、《草木典》作"乳内闭肿痛"。"内闭"，《新修》作"由闭"，据《千金翼》、《大观》、《政和》、《证类》改。

〔4〕　生少室：《新修》作"生少室"，其他各本作"生少室山"。

〔5〕　采：《新修》作"采"，其他各本作"采之"。

〔6〕　叶：《纲目》、《草木典》作"苗，甘，寒，滑，无毒"。

〔7〕　其：《新修》原脱，据《千金翼》、《证类》补。

〔8〕　苋实条见《千金翼》、《大观》卷二十七。

〔9〕　白翳：《大观》作白字《本草经》文，《品汇》注为《本草经》文，玄《大观》、《大全》、成化本《政和》、《政和》、《证类》、《纲目》、《草木典》、《图考长编》注为《别录》文，森本、孙本、顾本、狩本、黄本皆不取此二字为《本草经》文。按：此二字应为《别录》文。

益气力，不饥轻身。一名马苋。

苦菜[1]　无毒。主治肠澼，渴热，中疾，恶疮[2]。久服耐饥寒，高[3]气不老。一名游冬[4]。生益州，生[5]山陵道旁，凌冬不死。三月三日采，阴干[6]。

〔《本经》原文〕

苦菜，味苦，寒。主五脏邪气，厌谷，胃痹。久服，安心益气，聪察，少卧，轻身耐老。一名荼草。一名选。生川谷。

荠[7]　味甘[8]，温，无毒。主利肝气，和中。其实[9]，主明目，目痛。

芜菁及芦菔[10]　味苦[11]，温，无毒。主利五脏，轻身益气，可长食之[12]。芜菁子，主治明目。

菘[13]　味甘，温，无毒。主通利肠胃，除胸中烦，解酒

---

〔1〕　苦菜条见《新修》、《千金翼》。
〔2〕　肠澼，渴热，中疾，恶疮，《纲目》断句为"肠澼渴热。中疾恶疮"。《千金翼》断句为"肠澼。渴热中疾恶疮"。《图考长编》断句为"肠澼渴，热中疾，恶疮"。
〔3〕　高：《新修》、《千金翼》、《大观》、玄《大观》、《大全》、成化本《政和》、《图经衍义》、《政和》、《证类》作"高"，《品汇》、《纲目》、《草木典》、《图考长编》作"豪"。
〔4〕　《尔雅疏》引本草作"一名荼草，一名选，一名游冬"。
〔5〕　生：《新修》有"生"字，其他各本无"生"字。
〔6〕　此条，陆羽《茶经》引本草作"苦荼，一名荼，一名选，一名游冬。生益州川谷山陵道旁，凌冬不死，三月三日采干"。
〔7〕　荠条见《新修》、《千金翼》。
〔8〕　《急就篇》王应麟注云："本草荠味甘。"
〔9〕　其实：《纲目》、《草木典》作"茎实"。
〔10〕　芜菁及芦菔条见《新修》、《千金翼》。
〔11〕　苦：《新修》原脱，据《千金翼》、《大观》、《政和》、《证类》、《医心方》补。
〔12〕　之：《新修》原脱，据《千金翼》、《大观》、《政和》、《证类》、《医心方》补。
〔13〕　菘条见《新修》、《千金翼》。

渴。

芥〔1〕　味辛，温，无毒。归鼻。主除肾邪气，利九窍，明耳目，安中。久服〔2〕温中。

又，子，主射工及疰气〔3〕发无恒〔4〕处，丸服之；或捣为末，醋和涂之，随手验也〔5〕。

苜蓿〔6〕　味苦，平〔7〕，无毒。主安中，利人，可久食。

荏子〔8〕　味辛，温，无毒。主治咳逆，下气，温中，补〔9〕体。叶，主调中，去臭气。九月采，阴干。

荏叶，人常生食，其子故不及苏也〔10〕。

胡麻〔11〕　无毒。坚筋骨，治金创〔12〕，止痛〔13〕，及伤寒温

---

〔1〕　芥条见《新修》、《千金翼》。

〔2〕　服：《新修》作"服"，其他各本作"食"。

〔3〕　气：《新修》、《大观》、《证类》作"气"，《政和》作"食"。

〔4〕　恒：《新修》作"恒"，《大观》、玄《大观》、《大全》、成化本《政和》、《图经衍义》、《政和》、《证类》作"常"。

〔5〕　验也：《新修》作"验也"，《大观》、《政和》、《证类》作"有验"。又，"子主射工……随手验也"：此文出《新修》芥条注引《别录》文。《纲目》注此文出典为"苏恭"。《纲目》又在"白芥"条有"子，发汗，主胸膈痰冷，上气，面目黄赤。又醋研，傅射工毒"。并注此文出典为《别录》。（见《纲目》）按：此文出《开宝本草》新增药物白芥条正文（见《证类》）。

〔6〕　苜蓿条见《新修》、《千金翼》。

〔7〕　苦平：《新修》原脱，据《千金翼》、《大观》、《政和》、《证类》补。

〔8〕　荏子条见《新修》、《千金翼》。

〔9〕　补：《新修》原脱，据《千金翼》、《大观》、《政和》、《证类》补。

〔10〕　荏叶，人常生食，其子故不及苏也：此文出《新修》荏子条注引《别录》文。

〔11〕　胡麻条见敦煌卷子本《新修本草》残卷、《新修》。

〔12〕　金创：敦煌卷子本《新修本草》残卷、武田本《新修》、《新修》作"金创"，其他各本作"金疮"。

〔13〕　止痛：武田本《新修》、《新修》原作"心痛"，据敦煌卷子本《新修本草》、《千金翼》、《大观》、《政和》、《证类》、玄《大观》、《大全》，成化本《政和》改。

疟，大吐后虚热羸困。久服明耳目，耐饥[1]，延年[2]。以作油，微寒。利大肠，胞衣不落。生者摩[3]疮肿[4]，生秃发。一名狗虱，一名方茎，一名鸿藏。生上党[5]。

〔《本经》原文〕

胡麻，味甘，平。主伤中虚羸，补五内，益气力，长肌肉，填髓脑。久服轻身不老。一名巨胜。叶名青蘘。生川泽。

麻蕡[6]　有毒[7]。破积，止痹[8]，散脓[9]。此麻花上勃勃者。七月七日采，良。

麻子　无毒。主治中风汗出，逐水[10]，利小便，破积血，

---

〔1〕耐饥：敦煌卷子本《新修本草》、《新修》、武田本《新修》、《医心方》作“耐饥”，其他各本作“耐饥渴”。

〔2〕坚筋骨……延年：《纲目》、《草木典》作“坚筋骨，明耳目，耐饥渴，延年，疗金疮，止痛，及伤寒温疟，大吐后虚热羸困”。

〔3〕摩：敦煌卷子本《新修本草》作“磨”，其他各本作“摩”。

〔4〕胞衣不落，生者摩疮肿：《纲目》、《草木典》作“产妇胞衣不落，生油摩肿”。

〔5〕生上党：《纲目》、《草木典》作“胡麻，一名巨胜，生上党川泽，秋采之”。

〔6〕麻蕡条见《新修》、《初学记》卷二七。

〔7〕毒：此下《纲目》、《草木典》有“利五脏，下血，寒气”七字，并注为《别录》文，《大观》、玄《大观》、《大全》、成化本《政和》、《政和》、《证类》对此七字作白字《本草经》文。《品汇》、《图考长编》、森本、孙本、顾本、狩本，黄本皆取此七字为《本草经》文。按：此七字应为《本草经》文，非《别录》文。

〔8〕止痹：武田本《新修》、《新修》原作“心痹除”，据《千金翼》、《大观》、《政和》、《证类》改。

〔9〕脓，此下《纲目》、《草木典》有“久服通神明轻身”七字，并注为《别录》文，《大观》、玄《大观》、《大全》、成化本《政和》、《政和》、《证类》对此七字作白字《本草经》文，《品汇》、《图考长编》、森本、孙本、顾本、狩本、黄本皆取此七字为《本草经》文。按：此七字应为《本草经》文，非《别录》文。

〔10〕汗出，逐水：武田本《新修》、《新修》原作“汁出，逐水”，据《千金翼》、《大观》、《政和》、《证类》改。“水”字下，《纲目》和《草木典》有“气”字，其他各本无“气”字。

复血脉，乳妇产后余疾，长发，可为沐药[1]。久服神仙[2]。九月采。入土[3]中者贼人[4]。生太山。畏牡蛎、白薇，恶茯苓[5]。

〔《本经》原文〕

麻蕡，味辛，平。主五劳七伤，利五脏，下血寒气，多食，令人见鬼狂走。久服，通神明轻身。一名麻勃。麻子，味甘，平。主补中益气，肥健不老。生川谷。

饴糖[6]　味甘，微温。主补虚乏[7]，止渴，去血。

---

〔1〕　长发，可为沐药：《纲目》、《草木典》作"沐发长润"。

〔2〕　久服神仙：《图考长编》脱此四字。又，《疏证》将此二字注为《本草经》文，其他各本注为《别录》文。

〔3〕　土：武田本《新修》、《新修》原作"出"，据《千金翼》、《大观》、《政和》、《证类》改。

〔4〕　贼人：《新修》作"贼人"，其他各本作"损人"。

〔5〕　畏牡蛎、白薇，恶茯苓：《纲目》、《草木典》注此文为徐之才文。按：此文《本草经集注》已有著录。

〔6〕　饴糖条见《新修》、《千金翼》。

〔7〕　味甘……主补虚乏：《疏证》注为《本草经》文，其他各本注为《别录》文。

中　品

卷　第　二

金屑[1]　味辛，平，有毒。主镇精神，坚骨髓，通利五脏，除邪毒气[2]，服之神仙。生益州，采无时。

银屑[3]　味辛，平，有毒。主安五脏，定心神，止惊悸，除邪气，久服轻身长年。生永昌，采无时。

雄黄[4]　味甘，大温，有毒。主治疥虫，蠶疮，目痛，鼻中息肉，及绝筋，破骨，百节中大风，积聚，癖气，中恶，腹痛，鬼疰，杀诸蛇虺毒，解藜芦毒，悦泽人面。饵服之，皆飞入人脑中[5]，胜鬼神，延年益寿，保中不饥。得铜可作金。生武都、敦煌山之阳，采无时[6]。

〔《本经》原文〕

雄黄，味苦，平、寒。主寒热，鼠瘘恶疮，疽痔死肌，杀精物、恶鬼、邪气、百蛊毒，胜五兵。炼食之，轻身神仙。一名黄食石。生山谷。

---

〔1〕　金屑条见《新修》、《千金翼》。
〔2〕　除邪毒气：《纲目》、《食货典》作"邪气"，其他各本均作"除邪毒气"。
〔3〕　银屑条见《新修》、《千金翼》。
〔4〕　雄黄条见《新修》、《千金翼》。
〔5〕　饵服之，皆飞入人脑中：《纲目》作"饵服之者，皆飞入脑中"。
〔6〕　时：武田本《新修》、《新修》原作"特"、据《千金翼》、《大观》、《政和》、《证类》改。

雌黄〔1〕　味甘，大寒，有毒。蚀鼻中〔2〕息肉，下部䘌疮，身面〔3〕白驳，散皮肤死肌，及恍惚邪气，杀蜂蛇毒。久服令〔4〕人脑满。生武都，与雄黄同山生。其阴山有金，金精熏则生雌黄，采无时〔5〕。

〔《本经》原文〕

雌黄，味辛，平。主恶疮头秃痂疥，杀毒虫虱身痒邪气诸毒。炼之，久服轻身，增年不老。生山谷。

石钟乳〔6〕　无毒。主益气，补虚损，疗脚弱疼冷，下焦伤竭〔7〕强阴。久服延年益寿，好颜色，不老，令人有子。不练服之，令人淋。一名公乳〔8〕，一名芦石，一名夏石。生少室及太山，采无时。蛇床为之使，恶牡丹、玄石、牡蒙，畏紫石英、蘘草〔9〕。

〔《本经》原文〕

石钟乳，味甘，温。主咳逆上气，明目，益精，安五脏，通百节，利九窍，下乳汁。生山谷。

---

〔1〕　雌黄条见《新修》、《御览》卷九八八。又，雌黄：《御览》作“雌黄石金”，其他各本作“雌黄”，无“石金”二字。

〔2〕　中：《纲目》作“内”，其他各本作“中”。

〔3〕　面：《千金翼》作“而”，其他各本作“面”。

〔4〕　令：《新修》原作“金”，据武田本《新修》、《千金翼》、《大观》、《政和》、《证类》改。

〔5〕　《乘雅》在“雌黄”条中衍“充四肢，通谿骨”六字。

〔6〕　石钟乳条见《新修》、《御览》卷九八七。

〔7〕　伤竭：《千金翼》作“肠竭”，其他各本作“伤竭”。

〔8〕　一名公乳：《御览》、《纲目》作“一名留公乳”。其他各本作“一名公乳”。

〔9〕　蛇床为之使，恶牡丹、玄石、牡蒙，畏紫石英、蘘草：《纲目》注为徐之才文，此文《本草经集注》已有著录。

殷孽[1] 无毒。主治脚冷疼弱[2]。钟乳根也。生赵国，又梁山及南海，采无时。恶术、防己[3]。

〔《本经》原文〕

殷孽，味辛，温。主烂伤瘀血，泄利寒热，鼠瘘，癥瘕结气。一名姜石。生山谷。

孔公孽[4] 无毒。主治男子阴疮，女子阴蚀，及伤[5]食病，恒[6]欲眠睡。一名通石，殷孽根也，青黄色。生梁山。木兰为之使，恶细辛[7]。

石脑[8] 味甘温，无毒。主治风寒、虚损，腰脚疼痹，安五脏，益气[9]。一名石饴饼。生名山土石[10]中，采无时。

石硫黄[11] 大热，有毒。主治心腹积聚，邪气冷癖在胁，

---

〔1〕 殷孽条见《新修》、《千金翼》。

〔2〕 脚冷疼弱：《纲目》注为《本草经》文。《大观》、《政和》、《证类》、《品汇》注此四字为《别录》文，森本、孙本、顾本皆不录此四字为《本草经》文。按：此四字应为《别录》文。又，"弱"字后，《纲目》有"熏筋骨弱并痔瘘及下乳汁"。十一字注为《别录》文。《大观》、《政和》、《证类》注此十一字为《日华子》文。

〔3〕 恶术、防己：《本草经集注》作"恶术、防己"。《大观》、《政和》、《证类》作"恶防己畏术"。又《纲目》注此四字为徐之才文，按：此四字《本草经集注》已有著录。

〔4〕 孔公孽条见《新修》、《御览》卷九八七。

〔5〕 伤：武田本《新修》、《新修》原脱，据《千金翼》、《大观》、《政和》、《证类》补。

〔6〕 恒：《新修》作"恒"，其他各本均作"常"。

〔7〕 木兰为之使，恶细辛：《纲目》注为徐之才文。按：此文《本草经集注》已有著录。

〔8〕 石脑条见《新修》、《千金翼》。

〔9〕 益气：武田本《新修》、《新修》原脱，据《千金翼》、《大观》、《政和》、《证类》补。

〔10〕《纲目》脱"石"字，其他各本有"石"字。

〔11〕 石硫黄条见《新修》、《御览》卷九八七。

咳逆上气，脚冷疼弱无力，及鼻衄，恶疮，下部䘌疮，止血[1]，杀疥虫。生东海牧羊[2]中，及大山[3]及[4]河西山，矾石液也[5]。

〔《本经》原文〕

石硫黄，味酸，温。主妇人阴蚀，疽痔恶血，坚筋骨，除头秃。能化金银钢铁奇物。生山谷。

慈石[6]　味咸，无毒。主养肾脏，强骨气，益精，除烦，通关节，消臃肿，鼠瘘，颈核，喉[7]痛，小儿惊痫，练水饮之。亦[8]令人[9]有子。一名处石。生太[10]山及慈山山阴，有铁者[11]则生其阳，采无时。柴胡为之使，恶牡丹、莽草，畏[12]黄石脂，杀铁毒[13]。

---

〔1〕　止血：武田本《新修》、《新修》作"心血"，《千金翼》作"上血"，其他各本均作"止血"。

〔2〕　牧羊：武田本《新修》、《新修》作"牧阳"，据《千金翼》、《证类》改。

〔3〕　大山：武田本《新修》、《新修》作"大山"，其他各本作"太山"。

〔4〕　及：武田本《新修》、《新修》有"及"字，其他各本无"及"字。

〔5〕　河西山，矾石液也：武田本《新修》、《新修》原作"河西焚石也液"。据《千金翼》、《大观》、《政和》、《证类》改。

〔6〕　慈石条见《新修》、《御览》卷九八八。又，"慈石"，《和名》、《新修》、《医心方》作"慈石"，其他各本作"磁石"。

〔7〕　喉：武田本《新修》、《新修》原作"唯"，据《千金翼》、《大观》、《政和》、《证类》改。

〔8〕　亦：《续疏》脱漏"亦"字。

〔9〕　人：武田本《新修》、《新修》原脱，据《千金翼》、《大观》、《政和》、《证类》补。

〔10〕　太：武田本《新修》、《新修》原作"大"，据《千金翼》、《大观》、《政和》、《证类》改。

〔11〕　者：武田本《新修》、《新修》作"者"，其他各本作"处"。

〔12〕　畏：《政和》误作"是"。其他各本作"畏"。

〔13〕　柴胡为之使，恶牡丹、莽草，畏黄石脂，杀铁毒：《纲目》注此文为徐之才文，此文《本草经集注》已有著录。又，"毒"字下，《纲目》衍"消金"二字。《千金方》脱漏"杀铁毒"三字。

〔《本经》原文〕

慈石，味辛，寒。主周痹风湿，肢节中痛，不可持物，洗洗酸痟，除大热烦满及耳聋。一名玄石。生山谷。

凝水石[1]　味甘，大寒，无毒。主除时气热盛，五脏伏热，胃中热，烦满[2]，止渴[3]，水肿，少腹痹[4]。一名寒水石，一名凌水石。色如云母，可折[5]者良[6]，盐之精也。生常山山谷，又中水县[7]及邯郸。解巴豆毒，畏地榆[8]。

〔《本经》原文〕

凝水石，味辛，寒。主身热，腹中积聚邪气，皮中如火烧，烦满，水饮之。久服不饥。一名白水石，生山谷。

石膏[9]　味甘，大寒，无毒主除时气，头痛，身热，三焦大热，皮肤热[10]肠胃中鬲热[11]，解肌，发汗，止消渴，烦逆，腹胀，暴气喘息，咽热，亦可作浴汤[12]。一名细石[13]，细理

---

〔1〕凝水石条见《新修》、《御览》卷九。

〔2〕烦满：《纲目》脱此二字。其他各本有此二字。

〔3〕止渴：《新修》原作"口渴"，据武田本《新修》、《千金翼》、《证类》改。

〔4〕少腹痹：《疏证》作"小便痹"。

〔5〕折：《新修》、《纲目》作"折"。《千金翼》、《大观》、《政和》、《证类》、《疏证》、《经疏》、玄《大观》、《大全》、《图经衍义》作"析"。

〔6〕良：《纲目》无"良"字，其他各本有"良"字。

〔7〕县：武田本《新修》、《新修》原作"县"，据《千金翼》、《大观》、《政和》、《证类》改。

〔8〕解巴豆毒，畏地榆：《纲目》注为徐之才文，此文《本草经集注》已有著录。

〔9〕石膏条见《新修》、《御览》卷九。

〔10〕皮肤热：武田本《新修》、《新修》原脱，据《千金翼》、《大观》、《政和》、《证类》补。

〔11〕鬲热：武田本《新修》、《新修》作"鬲热"，《千金翼》、《大观》、《政和》、《证类》、《疏证》、《经疏》作"嗝气"，《品汇》、《纲目》作"结气"。

〔12〕浴汤：武田本《新修》、《新修》原作"洛汤"，据《千金翼》、《大观》、《政和》、《证类》改。

〔13〕细石：《纲目》作"细理石"，其他各本作"细石"。

白泽者良，黄者令人淋。生齐山及齐卢山、鲁蒙山，采无时。鸡子为之使，恶莽草，毒公[1]。

〔《本经》原文〕

石膏，味辛，微寒。主中风寒热，心下逆气惊喘，口干舌焦，不能息，腹中坚痛，除邪鬼，产乳，金创。生山谷。

阳起石[2]　无毒。主治男子茎头寒，阴下湿痒，去臭汗[3]，消水肿。久服不饥，令[4]人有子。一名石生[5]，一名羊起石，云母[6]根也。生齐山[7]及琅邪，或云山、阳起山，采无时。桑螵蛸为之使，恶泽泻、菌桂、雷丸[8]、蛇蜕皮，畏菟丝[9]。

〔《本经》原文〕

阳起石，味咸，微温。主崩中漏下，破子脏中血，癥瘕结气，寒热腹痛无子，阴痿不起，补不足。一名白石。生山谷。

---

〔1〕　毒公：《本草经集注》、《医心方》、《千金方》、《新修》作"毒公"，《大观》、《政和》、《证类》、《纲目》、《疏证》作"马目毒公"。又，鸡子为之使，恶莽草，毒公：《纲目》注此文为徐之才文，此文《本草经集注》已有著录。

〔2〕　阳起石条见《新修》、《御览》卷九。

〔3〕　汗：武田本《新修》、《新修》原作"汁"，据《千金翼》、《大观》、《政和》、《证类》改。

〔4〕　令：《新修》原作"金"，据武田本《新修》、《千金翼》、《大观》、《政和》、《证类》改。

〔5〕　一名石生：武田本《新修》、《新修》脱"石"字，据《和名》、《千金翼》、《大观》、《政和》、《证类》补。

〔6〕　云母：武田本《新修》、《新修》原作"云舟"，据《千金翼》、《大观》、《政和》、《证类》改。

〔7〕　生齐山：《御览》作"生齐地"，其他各本作"生齐山"。

〔8〕　菌桂、雷丸：武田本《新修》、《新修》作"兰桂、雪丸"，据《本草经集注》、《千金方》、《医心方》、《大观》、《政和》、《证类》改。

〔9〕　桑螵蛸为之使，恶泽泻、菌桂、雷丸、蛇蜕皮，畏菟丝：《纲目》注此为徐之才文，此文《本草经集注》已有著录。

玄石〔1〕　味咸，温，无毒。主治大人小儿惊痫，女子绝孕，少腹寒痛〔2〕，少精、身重。服之令人有子。一名玄水石，一名处石。生太山之阳〔3〕，山阴有铜。铜者雌，玄者雄〔4〕。恶松脂、柏实、菌桂〔5〕。

理石〔6〕　味甘，大寒，无毒。主除营卫中去〔7〕来大热、结热，解烦毒，止消渴、及中风痿痹。一名肌石。如石膏顺理而细。生汉中及〔8〕卢山。采无时。滑石〔9〕为之使，畏〔10〕麻黄〔11〕。

---

〔1〕　玄石条见《新修》、《千金翼》。

〔2〕　少腹寒痛：武田本《新修》、《新修》作"少腹寒痛"，《千金翼》、《大观》、《政和》、《证类》、《品汇》、《纲目》作"小腹冷痛"。

〔3〕　生太山之阳：武田本《新修》、《新修》原作"生山阳"，据《千金翼》、《大观》、《政和》、《证类》改。

〔4〕　山阴有铜，铜者雌、玄者雄：武田本《新修》、《新修》作双行小字注文。《千金翼》、《大观》、《政和》、《证类》、玄《大观》、《大全》、《图经衍义》皆作大字正文。又，"玄者雄"，武田本《新修》、《新修》作"玄石者雄"，《千金翼》、《大观》、玄《大观》、《大全》、《政和》作"玄者雄"，《证类》、《图经衍义》作"黑者雄"，《纲目》作"铁者雄"，本书从《大观》等为正。

〔5〕　恶松脂、柏实、菌桂：《纲目》注此文为徐之才文，此文《本草经集注》已有著录。

〔6〕　理石条见《新修》、《千金翼》。

〔7〕　去：《新修》武田本《新修》原脱"去"字，据《千金翼》、《大观》、《政和》、《证类》补。

〔8〕　及：《新修》原脱"及"字，据《千金翼》、《大观》、《政和》、《证类》补。

〔9〕　滑石：《新修》武田本《新修》原作"消石"，陶弘景《本草经集注》、《备急千金要方》、《医心方》、《大观》、《政和》、《证类》作"滑石"。

〔10〕　畏：《新修》、武田本《新修》、陶弘景《本草经集注》、《备急千金要方》、《医心方》作"畏"，《大观》、《政和》、《证类》、玄《大观》、《大全》、《品汇》、《纲目》作"恶"。

〔11〕　滑石为之使，畏麻黄：《纲目》注此文为徐之才文，此文《本草经集注》已有著录。

〔《本经》原文〕

理石，味辛，寒。主身热，利胃，解烦，益精明目，破积聚，去三虫。一名立制石。生山谷。

长石〔1〕　味苦，无毒。主治胃中结气〔2〕，止消渴，下气，除胁肋肺间邪气。一名土石，一名直石，理如马齿，方而润泽玉色〔3〕。生长子及太山及〔4〕临淄〔5〕，采无时。

〔《本经》原文〕

长石，味辛，寒。主身热，四肢寒厥，利小便，通血脉，明目去翳眇，下三虫，杀蛊毒。久服不饥。一名方石。生山谷。

绿青〔6〕　味酸，寒，无毒。主益气，治衄鼻，止泄痢〔7〕。生山之阴穴中，色青白。

铁落〔8〕　味甘，无毒。除胸膈中热气〔9〕，食不下，止

---

〔1〕　长石条见《新修》、《御览》卷九。

〔2〕　胃中结气：《纲目》注为《本草经文》。《大观》、《政和》、《证类》、《品汇》注此四字为《别录》文，森本、孙本、顾本皆不录此四字为《本草经》文，按：此四字应为《别录》文。

〔3〕　玉色：《新修》原作"王色"，据武田本《新修》、《千金翼》、《大观》、《政和》、《证类》改。

〔4〕　及：武田本《新修》、《新修》有"及"字，其他各本无"及"字。

〔5〕　淄：武田本《新修》、《新修》原作"菑"，据《千金翼》、《大观》、《政和》、《证类》改。

〔6〕　绿青条见《新修》、《千金翼》。又，绿青，《纲目》注此二字为《本草经》文。《大观》、《政和》、《证类》、《品汇》作墨字《别录》文。森本、孙本、顾本皆不取"绿青"为《本草经》文，此二字应为《别录》文。

〔7〕　治衄鼻，止泄痢：《纲目》颠倒为"止泄痢，疗衄鼻"。

〔8〕　铁落条见《新修》、《千金翼》。

〔9〕　热气：武田本《新修》、《新修》作"气余"，据《千金翼》、《证类》改。

烦〔1〕，去黑子。一名铁液，可以染皂。生牧羊平泽及枋〔2〕城，或析城〔3〕，采无时。

生铁 微寒，主治下部及脱肛。

钢铁 味甘，平〔4〕，无毒。主治金创〔5〕，烦满热中，胸隔气塞〔6〕，食不化。一名跳铁。

铁精 微温。主治惊悸，定心气，小儿风痫，阴癀〔7〕，脱肛。

〔《本经》原文〕

铁精，平。主明目，化铜。铁落，味辛，平。主风热，恶疮，疡疽创痂，疥气在皮肤中。铁，主坚肌耐痛。生平泽。

铅丹〔8〕 止小便利〔9〕，除毒热脐挛，金疮溢血〔10〕。生蜀郡〔11〕。一名铅华，生于铅。

---

〔1〕 止烦：武田本《新修》、《新修》原作"心烦"，据《千金翼》、《大观》、《政和》、《证类》改。

〔2〕 枋：武田本《新修》、《新修》作"枋"，其他各本作"祊"。

〔3〕 或析城：武田本《新修》、《新修》原脱，据《千金翼》、《大观》、《政和》、《证类》补。

〔4〕 平：武田本《新修》、《新修》有"平"字，其他各本无"平"字。

〔5〕 金创：《新修》作"金创"，其他各本作"金疮"。

〔6〕 胸膈气塞：武田本《新修》、《新修》原作"胸膈中气寒"，据《千金翼》、《大观》、《政和》、《证类》改。

〔7〕 阴癀：武田本《新修》、《新修》原作"除颓"，据《千金翼》、《大观》、《政和》、《证类》改。

〔8〕 铅丹条见《新修》、《御览》卷九。

〔9〕 小便利：《新修》原作"小使利"，据武田本《新修》、《千金翼》、《大观》、《政和》、《证类》改。又，利，《纲目》、《食货典》脱漏。

〔10〕 溢血：《品汇》、《纲目》作"血溢"，其他各本作"溢血"。

〔11〕 生蜀郡：《御览》作"生蜀都"，《纲目》作"出蜀郡"，其他各本作"生蜀郡"。又《御览》、《千金翼》、《大观》、《政和》、《证类》将"生蜀郡"三字，列在"铅丹"条末，《新修》将此三字排在条文中间。

〔《本经》原文〕

铅丹，味辛，微寒。主吐逆胃反，惊痫癫疾，除热下气。炼化还成九光。久服通神明。生平泽。

玉英[1]　味甘。主治风，疗[2]皮肤痒。一名石镜[3]，明白可作[4]镜。生山窍[5]。十二月采。

厉石华　[6]味甘，无毒。主益气，养神，止渴，除热[7]，强阴。生江南，如石华[8]，采无时。

石肺[9]　味辛，无毒。主疗咳寒久痿，益气，明目。生[10]水中，状如肺[11]，黑泽有赤文，出水即干[12]。

石肝[13]　味酸，无毒。主治身痒，令人色美。生常山，色如肝。

---

〔1〕　玉英条见《新修》、《千金翼》。

〔2〕　疗：《新修》作"格"，据《千金翼》改。"疗"，《证类》、《大观》、《政和》、《大全》、成化本《政和》作"瘙"。

〔3〕　一名石镜：《新修》脱"石"字，据《千金翼》、《大观》、《政和》、《证类》补。

〔4〕　作：《新修》原脱，据《千金翼》、《大观》、《政和》、《证类》补。

〔5〕　一名石镜，明白可作镜。生山窍：《纲目》、《食货典》改为"生山窍中，明白可作镜，一名石镜"。

〔6〕　厉石华条见《新修》、《千金翼》。

〔7〕　除热：《新修》原作"阴热"，据《千金翼》、《大观》、《政和》、《证类》、玄《大观》、成化本《政和》改。

〔8〕　石华：《新修》作"石华"，其他各本作"石花"。

〔9〕　石肺条见《新修》、《御览》卷九八七。

〔10〕　生：《新修》作"主"，据《千金翼》、《御览》、《大观》、《政和》、《证类》改。

〔11〕　状如肺：《御览》作"如复肝"，《纲目》作"壮如复肝"，其他各本无"覆"字。

〔12〕　此条《御览》引《本草经》作"石肺，一名石肝，黑泽有赤文，如覆肝，置水中即干濡。主益气明目，生水中"。

〔13〕　石肝条见《新修》、《千金翼》。

石脾[1]　味甘，无毒。主治胃寒热，益气，痒瘀[2]。令人有子。一名胃石，一名膏石[3]，一名消石。生隐蕃[4]山谷石间，黑如大豆，有赤文，色微黄，而轻薄如棋子，采无时。

石肾[5]　味咸，无毒[6]。主治泄利。色如白珠。

遂石[7]　味甘，无毒。主治消渴，伤中，益气。生太山阴，采无时。

白肌石[8]　味辛，无毒。主强筋骨，止渴[9]，不饥，阴热不足。一名肌石，一名洞石。生广焦国[10]卷山，青色润泽[11]。

龙石膏[12]　无毒。主治消渴，益寿。生杜陵，如铁脂中黄。

石耆[13]　味甘，无毒。注治咳逆气。生石间，色赤如铁脂，四月采。

终石[14]　味辛，无毒。主治阴痿痹，小便难，益精气。生

---

〔1〕　石脾条见《新修》、《御览》卷九八七。

〔2〕　痒瘀：《新修》有"痒瘀"二字，其他各本无此二字。

〔3〕　一名胃石，一名膏石：《御览》引《本草经》作"一名胃石，一名肾石"。其他各本作"一名胃石，一名膏石"。

〔4〕　蕃：《新修》原作"番"，据《千金翼》、《大观》、《政和》、《证类》改。

〔5〕　石肾条见《新修》、《千金翼》。

〔6〕　味咸无毒：《纲目》作"味酸"二字，其他各本均作"味咸无毒"四字。

〔7〕　遂石条见《新修》、《千金翼》。又，遂石，《千金翼》误作"逐石"，其他各本作"遂石"。

〔8〕　白肌石条见《新修》、《千金翼》。

〔9〕　渴：《新修》原作"消"，据《千金翼》、《大观》、《政和》、《证类》改。

〔10〕　焦国：《纲目》无此二字，其他各本皆有此二字。

〔11〕　青色润泽：《新修》作"青色润泽"，其他各本作"青石间"。

〔12〕　龙石膏条件《新修》、《千金翼》。又，《政和》将"龙石膏"条附入"白肌石"条中。

〔13〕　石耆条见《新修》、《千金翼》。

〔14〕　终石条见《新修》、《千金翼》。

陵阴，采无时。

当归〔1〕 味辛，无毒。主温中，止痛，除客血内塞，中风痓，汗不出，湿痹，中恶，客气虚冷，补五脏，生肌肉。生陇西。二月、八月采根，阴干。恶菌茹〔2〕，畏菖蒲、海藻、牡蒙〔3〕。

〔《本经》原文〕

当归，味甘，温。主咳逆上气，温疟寒热，洗洗在皮肤中，妇人漏下绝子，诸恶创疡金创，煮饮之。一名干归。生川谷。

防风〔4〕 味辛，无毒〔5〕。主治胁痛、胁〔6〕风头面去来，四肢挛急，字乳金疮内痉。叶，主治中风热汗出〔7〕。一名茴草〔8〕，一名百枝，一名屏风，一名茴根，一名百蜚。生沙苑及邯郸、琅邪、上蔡。二月、十月采根，暴干。得泽泻、藁本治风，得当归、芍药、阳起石、禹余粮治妇人子藏风，恶〔9〕干姜、藜芦、白蔹、

---

〔1〕 当归条见《御览》卷九八九、《千金翼》。

〔2〕 菌茹：玄《大观》作"茴茹"，其他各本作"菌茹"。

〔3〕 恶菌茹，畏菖蒲、海藻、牡蒙：《纲目》注为徐之才文，此文《本草经集注》已有著录。

〔4〕 防风条见《御览》卷九二二、《千金翼》。

〔5〕 无毒：此下《纲目》、《草木典》注"烦满"二字为《别录》文。《大观》、玄《大观》、《大全》、成化本《政和》、《政和》、《证类》对此二字作白字《本草经》文，《品汇》、森本、孙本、顾本、狩本、黄本、《图考长编》、《疏证》皆以"烦满"二字为《本草经》文。按：此二字应为《本草经》文，非《别录》文。又，《孙本》录"无毒"二字为《本草经》文，其他各本注此二字为《别录》文。

〔6〕 胁：《纲目》、《草木典》无"胁"字，其他各本均有"胁"字。

〔7〕 出：此下，《疏证》有"一名铜芸"四字作《别录》文，其他各本对此四字皆作《本草经》文。

〔8〕 一名茴草：《政和》作"一名因草"，其他各本作"一名茴草"。

〔9〕 恶：《医心方》作"不欲"二字，其他各本均作"恶"。

芫花，杀附子毒〔1〕。又，叉头者令人发狂，叉尾者发痼疾〔2〕。

〔《本经》原文〕

防风，味甘，温，无毒。主大风，头眩痛，恶风，风邪，目盲无所见，风行周身，骨节疼痹烦满。久服轻身。一名铜芸。生川泽。

秦艽〔3〕　味辛，微温，无毒。治风无问久新，通身挛急。生飞乌。二月、八月采根，暴干。菖蒲为之使〔4〕。

〔《本经》原文〕

秦艽，味苦，平。主寒热邪气，寒湿风痹，肢节痛，下水，利小便。生山谷，

黄芪〔5〕　无毒。主治妇人子脏风邪气，逐五脏间恶血，补丈夫虚损，五劳羸瘦，止渴，腹痛泄利，益气，利阴气。生〔6〕白水者冷，补。其茎、叶，治渴及筋挛，痈肿，疽疮。一名戴椹，一名独椹，一名芰草〔7〕，一名蜀脂，一名百本。生蜀郡、白水、汉中。二月、十月采，阴干。恶龟甲〔8〕。

〔《本经》原文〕

黄芪，味甘，微温。主痈疽久败疮，排脓止痛，大风癞疾，五痔鼠瘘，补虚，小儿百病。一名戴糁。生山谷。

---

〔1〕　恶干姜、藜芦、白蔹、芫花，杀附子毒：《纲目》、《草木典》注此文为徐之才文，此文《本草经集注》已有著录。

〔2〕　叉头者……发痼疾：此文出《证类》防风条《唐本注》引《别录》文。又"发"字下，《纲目》有"人"字。

〔3〕　秦艽条见《千金翼》、《大观》卷八。
又，"艽"，《千金翼》作"胶"，其他各本作"艽"。

〔4〕　菖蒲为之使：《纲目》、《草木典》注为徐之才文。此文《本草经集注》已著录。

〔5〕　黄芪条见《御览》卷九九一。《千金翼》。

〔6〕　生：《纲目》、《草木典》无"生"字，其他各本都有"生"字。

〔7〕　芰草：《和名》作"艾草"，其他各本作"芰草"。

〔8〕　恶龟甲：《纲目》、《草本典》注为徐之才文，此文《本草经集注》已有著录。

吴茱萸[1] 大热，有小毒。主去痰冷，腹内绞痛，诸冷、实[2]不消，中恶，心腹痛，逆气，利五脏[3]。根白皮，杀蛲虫，治喉痹咳逆，止泄注[4]，食不消，女子经产余血，疗白癣。生上谷及宛朐。九月九日采，阴干[5]。蓼实[6]为之使，恶丹参、消石、白垩，畏紫石英[7]。

〔《本经》原文〕

吴茱萸，味辛，温。主温中下气，止痛，咳逆，寒热，除湿血痹，逐风邪，开腠理。根，杀三虫。一名藙。生山谷。

黄芩[8] 大寒，无毒。主治痰热，胃中热，小腹绞痛，消谷，利小肠，女子血闭、淋露、下血，小儿腹痛。一名空肠，一名内虚，一名黄文[9]，一名经芩，一名妒妇。其子，主肠澼脓血。生秭归[10]及宛朐。三月三日采根，阴干。得厚朴、黄连止

〔1〕 吴茱萸条见《新修》、《御览》卷九九一。
又，《御览》作"茱萸"，脱"吴"字，其他各本作"吴茱萸"。
〔2〕 实：《品汇》、《图考长编》作"食"。《纲目》作"饮食"，《新修》、《千金翼》、《大观》、《政和》、《证类》、《疏经》作"实"。
〔3〕 去痰冷、腹内绞痛、诸冷、实不消、中恶、心腹痛、逆气，利五脏：《纲目》、《草木典》作"利五脏，去痰冷逆气、饮食不消、心腹诸冷、绞痛、中恶、心腹痛"。
〔4〕 注：《大观》玄《大观》作"泄"，其他各本均作"注"。
〔5〕 干：此下，《纲目》、《草木典》有"陈久者良"四字，其他各本无此四字。
〔6〕 蓼实：《疏证》作"参实"，其他各本作"蓼实"。
〔7〕 蓼实为之使，恶丹参、消石、白垩，畏紫石英：《纲目》和《草木典》注为徐之才文，此文《本草经集注》已有著录。
〔8〕 黄芩条见《御览》卷九九二、《千金翼》。
〔9〕 一名黄文：《和名》作"一名黄久"，其他各本作"一名黄文"。
〔10〕 秭归：《千金翼》作"秭归"，其他各本作"秭归"。又《广雅疏证》王念孙注"秭归"二字为《本草经》文。

腹痛。得五味子、牡蒙、牡蛎令人有子。得黄芪、白薇、赤小豆治鼠瘘[1]。山茱萸、龙骨为[2]之使，恶葱实，畏丹参[3]、牡丹、藜芦。

〔《本经》原文〕

黄芩，味苦，平。主诸热黄疸，肠澼泄利，逐水，下血闭，恶疮疽蚀火疡。一名腐肠。生川谷。

黄连[4] 　微寒，无毒。主治五脏冷热，久下泄澼、脓血，止消渴、大惊，除水，利骨，调胃，厚肠，益胆，治口疮。生巫阳及蜀郡、太山[5]。二月、八月采。黄芩、龙骨、理石[6]为之使，恶菊花、芫花、玄参、白鲜，畏款冬，胜乌头，解巴豆毒[7]。

〔《本经》原文〕

黄连，味苦，寒。主热气目痛，眦伤泣出，明目，肠澼腹痛下利，妇人阴中肿痛。久服令人不忘。一名王连。生川谷。

五味子[8] 　无毒。主养五脏，除热，生阴中肌。一名会

---

〔1〕 得厚朴、黄连止腹痛，得五味子、牡蒙、牡蛎令人有子，得黄芪、白薇、赤小豆治鼠瘘：《图考长编》注为《别录》文。

〔2〕 山茱萸、龙骨为之使，恶葱实，畏丹参、牡丹、藜芦：《纲目》、《草木典》注为徐之才文。此文《本草经集注》已著录。

〔3〕 丹参：《本草经集注》作"丹参"，《千金方》、《医心方》、《大观》、《政和》、《证类》、《纲目》、《草木典》、《疏证》作"丹沙"。

〔4〕 黄连条见《御览》卷九九一、《千金翼》。

〔5〕 太山：《广雅疏证》作"大山"，其他各本作"太山"，又《纲目》和《草木典》作"太山之阳"。其他各本皆无"之阳"二字。

〔6〕 理石：《医心方》无"理石"二字。《本草经集注》、《千金方》、《大观》、《政和》、《证类》、《纲目》、《草木典》、《疏证》皆有"理石"二字。

〔7〕 黄芩、龙骨……解巴豆毒：《纲目》、《草木典》注为徐之才文。此文《本草经集注》已著录

〔8〕 五味子条见《御览》卷九九〇、《千金翼》。又，五味子，《医心方》、《和名》、《和名类聚钞》作"五味"，其他各本作"五味子"。

及，一名玄及[1]。生齐山及代郡。八月采实，阴干。苁蓉为之使，恶萎蕤，胜乌头[2]。

〔《本经》原文〕

五味子，味酸，温。主益气，咳逆上气，劳伤羸瘦，补不足，强阴，益男子精。生山谷。

决明子[3]　味苦、甘，微寒，无毒。主治唇口青。生龙门，石决明生豫章。十月十日采，阴干百日。蓍实为之使，恶大麻子[4]。

〔《本经》原文〕

决明子，味咸，平。主青盲，目淫，肤赤，白膜，眼赤痛泪出。久服益精光，轻身。生川泽。

芍药[5]　味酸[6]，微寒，有小毒。主通顺血脉，缓中，散恶血，逐贼血，去水气，利膀胱、大小肠，消痈肿，时行寒热，中恶，腹痛，腰痛。一名白木[7]，一名余容，一名犁食，

---

〔1〕　玄及：《草木典》、《图考长编》作"元及"，其他各本作"玄及"。此因避清康熙皇帝玄烨的"玄"字讳，改"玄"为"元"。

〔2〕　苁蓉为之使，恶萎蕤，胜乌头：《纲目》、《草木典》注为徐之才文。此文《本草经集注》已有著录。

〔3〕　决明子条见《御览》卷九八八、《千金翼》。

〔4〕　蓍实为之使，恶大麻子：《纲目》、《草木典》注为徐之才文。此文《本草经集注》已有著录。

〔5〕　芍药条见《御览》卷九九〇、《千金翼》。

〔6〕　酸：此下，《证类》、《政和》、成化本《政和》、《大全》有"平"字作墨字《别录》文，《图考长编》亦注"平"字为"别录"文。玄《大观》、《大观》对"平"字作白字《本草经》文，《疏证》亦注为《本草经》文，森本、孙本、顾本、狩本、黄本皆误"平"字为《本草经》文，为《本草经》文则是。

〔7〕　白木：《千金翼》、《纲目》、《渊鉴类函》、《图考长编》、《疏证》作"白术"，《和名》、《大观》、《政和》、《证类》、《品汇》作"白木"，本书从《和名》等为正。

一名解仓〔1〕，一名铤〔2〕。生中岳及丘陵。二月、八月采根，暴干。须丸〔3〕为之使，恶石斛、芒硝，畏消石、鳖甲、小蓟〔4〕，反藜芦〔5〕。

〔《本经》原文〕

芍药，味苦，平。主邪气腹痛，除血痹，破坚积，寒热疝瘕，止痛，利小便，益气。生川谷。

桔梗〔6〕 味苦，有小毒。主利五脏肠胃，补血气，除寒热风痹，温中，消谷，治喉咽痛，下蛊毒。一名利如，一名房图，一名白药，一名梗草〔7〕，一名荠苨〔8〕。生嵩高及宛朐。二、八月〔9〕采根，暴干。节皮〔10〕为之使，得牡蛎、远志治恚怒；得消石、石膏治伤寒。畏白及、龙眼〔11〕、龙胆〔12〕。

---

〔1〕 一名解仓：《和名》作"一名解食"，其他各本作"一名解仓"。《纲目》无此文。

〔2〕 铤：《图考长编》作"铤"，其他各本均作"铤"。

〔3〕 须丸：《千金方》、《疏证》作"雷丸"，其他各本作"须丸"。

〔4〕 小蓟：《医心方》作"山蓟"，其他各本作"小蓟"。

〔5〕 须丸为之使，恶石斛、芒硝，畏消石、鳖甲、小蓟，反藜芦：《纲目》、《草木典》注为徐之才文，此文《本草经集注》已有著录。"芦"字后，《医心方》有"恶葵菜"三字。

〔6〕 桔梗条见《御览》卷九九三、《千金翼》。

〔7〕 梗草：《和名》作"便草"，其他各本作"梗草"。《急就篇》注云："桔梗一名利如，一名梗草。"

〔8〕 荠苨：《纲目》、《草木典》注为《本草经》文。《大观》、玄《大观》、《大全》、成化本《政和》、《政和》、《证类》、《图考长编》、《疏证》注为《别绿》文。森本、孙本、顾本、狩本、黄本皆不以此二字为《本草经》文，按：此二字应为《别录》文。

〔9〕 二、八月：《大观》、玄《大观》、《草木典》作"二月"，脱"八"字，其他各本皆有"八"字。

〔10〕 节皮：《医心方》作"秦皮"，其他各本作"节皮"。

〔11〕 龙眼：《图考长编》作"猪肉"。《大观》、玄《大观》、《大全》、成化本《政和》、《政和》、《证类》、《备急千金要方》、《本草经集注》、《疏证》作"龙眼"。

〔12〕 节皮为之使……龙胆：《图考长编》注为《别录》文。

〔《本经》原文〕

桔梗，味辛，微温。主胸胁痛如刀刺，腹满肠鸣幽幽，惊恐悸气。生山谷。

芎䓖[1]　无毒。主除脑中冷动，面上游风去来，目泪出，多涕唾，忽忽如醉，诸寒冷气，心腹坚痛，中恶，卒急肿痛，胁风痛[2]，温中内寒。一名胡䓖，一名香果。其叶名蘼芜。生武功、斜谷、西岭。三月、四月采根，暴干。白芷为之使，恶黄连[3]。

〔《本经》原文〕

芎䓖，味辛，温。主中风入脑头痛，寒痹筋挛缓急，金疮，妇人血闭无子。生川谷。

藁本[4]　味苦、微温、微寒，无毒。主辟雾露润泽，治风邪㿗[5]曳，金疮，可作沐药、面脂。实主风流四肢[6]。一名微茎。生崇山。正月、二月采根[7]，暴干，三十日成。恶䓀茹[8]。

〔《本经》原文〕

藁本，味辛，温。主妇人疝瘕，阴中寒肿痛，腹中急，除风头痛，长

---

〔1〕芎䓖条见《御览》卷九九〇、《千金翼》。

〔2〕胁风痛：《图考长编》脱此三字，其他各本有此三字。

〔3〕白芷为之使，恶黄连：《本草经集注》作"白芷为之使，恶黄连"，《备急千金要方》作"白芷为使"，《大观》、《政和》、《证类》、《疏证》作"得细辛疗金疮止痛，得牡蛎疗头风，吐逆。白芷为之使"。又《纲目》、《草木典》注"白芷为之使，恶黄连"为徐之才文，此文《本草经集注》已有著录。

〔4〕藁本条见《千金翼》、《大观》卷八。

〔5〕㿗：《草木典》作"躄"。

〔6〕风流四肢：《纲目》、《草木典》作"风邪流入四肢"。

〔7〕根：《千金翼》作"干"。其他各本都作"根"。

〔8〕恶䓀茹：《纲目》、《草木典》注为徐之才文，此文《本草经集注》已著录。

肌肤，悦颜色。一名鬼卿，一名地新。生山谷。

麻黄〔1〕 微温，无毒。主治五脏邪气缓急，风胁痛，字乳余疾，止好唾，通腠理，疏伤寒头痛〔2〕解肌，泄邪恶气，消赤黑斑毒。不可多服，令人虚。一名卑相，一名卑盐。生晋地及河东。立秋采茎，阴干令青。厚朴为之使，恶辛夷、石韦〔3〕。

〔《本经》原文〕

麻黄，味苦，温。主中风伤寒头痛，温疟，发表出汗，去邪热气，止咳逆上气，除寒热，破癥坚积聚。一名龙沙。

葛根〔4〕 无毒。主治伤寒中风头痛，解肌发表出汗，开腠理，疗金疮，止痛〔5〕，胁风痛。生根汁，大寒，治消渴，伤寒壮热。

白葛，烧以粉疮，止痛断血〔6〕。叶，主金疮，止血〔7〕。花，主消酒〔8〕。一名鹿藿。一名黄斤。生汶山。五月采根，暴干。杀野葛、巴豆、百药毒〔9〕。

〔《本经》原文〕

葛根，味甘，平。主消渴，身大热，呕吐，诸痹，起阴气，解诸毒。葛谷，主下利十岁已上。一名鸡齐根。生川谷。

---

〔1〕 麻黄条见《御览》卷九九三、《千金翼》。

〔2〕 疏伤寒头痛：《纲目》、《草木典》脱此五字，其他各本均有此五字。

〔3〕 厚朴为之使，恶辛夷、石韦：《纲目》、《草木典》注为徐之才文。此文《本草经集注》已有著录。

〔4〕 葛根条见《御览》九九五、《千金翼》。

〔5〕 痛：《纲目》、《草木典》脱"痛"字，其他各本均有"痛"字。

〔6〕 白葛，烧以粉疮，止痛断血：《千金翼》有此文。其他各本无此文。

〔7〕 血：此下，《纲目》、《草木典》有"授（纲目作捼）傅之"三字。

〔8〕 消酒：《疏证》作"消渴"，其他各本作"消酒"。

〔9〕 杀野葛、巴豆、百药毒：《纲目》、《草木典》注为徐之才文。此文《本草经集注》已有著录。

前胡〔1〕味苦，微寒，无毒。主治痰满，胸胁中痞〔2〕，心腹结气，风头痛，去痰实〔3〕，下气。治伤寒寒热，推陈致新，明目，益精。二月、八月采根，暴干。半夏为之使，恶皂荚，畏藜芦〔4〕。

知母〔5〕　无毒。主治伤寒久疟烦热，胁下邪气，膈中恶〔6〕，及风汗内疸〔7〕。多服令人泄。一名女雷，一名女理，一名儿草，一名鹿列，一名韭逢，一名儿踵草，一名东根〔8〕，一名水须，一名沈燔，一名薅。生河内。二月、八月采根，暴干。

〔《本经》原文〕

知母，味苦，寒。主消渴热中，除邪气，肢体浮肿，下水，补不足，益气。一名蚔母，一名连母，一名野蓼，一名地参，一名水参，一名水浚，一名货母，一名蝭母。生川谷。

大青〔9〕　味苦，大寒，无毒。主治时气头痛，大热，口疮。三月〔10〕、四月采茎，阴干。

---

〔1〕　前胡条见《千金翼》、《大观》卷八。

〔2〕　痞：《大观》作、"痠"，其他各本作"痞"。

〔3〕　实：《纲目》、《草木典》脱"实"字，其他各本有"实"字。

〔4〕　半夏为之使，恶皂荚，畏藜芦，《纲目》、《草木典》注为徐之才文，此文《本草经集注》已著录。

〔5〕　知母条见《千金翼》、《大观》卷八。

〔6〕　胁下邪气、膈中恶：《图考长编》在"恶"字下衍"心"字，并断句为"胁下邪气膈中、恶心"。

〔7〕　内疸：《草木典》作"内疸"。

〔8〕　东根，《和名》作"两木根"，其他各本均作"东根"。又"根"字下，《纲目》、《草木典》有"野蓼"二字注为《别录》文。《大观》、玄《大观》、《大全》、成化本《政和》、《证类》、《图考长编》、《疏证》作《本草经》文。森本、孙本、顾本、狩本、黄本皆取此二字为《本草经》文。按：此二字应为《本草经》文，非《别录》文。

〔9〕　大青条见《千金翼》、《大观》卷八。

〔10〕　月：《千金翼》、《大观》、《续疏》有"月"字，《政和》、《证类》、《纲目》、《草木典》、《图考长编》无"月"字。

贝母[1]　味苦，微寒，无毒[2]。主治腹中结实，心下满，洗洗恶风寒，目眩、项直，咳嗽上气，止烦热渴，出汗，安五脏，利骨髓。一名药实，一名苦华[3]，一名苦菜，一名商草[4]，一名勒母[5]，一名薂[6]。生晋地。十月采根，暴干。厚朴、白薇为之使，恶桃花，畏秦椒[7]、礜石、莽草，反乌头[8]。

〔《本经》原文〕

贝母，味辛，平。主伤寒烦热，淋沥邪气，疝瘕，喉痹，乳难，金创，风痓。一名空草。

栝楼根[9]　无毒。主除肠胃中痼热，八疸，身面黄，唇干口燥，短气，通月水，止小便利[10]。一名果蓏，一名天瓜，一名泽姑。实，名黄瓜，治胸痹，悦泽人面。茎叶，治中热伤暑。生洪农及山阴地，入土[11]深者良，生卤地者有毒。二月、八月采根，暴干，三十日成。枸杞为之使，恶干姜，畏牛膝、干漆。反乌

---

〔1〕　贝母条见《千金翼》、《大观》卷八。

〔2〕　无毒：《政和》、成化本《政和》、《疏证》注为《本草经》文，其他各本注为《别录》文。

〔3〕　一名苦华：《和名》作"一名苦华"，其他各本作"一名苦花"。

〔4〕　商草：《纲目》、《草木典》作"空草"，其他各本作"商草"。

〔5〕　一名勒母：《和名》、《千金翼》、《急就篇》注作"一名勒母"，其他各本作"一名勤母"。

〔6〕　一名薂：《和名》有"一名薂"三字，其他各本均无此三字。

〔7〕　秦椒：《本草经集注》作"秦椒"，《医心方》、《千金方》、《大观》、《政和》、《证类》作"秦艽"。

〔8〕　厚朴、白薇为之使，恶桃花，畏秦椒、礜石、莽草，反乌头：《纲目》、《草木典》注为徐之才文。此文早在《本草经集注》页八十五已有著录。"反"《草木典》作"及"。

〔9〕　栝楼条见《御览》卷九九二、《千金翼》。

〔10〕　通月水，止小便利：《纲目》、《草木典》颠倒为"止小便利，通月水"。

〔11〕　入土：《政和》误作"入上"，《纲目》、《草木典》作"根入土"。

头[1]。

〔《本经》原文〕

栝楼根，味苦，寒。主消渴，身热，烦满大热，补虚安中，续绝伤。一名地楼。生川谷。

丹参[2] 无毒。主养血，去[3]心腹痼疾[4]、结气，腰脊强，脚痹，除风邪留热。久服利人。一名赤参[5]，一名木羊乳。生桐柏山[6]及太山。五月采根，暴干。畏咸水，反藜芦[7]。

〔《本经》原文〕

丹参，味苦，微寒。主心腹邪气，肠鸣幽幽如走水，寒热积聚，破癥除瘕，止烦满，益气。一名却蝉草。生川谷。

厚朴[8] 大温，无毒。主温中，益气，消痰，下气，治霍乱及腹痛，胀满，胃中冷逆，胸中呕逆[9]不止，泄痢，淋露，除惊，去留热，止烦满，厚肠胃。一名厚皮，一名赤朴。其树名榛[10]，其子名逐杨[11]。治鼠瘘，明目，益气。生交趾、宛

---

〔1〕 枸杞为之使，恶干姜，畏牛膝、干漆，反乌头：《纲目》、《草木典》注为徐之才文。此文《本草经集注》已著录。又，本条按唐代文献所引略异。如《毛诗注疏》孔颖达引本草作"栝楼如瓜，叶形两两拒值，蔓延，青黑色，六月花，七月实如瓜瓣是也"。又如《急就篇》颜师古注作"栝楼，一名果蠃。一名王瓜，亦曰天瓜"。

〔2〕 丹参条见《千金翼》、《大观》卷七。

〔3〕 去：《续疏》作"主"。

〔4〕 痼疾：《草木典》作"痛疾"。

〔5〕 赤参：《急就篇》引王应麟注作"丹参，一名赤参，花紫根赤"。

〔6〕 山：《纲目》、《草木典》脱"山"字。

〔7〕 畏咸水，反藜芦：《纲目》、《草木典》注为徐之才文。此文《本草经集注》已著录。

〔8〕 厚朴条见《新修》、《御览》卷九八九。

〔9〕 呕逆：《新修》作"呕逆"，其他各本脱"逆"字。

〔10〕 榛：《和名》作"椋"，其他各本作"榛"。

〔11〕 逐杨：《新修》作"逐杨"，其他各本作"逐折"。

胸[1]。三月、九月、十月[2]采皮，阴干。干姜为之使，恶泽泻、寒水石，消石[3]。

〔《本经》原文〕

厚朴，味苦，温。主中风伤寒，头痛，寒热惊悸，气血痹，死肌，去三虫。

竹叶[4]芹竹叶[5] 大寒，无毒。主除烦热，风痉[6]、喉痹，呕逆[7]。根，消毒。生益州。

淡竹叶 味辛，平、大寒。主治胸中淡热[8]，咳逆上气。其[9]沥，大寒，治暴中风，风痹[10]，胸中大热，止烦闷[11]。其[12]皮茹，微寒，主治呕哕，温气寒热，吐血，崩中，溢筋[13]。

---

〔1〕 生交趾，宛朐：《御览》作"生山谷，生文山"，其他各本作"生交趾，宛朐"。

〔2〕 三月、九月、十月：《新修》、《千金翼》、《纲目》、《草木典》作"三月、九月、十月"。《大观》作"三月九月"，玄《大观》、《大全》、成化本《政和》、《政和》、《证类》、《图考长编》、《疏证》作"三九十月"。

〔3〕 干姜为之使，恶泽泻、寒水石、消石：《纲目》、《草木典》注为徐之才文。此文《本草经集注》已著录。

〔4〕 竹叶条见《新修》、《御览》卷九六二。

〔5〕 芹竹叶：《新修》、《和名》作"芹竹叶"，其他各本作"篁竹叶"。又《初学记》引本草作"竹叶一名升斤，竹花一名草华"。

〔6〕 风痉：《新修》作"风痉"，其他各本作"风痓"。

〔7〕 呕逆：《新修》作"呕逆"，其他各本作"呕吐"。

〔8〕 淡热：《新修》作"淡热"其他各本作"痰热"。

〔9〕 其：《新修》有"其"字，其他各本均无"其"字。

〔10〕 风痹：《新修》原脱"风"字，据《千金翼》、《大观》、玄《大观》、《大全》、成化本《政和》、《政和》、《证类》补。

〔11〕 闷：此下，《纲目》、《草木典》有"消渴、劳复"四字，其他各本无此四字。

〔12〕 其：《新修》有"其"字，其他各本均无"其"字。

〔13〕 溢筋，《纲目》、《草木典》脱此二字，其他各本有"溢筋"二字。

苦竹叶及沥 治口疮，目痛明目[1]，通[2]利九窍[3]。竹笋，味甘，无毒。主消渴，利水道，益气，可久食[4]。干笋，烧服，治五痔血[5]。

〔《本经》原文〕

竹叶，味苦，平。主咳逆上气溢筋急，恶疡，杀小虫。根，作汤益气，止渴，补虚下气。汁，主风痓。实，通神明，轻身益气。

玄参[6] 味碱，无毒。主治暴中风、伤寒，身热支满，狂邪、忽忽不知人，温疟洒洒，血瘕[7]，下寒血，除胸中气，下水，止烦渴，散颈下核，痈肿，心腹痛，坚癥，定五脏。久服补虚，明目[8]、强阴，益精。一名玄台[9]，一名鹿肠，一名正马，一名咸，一名端。生河间及宛朐。三月、四月采根，暴干。恶黄芪、干姜、大枣、山茱萸，反藜芦[10]。

〔《本经》原文〕

玄参，味苦，微寒。主腹中寒热积聚，女子产乳余疾，补肾气，令人目明。一名重台。生川谷。

---

〔1〕 目痛明目：《新修》原作"明眼痛"，据《大观》、《政和》、《证类》改。

〔2〕 通，《新修》有"通"字，其他各本无"通"字。

〔3〕 苦竹叶及沥，治口疮，明眼痛，通利九窍：《千金翼》脱此文。

〔4〕 食：《图经衍义》作"服"，其他各本作"食"。

〔5〕 干笋烧服，治五痔血：《新修》有此文，其他各本无此文。又《和各类聚钞》卷四引本草作"笋竹，味甘，无毒，烧而服之"。

〔6〕 玄参条见《御览》九九一、《千金翼》。

〔7〕 温疟洒洒、血瘕：《图考长编》断句为"温疟，洒洒血瘕"。

〔8〕 明目：《图考长编》作"令人明目"，其他各本无"令人"二字。

〔9〕 "玄台"及"玄参"：《草木典》、《图考长编》、《续疏》作"元台""元参"。清代康熙（1662—1772）名玄烨，避"玄"字讳，改"玄"为"元"。

〔10〕 恶黄芪、干姜、大枣、山茱萸，反藜芦：《纲目》和《草木典》注为徐之才文。此文《本草经集注》已有著录。

沙参〔1〕无毒。主治胃痹〔2〕，心腹痛，结热，邪气，头痛，皮间邪热，安五脏〔3〕，补中〔4〕。一名苦心，一名志取，一名虎须，一名白参，一名识美，一名文希〔5〕。生河内及宛朐、般阳续山。二月、八月采根，暴干。恶防己，反藜芦〔6〕。

〔《本经》原文〕

沙参，味苦，微寒。主血积惊气，除寒热，补中益肺气。久服利人。一名知母。生川谷。

苦参〔7〕 无毒。养肝胆气，安五脏，定志，益精，利九窍，除伏热，肠澼，止渴，醒酒，小便黄赤，治恶疮，下部䘌〔8〕，平胃气，令人嗜食，轻身〔9〕。一名地槐，一名菟槐，一名骄槐〔10〕，一名白茎，一名虎麻，一名岑茎〔11〕，一名禄白，一名陵郎。生汝南及田野。三月、八月、十月采根，暴干。玄参

〔1〕 沙参条见《御览》卷九九一、《千金翼》。

〔2〕 胃痹：《草木典》、《续疏》、《经疏》作"胸痹"，其他各本均作"胃痹"。

〔3〕 脏：此下，《纲目》、《草木典》注"久服利人"四字为《别录》文。《大观》、玄《大观》、《大全》、成化本《政和》、《政和》、《证类》、《品汇》、《图考长编》、《续疏》作《本草经》文，森本、孙本、顾本、狩本、黄本皆录此四字为《本草经》文，非《别录》文。

〔4〕 《纲目》和《草木典》脱漏"补中"二字，其他各本有此二字。

〔5〕 文希：《和名》作"久希"，其他各本作"文稀"。

〔6〕 恶防己，反藜芦：《纲目》、《草木典》注为徐之才文，此文《本草经集注》已著录。

〔7〕 苦参条见《御览》卷九九一、《千金翼》。

〔8〕 治恶疮下部䘌：《图考长编》作"疮恶下部䘌"，《千金翼》作"疗恶疮下部䘌疮"。

〔9〕 平胃气，令人嗜食，轻身：《纲目》、《草木典》移在"安五脏"之下。

〔10〕 骄槐：《千金翼》作"桥槐"，其他各本作"骄槐"。

〔11〕 岑茎：《品汇》、《纲目》作"芩茎"，《千金翼》作"禄茎"，其他各本作"岑茎"。

为之使，恶贝母。漏芦、菟丝〔1〕，反藜芦〔2〕。

〔《本经》原文〕

苦参，味苦，寒。主心腹结气，癥瘕积聚，黄疸，溺有余沥，逐水，除痈肿，补中，明目止泪。一名水槐，一名苦薏。生山谷及田野。

续断〔3〕　味辛，无毒。主治崩〔4〕中漏血，金疮血内漏，止痛，生肌肉，及踠伤、恶血、腰痛，关节缓急。一名接骨，一名南草，一名槐〔5〕。生常山。七月、八月采，阴干〔6〕。地黄为之使，恶雷丸〔7〕。

〔《本经》原文〕

续断，味苦，微温。主伤寒，补不足，金创，痈伤，折跌，续筋骨，妇人乳难。久服益气力。一名龙豆，一名属折。生山谷。

---

〔1〕　菟丝：玄《大观》作"菟终"，其他各本作"菟丝"。

〔2〕　玄参为之使，恶贝母、漏芦、菟丝子，反藜芦：《纲目》注为徐之才文，此文《本草经集注》已有著录。又，本条《急就篇》王应麟注作"苦参一名苦识，一名地槐，叶似槐，花黄白。齐中大夫病龋齿，仓公为苦参汤"。

〔3〕　续断条见《御览》卷八九、卷九九四，《千金翼》。

〔4〕　崩：此上《纲目》、《草木典》有"妇人"二字，其他各本无"妇人"二字。

〔5〕　一名槐：《纲目》脱"一名槐"三字，《和名》作"一名槐生"，其他各本作"一名槐"，并无"生"字。《和名》所以有"生"字，可能录下文"生常山"的"生"字所致。

〔6〕　本条，《纲目》注"龙豆"二字为《别录》文。《大观》、玄《大观》、《大全》、成化本《政和》、《政和》、《证类》作白字《本草经》文。《图考长编》、森本、孙本、顾本、狩本、黄本皆取"龙豆"二字为《本草经》文，按：此二字应为《本草经》文，非《别录》文。又《草木典》将"龙豆"二字，注为郑樵《通志·昆虫草木略》文。

〔7〕　地黄为之使，恶雷丸：《纲目》、《草木典》注为徐之才文，此文《本草经集注》已著录。

枳实〔1〕味酸，微寒〔2〕，无毒。主除胸胁淡癖〔3〕逐停水，破结实，消胀满、心下急、痞痛、逆气胁风痛，安〔4〕胃气、止溏泄，明目。生河内。九月、十月采，阴干〔5〕。

〔《本经》原文〕

枳实，味苦，寒。主大风在皮肤中，如麻豆苦痒，除寒热结，止利，长肌肉，利五脏，益气轻身。生川泽。

山茱萸〔6〕微温，无毒。主治肠胃风邪，寒热，疝瘕，头脑风〔7〕、风气去来，鼻塞，目黄，耳聋，面疱，温中〔8〕下气，出汗，强阴，益精，安五脏〔9〕，通九窍，止小便利。久服明目，强力，长年。一名鸡足，一名思益〔10〕，一名寇实。生汉中〔11〕及琅邪、宛朐、东海承县。九月、十月采实，阴干。蓼实为之使，恶桔梗、防风、防己〔12〕。

〔《本经》原文〕

山茱萸，味酸，平。主心下邪气寒热，温中，逐寒湿痹，去三虫。久服轻身。一名蜀枣。生山谷。

---

〔1〕 枳实条见《新修》、《御览》卷九九二。

〔2〕 微寒：《新修》原脱，据《千金翼》、《大观》、《政和》、《证类》、玄《大览》、成化本《政和》、《大全》补。

〔3〕 淡癖：《新修》作，"淡癖"，其他各本作，"痰癖"。

〔4〕 安：《图考长编》作"和"，其他各本作"安"。

〔5〕 本条，《通志略》引《考工记》曰："橘逾淮而北为枳。"

〔6〕 山茱萸条见《新修》、《御览》卷九九一。

〔7〕 头脑风：《新修》作"头脑风"，其他各本作"头风"，脱"脑"字。

〔8〕 温中：《纲目》、《草木典》脱"温中"二字。

〔9〕 安五脏：《新修》原脱"五"字，据《千金翼》、《大观》、《政和》、《证类》补。

〔10〕 一名思益，《新修》、《和名》有"一名思益"四字，其他各本脱此四字。

〔11〕 汉中，《新修》原作，"漠中"，据《千金翼》、《大观》、《政和》、《证类》改。

〔12〕 蓼实为之使，恶桔梗、防风、防己：《纲目》、《草木典》注为徐之才文。此文《草本经集注》已有著录。

　　桑根白皮[1]无毒。主去肺[2]中水气，止唾血[3]，热渴，水肿，腹满，胕胀，利水道，去寸白，可以缝金[4]创[5]。采无时，出土上者杀人[6]续断、桂心、麻子为之使[7]。叶汁[8]解蜈蚣毒。

　　桑耳　味甘，有毒。黑者，主治月水不调。其黄熟陈白者，止久泄，益气不饥。其[9]金色者，治癖饮[10]，积聚，腹痛，金疮。一名桑菌，一名木麳[11]。生犍为。六月多雨时采木耳[12]，即暴干。

　　〔《本经》原文〕

　　桑根白皮，味甘，寒。主伤中，五劳六极，羸瘦，崩中脉绝，补虚益气。叶，主除寒热，出汗。桑耳黑者，主女子漏下赤白汁，血病癥瘕积聚，阴痛，阴阳寒热，无子。五木耳名檽，益气不饥，轻身强志。生山谷。

---

　　〔1〕　桑根白皮条见《新修》、《御览》卷九五五。

　　〔2〕　肺：《新修》原作"脉"字，据《千金翼》、《大观》、《政和》、《证类》、玄《大观》改。

　　〔3〕　止唾血：各本无"止"字。《新修》"止"字。

　　〔4〕　金：《新修》原脱，据《千金翼》、《大观》、《政和》、《证类》补。

　　〔5〕　创：《新修》作"创"，其他各本作"疮"。

　　〔6〕　出土上者杀人：《御览》引《本草经》曰："桑根旁行出土上者名伏蛇，治心痛。"又《御览》引《神农本草》曰："桑根白皮，是今桑树根上白皮，常以四月采，或采无时，出见地上名马领，勿取，毒杀人。"其他各本作"出土上者杀人"。

　　〔7〕　续断，桂心、麻子为之使：《纲目》、《草木典》为徐之才文，此文字《本草经集注》已有著录。

　　〔8〕　叶汁：《品汇》作"叶汁、有小毒"。其他各本作"汁"。

　　〔9〕　其：《新修》原脱，《千金翼》、《大观》、《政和》、《证类》补。

　　〔10〕　癖饮：《新修》原作"澼癖饮"。据《千金翼》、《大观》、《政和》、《证类》改。

　　〔11〕　木麳：《新修》作"木麳"，《和名》作"木麦"，其他各本作"木麦"。

　　〔12〕　木耳：《新修》有"木耳"二字，其他各本无此二字。

松萝〔1〕 味甘，无毒。主治淡热〔2〕，温疟，可为吐汤，利水道。生熊〔3〕耳山松树上。五月采，阴干〔4〕。

〔《本经》原文〕

松萝，味苦，平。主瞋怒邪气，止虚汗，头风，女子阴寒肿痛。一名女萝。生山谷。

白棘〔5〕 无毒。主决刺结〔6〕，治丈夫〔7〕虚损，阴痿，精自出，补肾气，益精髓。一名棘刺〔8〕。生雍州。

〔《本经》原文〕

白棘，味辛，寒。主心腹痛，痈肿溃脓，止痛。一名棘针。生川谷。

---

〔1〕 松萝条见《新修》、《千金翼》。

又，松萝下，《纲目》有"女萝"注为《别录》文。《大观》、玄《大观》、《大全》、成化本《政和》、《政和》、《证类》对"女萝"二字作白字《本草经》文，《图考长编》、孙本、森本、顾本、狩本、黄本、皆取"女萝"为《本草经》文。按：此二字应为《本草经》文，非《别录》文。

〔2〕 淡热：《新修》作"淡热"，其他各本均作"痰热"。

〔3〕 "生熊"：《证类》、《政和》、成化本《政和》、《大全》对此二字作白字《本草经》文，《大观》、玄《大观》对此二字作墨字《别录》文，《图考长编》亦注为《别录》文，森本、孙本、顾本、狩本、黄本皆不取此二字为《本草经》文。按：此二字应为《别录》文，非《本草经》文。

〔4〕 本条，《通志略》将"松萝"并在"寄生"条中。

〔5〕 白棘条见《新修》、《千金翼》。

〔6〕 决刺结：《纲目》、《草木典》注为《本草经》文。《大观》、玄《大观》、《大全》、成化本《政和》、《政和》、《证类》、《品汇》、《图考长编》作《别录》文，森本、孙本、顾本、狩本、黄本皆不取此三字为《本草经》文。按：此三字应为《别录》文。

〔7〕 丈夫：《新修》原作"大夫"，据《千金翼》、《大观》、《政和》、《证类》改。

〔8〕 刺：此下，《纲目》有"棘针"二字作《别录》文。《大观》、玄《大观》、《大全》、成化本《政和》、《政和》、《证类》作白字《本草经》文，《图考长编》、森本、孙本、顾本、狩本、黄本皆取此二字为《本草经》文。按：此二字应为《本草经》文，非《别录》文。

棘刺花〔1〕 味苦，平，无毒〔2〕。主治金创〔3〕内漏，明目〔4〕。冬至后百廿日采之。实，主明目〔5〕，心腹痿痹，除热〔6〕，利小便。生道旁。四月采。一名菥蓂，一名马朐〔7〕，一名刺原。又有枣针，治腰痛、喉痹不通〔8〕。

狗脊〔9〕味甘，微温，无毒。主治失溺不节，男子〔10〕脚弱腰痛，风邪，淋露，少气，目暗，坚脊，利俯仰，女子伤中，关节重。一名强膂，一名扶盖，一名扶筋〔11〕。生常山。二月、八月采根〔12〕暴干。萆薢为之使，恶败酱〔13〕。

〔《本经》原文〕

狗脊，味苦，平。主腰背强，关机缓急，周痹寒湿膝痛，颇利老人。一名百枝。生川谷。

---

〔1〕 棘刺花条见《新修》、《千金翼》。

〔2〕 平，无毒：《新修》原作"无毒，平"，据《千金翼》、《大观》、《政和》、《证类》改。

〔3〕 金创：《新修》作"金创"，其他各本均作"金疮"。

〔4〕《新修》有"明目"二字，其他各本均无"明目"二字。

〔5〕 明目：《新修》原脱"目"字，据《千金翼》、《大观》、《政和》、《证类》补。《纲目》、《草木典》脱"明目"二字。

〔6〕 除热：《新修》原脱"除"字，据《千金翼》、《大观》、《政和》、《证类》补。

〔7〕 马朐：《新修》原脱"马"字，据《千金翼》、《和名》、《大观》、《政和》、《证类》补。

〔8〕 喉痹不通：《新修》原作"喉痛了"，据《千金翼》、《大观》、《政和》、《证类》改。

〔9〕 狗脊条见《御览》卷九九〇、《千金翼》。

〔10〕 男子：《纲目》、《草木典》作"男女"。其他各本作"男子"。

〔11〕 一名扶盖，一名扶筋：《和名》作"一名快盖，一名快筋"。其他各本作"一名扶盖，一名扶筋"。

〔12〕 根：《千金翼》脱"根"字，其他各本有"根"字。

〔13〕 萆薢为之使，恶败酱：《纲目》、《草木典》注徐之才文。此文《本草经集注》已著录。

萆薢[1]味甘，无毒。主治伤中恚怒，阴痿失溺，关节老血，老人五缓[2]。一名赤节。生真定。二月、八月采根，暴干。薏苡为之使，畏葵根、大黄、柴胡、牡蛎[3]，前胡[4]。

〔《本经》原文〕

萆薢，味苦，平。主腰背痛强，骨节风寒湿周痹，恶疮不瘳，热气。生山谷。

菝葜[5]味甘[6]平、温，无毒。主治腰背寒痛，风痹，益血气，止小便利。生山野。二月，八月采根，暴干。

石韦[7]味甘，无毒。主止烦，下气，通膀胱满，补五劳，安五脏，去恶风，益精气。一名石皮，用之[8]去黄毛，毛[9]射人肺，令人咳，不可治。生华阴，不闻水及人声者，良。二月采叶，阴干。杏人[10]为之使，得菖蒲良[11]。

〔《本经》原文〕

石韦，味苦，平。主劳热邪气，五癃闭不通利小便水道。一名石𧄍。生山谷石上。

---

〔1〕 萆薢条见《千金翼》、《大观》卷八。

〔2〕 关节老血，老人五缓：《纲目》、《草木典》作"老人五缓，关节老血"。

〔3〕 牡蛎：《草木典》脱此二字。

〔4〕 薏苡为之使。畏葵根、大黄、柴胡、牡蛎、前胡：《纲目》、《草木典》注为徐之才文。此文《本草经集注》已著录。

〔5〕 菝葜条见《千金翼》、《大观》卷八。

〔6〕 甘：此下，《纲目》有"酸"字，其他各本无"酸"字。

〔7〕 石韦条见《千金翼》、《大观》卷八。

〔8〕 用之：《纲目》、《草木典》作"凡用"。

〔9〕 毛：《纲目》、《草木典》脱"毛"字。

〔10〕 杏人：《本草经集注》、《医心方》作"杏仁"，《千金方》、《大观》、《政和》、《证类》、《纲目》、《草木典》、《疏证》作"滑石、杏仁"。

〔11〕 杏人为之使，得菖蒲良：《纲目》、《草木典》注为徐之才文。此文《本草经集注》已著录。

通草[1]味甘，无毒。主治脾疸，常欲眠[2]，心烦，哕出音声，治耳聋，散痈肿、诸结不消及金疮，恶疮，鼠瘘，踒折，齆鼻，息肉，堕胎，去三虫。一名丁翁，生石城及山阳。正月采枝，阴干。

〔《本经》原文〕

通草，味辛，平。主去恶虫，除脾胃寒热，通利九窍血脉关节，令人不忘。一名附支。生山谷。

瞿麦[3]味辛，无毒。主养肾气，逐膀胱邪逆，止霍乱，长毛发。一名大菊，一名大兰。生太山。立秋采实[4]，阴干。蘘草、牡[5]丹为之使，恶桑螵蛸[6]。

〔《本经》原文〕

瞿麦，味苦，寒。主关格诸癃结，小便不通，出刺，决痈肿，明目去翳，破胎堕子，下闭血。一名巨句麦。生川谷。

败酱[7]味咸，微寒，无毒。主除痈肿，浮肿，结热，风痹，不足，产后疾痛[8]。一名鹿首，一名马草，一名泽败，生

---

〔1〕 通草条见《御览》卷九九二、《千金翼》。按：今日所讲的"通草"，即是五加科植物通脱木，古代本草所讲的"通草"，乃是木通。所以本条正名虽是"通草"，而条文内容是木通。《纲目》、《草木典》、《图考长编》仍沿旧例。《品汇》已改旧例，在木通条即以"木通"为正名，在通脱木条即用"通草"为正名。

〔2〕 脾疸，常欲眠：《医心方》作"脾痹，恒欲眠"，其他各本作"脾疸，常欲眠"。

〔3〕 瞿麦条见《千金翼》、《大观》卷八。

〔4〕 实：《纲目》、《草木典》脱"实"字。

〔5〕 牡：玄《大观音》"牧"，误。

〔6〕 桑螵蛸：《证类》原脱"桑"字，据《本草经集注》补。又，"蘘草、牡丹为之使。恶桑螵蛸"，《纲目》、《草木典》注为徐之才文。此文《本草经集注》已著录。

〔7〕 败酱条见《御览》卷九九二、《千金翼》。

〔8〕 产后疾痛：《千金翼》作"产后腹痛"。《疏证》作"产后产痛"，《草木典》作"产后痛"，其他各本作"产后疾痛"。

江夏。八月采根，暴干[1]。

〔《本经》原文〕

败酱，味苦，平。主暴热火疮赤气，疥瘙疽痔，马鞍热气。一名鹿肠。生川谷。

秦皮[2]大寒，无毒。主治男子少精，妇人带下，小儿痫[3]，身热，可作洗目汤。久服[4]皮肤光泽，肥大，有子。一名岑皮，一名石檀。生庐江[5]及宛朐[6]。二月、八月采皮，阴干。大戟为之使，恶吴茱萸[7]。

〔《本经》原文〕

秦皮，味苦，微寒。主风寒湿痹，洗洗寒气，除热，目中青翳白膜。久服，头不白轻身。生川谷。

白芷[8]无毒。主治风邪，久渴，吐呕，两胁满，风痛[9]，头眩，目痒。可作膏药面脂，润颜色[10]一名白茝，一名䖀，一

---

〔1〕 本条，《御览》引《本草经》作"败酱，似桔梗，其臭如败豆酱"，其他各本皆无此文。

〔2〕 秦皮条见《新修》、《御览》卷九九二。

〔3〕 小儿痫：《纲目》作"小儿风痫"，其他各本无"风"字。

〔4〕 久服：《品汇》、《图考长编》无"久服"二字，从文句气势来看，"久服"二字是《本草经》文和《别录》文的共用词。今录《别录》文时，则"久服"二字不应省去。

〔5〕 庐江：《新修》原作"肤江"，据《千金翼》、《大观》、《政和》、《证类》改。

〔6〕 《纲目》和《草木典》在"朐"字下衍"水旁"二字，其他各本无此二字。

〔7〕 吴茱萸：《新修》原脱"吴"字，据《千金方》、玄《大观》、《大观》、《大全》、《政和》补。又，"大戟为之使，恶吴茱萸"，《纲目》、《草木典》注为徐之才文。此文《本草经集注》已有著录。

〔8〕 白芷条见《御览》卷九八三、《千金翼》。

〔9〕 风痛：《纲目》、《草木典》脱此二字，其他各本有此二字。

〔10〕 面脂，润颜色：《纲目》、《草木典》脱此五字，其他各本有此五字。

名莞，一名苻蓠〔1〕，一名泽芬。药名蒿麻〔2〕。可作浴汤。生河东下泽。二月、八月采根，暴干。当归为之使，恶旋覆花〔3〕。

〔《本经》原文〕

白芷，味辛，温。主女人漏下赤白，血闭除肿，寒热，风头侵目泪出，长肌肤润泽，可作面脂。一名芳香。生川谷。

杜蘅〔4〕味辛，温，无毒。主治风寒咳逆〔5〕，香人衣体。生山谷。三月三日采根，热洗，暴干。

杜若〔6〕无毒。主治眩倒、目晄晄，止痛，除口臭气。久服令人不忘〔7〕。一名杜莲，一名白莲，一名白苓〔8〕，一名若芝。生武陵及宛朐。二月、八月采根，暴干。得辛夷、细辛良，恶柴胡、前胡〔9〕。

〔《本经》原文〕

杜若味辛，微温。主胸胁下逆气，温中，风入脑户，头肿痛，多涕泪出。久服益精，明目轻身。一名杜衡。生川泽。

---

〔1〕 苻蓠；《毛诗注疏》孔颖达引《本草》作"白蒲，一名苻蓠，楚谓之莞"，通检各本，皆无"白蒲"之名。

〔2〕 一名泽芬。药名蒿麻：《图考长编》断句为"一名泽芬叶，一名蒿麻"。又，"蒿麻"，《纲目》、《品汇》作"蒿麻药"，其他各本无"药"字。

〔3〕 当归为之使，恶旋覆花：《纲目》、《草木典》注为徐之才文。此文《本草经集注》已有著录。

〔4〕 杜蘅条见《千金翼》、《大观》卷八。

〔5〕 逆：此下，《纲目》、《草木典》"作浴汤"三字，其他各本均无此三字。

〔6〕 杜若条见《千金翼》、《大观》卷七。

〔7〕 令人不忘：《纲目》、《草木典》注为《本草经》文，《大观》、玄《大观》、《大全》、成化本《政和》、《政和》、《证类》、《品汇》、《图考长编》、《续疏》注此四字为《别录》文，森本、孙本、狩本、黄本、顾本皆不取此四字为《本草经》文。按：此四字应为《别录文》。

〔8〕 苓：《和名》作"芥"，其他各本作"苓"。

〔9〕 得辛夷、细辛良，恶柴胡、前胡：《纲目》、《草木典》注为徐之才文。此文《本草经集注》已著录。

蘖木〔1〕无毒。主治惊气在皮间，肌肤热赤起，目热赤痛〔2〕，口疮。久服通神。根，名檀桓〔3〕，治心腹百病，安魂魄，不饥渴。久服轻身，延年通神〔4〕。生汉中及永昌〔5〕。恶干漆〔6〕。

〔《本经》原文〕

蘖木，味苦，寒。主五脏肠胃中结热，黄疸，肠痔，止泄利，女子漏下赤白，阴伤蚀疮。一名檀桓。生山谷。

木兰〔7〕无毒。主治中风、伤寒，及痈疽、水肿，去臭气。一名杜兰，皮似桂而香〔8〕生零陵及〔9〕太山。十二月采皮，阴干。

〔《本经》原文〕

木兰，味苦，寒。主身大热在皮肤中，去面热赤胞酒皶，恶风癫疾，阴下痒湿，明耳目。一名林兰。生山谷。

---

〔1〕 蘖木条见《新修》、《千金翼》。

〔2〕 肌肤热赤起，目热赤痛：《千金翼》断句为"肌肤赤热。起目热赤痛"，《图考长编》断句为"肌肤热。赤起目热赤痛"。

〔3〕 根名檀桓：武田本《新修》、《新修》作"根名檀桓"，其他各本作"根"，缺"名檀桓"三字。

〔4〕 根，治心腹百病，安魂魄，不饥渴。久服轻身，延年通神：《纲目》、《草木典》注为《本草经》文。《大观》、玄《大观》、《大全》、成化本《政和》、《政和》、《证类》、《品汇》、《图考长编》注此二十字为《别录》文，森本、孙本、顾本、狩本、黄本皆不取此二十字为《本草经》文。按：此二十字应为《别录》文。

〔5〕 永昌：武田本《新修》、《新修》原脱，据《千金翼》、《大观》、玄《大观》、《大全》、成化《政和》、《政和》、《证类》补。

〔6〕 恶干漆：《纲目》、《草木典》注为徐之才文。此文《本草经集注》已有著录。

〔7〕 木兰条见《新修》、《千金翼》。

〔8〕 皮似桂而香：《纲目》、《草木典》列在"太山"之后。

〔9〕 及：武田本《新修》、《新修》原作"生"，据《千金翼》、《大观》、《政和》、《证类》改。

白薇[1]味咸，大寒，无毒。主治伤中淋露，下水气，利阴气，益精。一名白幕，一名薇草，一名春草[2]，一名骨美。久服利人。生平原。三月三日采根，阴干。恶黄芪[3]、干姜、干漆、山茱萸、大枣[4]。

〔《本经》原文〕

白薇，味苦，平。主暴中风身热肢满，忽忽不知人，狂惑邪气，寒热酸疼，温疟洗洗，发作有时。生川谷。

菓耳实[5]味苦。叶，味苦、辛，微寒，有小毒。主治膝痛[6]，溪毒。一名葹，一名常思[7]。生安陆及六安[8]田野，实熟时采[9]。

〔《本经》原文〕

耳实，味甘，温。主风头寒痛，风湿周痹，四肢拘挛痛，恶肉死肌。久服益气，耳目聪明，强志轻身。一名胡菓，一名地葵。生川谷。

茅根[10]无毒。主下五淋，除客热在肠胃，止渴，坚筋，妇人崩中。久服利人。一名地菅[11]、一名地筋，一名兼杜。生楚

---

〔1〕　白薇条见《千金翼》、《大观》卷八

〔2〕　春草：《纲目》注为《本草经》文，其他各本注为《别录》文。

〔3〕　芪：《大观》、《政和》、《证类》、《备急千金要方》、《疏证》、《纲目》在"芪"字下有"大黄，大戟"四字。《本草经集注》、《医心方》无此四字。

〔4〕　恶黄芪、干姜、干漆、山茱萸、大枣：《纲目》、《草木典》注为徐之才文。此文《本草经集注》已有著录。

〔5〕　菓耳实条见《千金翼》、《大观》卷八。

〔6〕　膝痛：《政和》作"膝痛"，《品汇》作"膝痛"，其他各本作"膝痛"。又，《纲目》、《草木典》注"膝痛"二字为陈藏器文，其他各本注为《别录》文。

〔7〕　一名常思：《和名》作"一名常思菜"，其他各本无"菜"字。

〔8〕　六安：《草木典》作"大安"，其他各本作"六安"。

〔9〕　此条，《群芳谱》以"菤耳"为正名。

〔10〕　茅根条见《千金翼》、《大观》卷八。又，《纲目》、《草木典》以"白茅"为正名。

〔11〕　地菅：《政和》、《品汇》作"地管"，其他各本作"地菅"。

地田野。六月采根。

〔《本经》原文〕

茅根，味甘，寒。主劳伤虚羸，补中益气，除瘀血血闭寒热，利小便。其苗，主下水。一名兰根，一名茹根。生山谷。

百合[1]无毒。主除浮肿，胪胀[2]，痞满，寒热，通身疼痛，及乳难喉痹肿[3]，止涕泪。一名重箱[4]，一名重迈[5]，一名摩罗[6]，一名中逢花，一名强瞿。生荆州。二月、八月采根，暴干[7]。

〔《本经》原文〕

百合，味甘，平。主邪气腹张，心痛，利大小便，补中益气。生川谷。

酸浆[8]寒，无毒。生荆楚及人家田园中。五月采，阴干。

〔《本经》原文〕

酸浆，味酸，平。主热烦满，定志益气，利水道，产难吞其实立产。一名醋浆。生川泽。

淫羊藿[9]无毒。主坚筋骨，消瘰疬，赤痈，下部有疮，洗出虫。丈夫久服，令人无子[10]。生上郡[11]阳山。署预为之使。

---

〔1〕 百合条见《千金翼》、《大观》卷八。
〔2〕 胪胀：《千金翼》作、"膲胀"，其他各本作，"胪胀"。
〔3〕 喉痹肿：《千金翼》作"喉痹肿"，其他各本作"喉痹"，无"肿"字。
〔4〕 一名重箱：《和名》作"一名重匡"，《千金翼》作"一名重葙"，其他各本作"一名重箱"。
〔5〕 一名重迈：《和名》、《千金翼》有此四字，其他各本无此四字。
〔6〕 一名摩罗：《和名》"一名磨罗"，其他各本作"一名摩罗"。
〔7〕 本条，《通志略》以"强瞿"为"百合"条正名。
〔8〕 酸浆：条见《千金翼》，《大观》卷八。又，"浆"，孙本、黄本作"酱"。
〔9〕 淫羊藿条见《御览》卷九九三、《千金翼》。
〔10〕 无子：《大观》作"有子"，其他各本作"无子"。
〔11〕 上郡：《续疏》作"下郡"，其他各本作"上郡"。

〔《本经》原文〕

淫羊藿，味辛，寒。主阴痿绝伤，茎中痛，利小便，益气力，强志。一名刚前。生山谷。

蠡实〔1〕温，无毒。主止心烦满，利大小便，长肌肤〔2〕肥大〔3〕。

花叶　治喉痹，多服令人溏泄〔4〕。一名荔实。生河东。五月采实，阴干。

〔《本经》原文〕

蠡实，味甘，平。主皮肤寒热，胃中热气，风寒湿痹，坚筋骨，令人嗜食。久服轻身。花、叶，去白虫。一名剧草，一名三坚，一名豕首。生川谷。

栀子〔5〕大寒，无毒。主治目热赤痛〔6〕胸〔7〕心大小肠大热，心中烦闷，胃中热气〔8〕。一名越桃〔9〕。生南阳。九月采实，暴干〔10〕。

---

〔1〕　蠡实条见《御览》卷九九二、《千金翼》。又，蠡实：《御览》以"豕首"为蠡实条正名。又郭璞注《尔雅》引《本草经》曰："藬卢，一名诸兰，今江东呼稀首。"

〔2〕　肌肤，《千金翼》作"肌肉"，其他各本均作"肌肤"。

〔3〕　止心烦满，利大小便，畏肌肤肥大：《品汇》列入"花叶"之后。

〔4〕　多服令人溏泄：《品汇》脱此文。

〔5〕　栀子条见《新修》、《御览》卷九五九。

〔6〕　目热赤痛：《纲目》、《疏证》作"目赤热痛"，其他各本作"目热赤痛"。

〔7〕　胸：《新修》原作"胸中"，据《千金翼》、《大观》、《政和》、《证类》改。

〔8〕　胃中热气：《纲目》、《疏证》脱此文。

〔9〕　桃：此下，《御览》有"支子叶两头尖，如樗蒲形，剥其子如玺而黄赤。"，其他各本无此文。

〔10〕　本条玄《大观》有"疱皶鼻白癞赤癞疮疡"九字，作黑字《别录》文。柯逢时《大观札记》亦注此九字原来是黑字，后改为白字。其他各本皆不注此九字为《别录》文。故本书亦不取九字为《别录》文。

〔《本经》原文〕

栀子，味苦，寒。主五内邪气，胃中热气，面赤酒皰皶鼻，白癞、赤癞疮疡。一名木丹。生川谷。

槟榔[1]味辛，温，无毒。主消谷，逐水，除淡澼[2]杀三虫，去伏尸[3]治寸白。生南海。

合欢[4]无毒。生益州[5]。

〔《本经》原文〕

合欢，味甘，平。主安五脏，利心志，令人欢乐无忧。久服轻身明目得所欲。生山谷。

卫矛[6]无毒。主治中恶，腹痛，去白虫，消皮肤风毒肿，令[7]阴中解[8]。生霍山。八月采，阴干。

〔《本经》原文〕

卫矛，味苦，寒。主女子崩中下血，腹满汗出，除邪，杀鬼毒蛊注。一名鬼箭。生山谷。

紫葳[9]无毒。茎叶，味苦，无毒。治痿蹶，益气。一名陵

---

〔1〕 槟榔条见《新修》、《千金翼》。

〔2〕 淡澼：《新修》作"淡澼"。其他各本作"痰癖"。

〔3〕 去伏尸：《新修》作"去伏尸"，其他各本无"去"字。

〔4〕 合欢条见《新修》、《御览》卷九六０。

〔5〕 生益州：《御览》引《本草经》作"生益州"，又《御览》引《本草经》作"合欢生豫州河内川谷，其树似狗骨树"，其他各本无此文。

〔6〕 卫矛条见《新修》、《御览》卷九九三。又，本条《纲目》、《草木典》、《续疏》有"鬼箭"二字，注为《别录》文。《大观》、玄《大观》、《大全》成化本《政和》、《政和》、《证类》对此二字作白字《本草经》文，《图考长编》森本、孙本、顾本、狩本、黄本皆录此二字为《本草经文》，非《别录》文。

〔7〕 令：此下，《品汇》衍"从"字，其他各本无"从"字。

〔8〕 解：《新修》原作"鲜"，据《千金翼》、《大观》、《证和》、《政类》改。

〔9〕 紫葳条见《新修》、《御览》卷九九二。

苕，一名芙华[1]，一名陵时[2]。生西海及山阳。

〔《本经》原文〕

紫葳，味酸，微寒。主妇人产乳余疾，崩中，癥瘕血闭，寒热羸瘦，养胎。生川谷。

芜荑[3]平，无毒。逐寸白，散腹[4]中温温喘息[5]。生晋山。三月采实，阴干。

〔《本经》原文〕

芜荑，味辛。主五内邪气，散皮肤骨节中淫淫温行毒，去三虫，化食。一名无姑，一名蕨瑭。生川谷。

紫草[6]无毒。主治腹肿[7]胀满痛，以合膏，治小儿疮及

---

〔1〕芙华：《新修》、《御览》、《千金翼》、玄《大观》卷十三，《大观》作"芙华"。《和名》、《证类》、《政和》、成化本《政和》、《大全》、《品汇》、《纲目》、《草木典》、《图考长编》、《疏证》等作"茇华"。又《草木典》注"茇华"为《本经》文。

〔2〕一名陵时：《尔雅》郭璞注云："本草一名陵时。"《毛诗注疏》孔颖达疏云："本草陵时，一名陵苕。"《尔雅疏》邢昺释曰："苕，一名陵苕，本草一名陵时"，今本草无"陵时"之名，据此以补之。

〔3〕芜荑条见《新修》、《御览》卷九九二。

〔4〕腹：《新修》、《太平御览》作"腹"，其他各本作"肠"。

〔5〕息：《新修》原作"出"，据《千金翼》、《大观》、《政和》、《证类》改。又，《图考长编》在"息"字下有"一名蕨瑭"四字注为《别录》文，《大观》、玄《大观》、《大全》对此四字，作墨字《别录》。但《政和》、《证类》、成化本《政和》对此四字作黑底白字《本草经》文，森本、孙本、顾本、狩本、黄本皆录此四字为《本草经》文。按：此四字应为《本草经》文，非《别录》文。

〔6〕紫草条见《御览》卷九九六、《千金翼》。又，紫草：《尔雅》邢昺疏作"茈草"。此下《纲目》有"紫丹"二字注为《别录》文。《大观》、玄《大观》、《大全》、成化本《政和》、《政和》、《政类》对此二字作白字《本草经》文。《图考长编》、森本、孙本、顾本、狩本、黄本皆录此二字为《本草经》文。按：此二字应为《本草经》文，非《别录》文。

〔7〕腹肿：《纲目》、《草木典》脱"腹"字。其他各本均有"腹"字。又《纲目》、《草木典》在"肿"字上有"通水道"三字注为《别录》文。《大观》、玄《大观》、《大全》、成化本《政和》、《政和》、《证类》对此三字作白字《本草经》文，《品汇》、《图考长编》、森本、孙本、顾本、狩本、黄本皆录此三字为《本草经》文。按：此三字应为《本草经》文，非《别录》文。

面皱。生砀山及楚地。三月采根，阴干。

〔《本经》原文〕

紫草，味苦，寒。主心腹邪气，五疸，补中益气，利九窍，通水道，一名紫丹，一名紫芙。生山谷[1]。

紫菀[2]味辛，无毒。主治咳唾脓血，止喘悸，五劳体虚，补不足，小儿惊痫。一名紫蒨，一名青苑。生[3]房陵及真定、邯郸。二月、三月[4]采根，阴干。款冬为之使。恶天雄、瞿麦、雷丸、远志。畏茵陈蒿[5]。

〔《本经》原文〕

紫菀，味苦，温。主咳逆上气，胸中寒热结气，去蛊毒，痿蹶，安五脏。生山谷。

白鲜[6]味咸，无毒。主治四肢不安，时行腹中大热、饮水、欲走、大呼[7]，小儿惊痫，妇人产后余痛。生上谷及宛朐。四月、五月采根，阴干。恶桑螵蛸[8]、桔梗、茯苓、萆薢[9]。

---

〔1〕 本条，《御览》引《本草》有"紫草一名地血"，其他各本无此文。又《和名类聚钞》引本草有"紫草一名紫蒨"。按："紫蒨"是"紫菀"的别名，非"紫草"的别名。

〔2〕 紫菀条见《千金翼》、《大观》卷八。

〔3〕 生：此下，《纲目》、《草木典》有"汉中"二字，其他各本无此二字。

〔4〕 三月：《草木典》作"三日"，其他各本作"三月"。

〔5〕 款冬为之使，恶天雄、瞿麦、雷丸、远志，畏茵陈蒿：《纲目》和《草木典》注为徐之才文。此文《本草经集注》已有著录。

〔6〕 白鲜条见《御览》九九一、《千金翼》。又，"白鲜"，《千金方》作"白鲜皮"，《尔雅》作"白鲜根皮"，其他各本无"皮"字。

〔7〕 时行腹中大热、饮水、欲走、大呼：《纲目》断句为"时行腹中大热饮水，欲走大呼。"又玄《大观》将"欲走"二字移在"产后"之下，成为"产后欲走余痛"。

〔8〕 桑螵蛸：《医心方》作"螵蛸"，脱漏"桑"字。

〔9〕 恶桑螵蛸、桔梗、茯苓、萆薢：《纲目》、《草木典》注为徐之才文。此文《本草经集注》已有著录。

〔《本经》原文〕

白鲜，味苦，寒。主头风，黄疸，咳逆，淋沥，女子阴中肿痛，湿痹死肌，不可屈伸起止行步。生川谷。

白兔藿[1]无毒。主治风疰，诸大毒不可入口者，皆消除之。又去血，可末着痛上，立消[2]。毒入腹者，煮饮之即解[3]。生交州。

〔《本经》原文〕

白兔藿，味苦，平。主蛇虺、蜂虿、猘狗、菜肉蛊毒，鬼注。一名白葛。生山谷。

营实[4]微寒，无毒。久服轻身益气。根，止泄利腹痛，五脏客热，除邪逆气，疽癞[5]，诸恶疮，金疮，伤挞，生肉复肌。一名牛勒，一名蔷蘼[6]，一名山棘[7]。生零陵及蜀郡。八月、九月采，阴干[8]。

〔《本经》原文〕

营实，味酸，温。主痈疽恶疮，结肉跌筋，败疮热气，阴蚀不瘳，利关节。一名蔷薇，一名蔷麻，一名牛棘。生川谷。

---

〔1〕　白兔藿条见《千金翼》、《大观》卷七。

〔2〕　消：《纲目》、《草木典》、《图考长编》作“清”，其他各本均作“消”。

〔3〕　风疰，诸大毒不可入口者，皆消除之，又去血，可末着痛上，立消。毒入腹者，煮饮之即解：《纲目》、《草木典》注为《本草经》文。《大观》、玄《大观》、成化本《政和》、《政和》、《证类》、《品汇》、《图考长编》皆注此三十三字为《别录》文。狩本、黄本、森本、孙本、顾本皆不录此三十三字为《本草经》文。按：此三十三字应为《别录》文，非《本草经》。

〔4〕　营实条见《御览》卷九九八、《千金翼》。又，“营实”，《御览》作“蔷薇”，其他各本作“营实”。又，《纪纂渊海》引本草作“蔷薇，其子名荣实”。

〔5〕　疽癞：《草木典》作“疽癫”其他各本作“疽癞”。

〔6〕　蔷蘼：《和名》作“芦蘼”，其他各本，“墙蘼”。

〔7〕　山棘：《渊鉴类函》引本草作“山枣”，其他各本作“山棘”。

〔8〕　本条《群芳谱》、《通志略》以“蔷薇”为正名。

薇衔[1]微寒，无毒。主暴癥，逐水，治痿蹙。久服轻身，明目。一名承膏，一名承肌[2]，一名无心，一名无颠。生汉中及宛朐、邯郸。七月采茎、叶，阴干。得秦皮良[3]。

〔《本经》原文〕

薇衔，味苦，平。主风湿痹历节痛，惊痫吐舌，悸气贼风，鼠瘘痈肿。一名麇衔。生川泽。

井中苔及萍[4]大寒。主治漆疮，热疮，水肿。井中蓝、杀野葛、巴豆诸毒。

王孙[5]无毒。主治百病，益气。吴名白功草，楚名王孙，齐名长孙，一名黄孙，一名黄昏[6]，一名海孙，一名蔓延。生海西及汝南城郭垣下。

〔《本经》原文〕

王孙，味苦，平。主五脏邪气，寒湿痹，四肢疼酸，膝冷痛。生川谷。

爵床[7] 无毒。生汗中及田野[8]。

---

〔1〕 薇衔条见《千金翼》、《大观》卷七。

〔2〕 肌：《和名》作"肥"其他各本作"肌"。

〔3〕 得秦皮良：《纲目》、《草木典》注为徐之才文。此文《本草经集注》已有著录。又，本条《群芳谱》引《别录》作"薇衔，生汉中川泽及宛朐邯郸，七月采茎叶，阴干"。

〔4〕 井中苔及萍条参考《千金翼》、《大观》卷九。

〔5〕 王孙条见《御览》卷九九三、《千金翼》。

〔6〕 黄昏：《急就篇》颜师古注作"牡蒙，一名黄昏"，又，王应麟注作"本草吴名白功草，楚名王孙，齐名长生，一名黄孙，一名海孙，一名蔓延"。

〔7〕 爵床条见《御览》卷九九一、《千金翼》。又，"爵床"，"御览"作"爵麻"，其他各本作"爵床"。

〔8〕 野：此下《图考长编》衍"井中苔及萍"及"井中蓝"等条文。又，《大观》、玄《大观》爵床条有"味咸寒"三字作墨字《别录》文，其他各本作《本草经》文。

〔《本经》原文〕

爵床，味咸，寒。主腰脊痛不得著床，俯仰艰难，除热。可作浴汤。生川谷。

白前[1]　味甘，微温[2]，无毒。主治胸胁逆气，咳嗽上气[3]。

百部根[4]　微温[5]，有小毒[6]。主治咳嗽[7]上气[8]。

王瓜[9]　无毒[10]。主治诸邪气，热结，鼠瘘，散痈肿、留血，妇人带下不通，下乳汁，止小便数不禁，逐四肢骨节中水，治马骨刺入疮。生鲁地田野，及人家垣墙间。三月采根，阴干。

〔《本经》原文〕

王瓜，味苦，寒。主消渴内痹，瘀血月闭，寒热酸疼，益气愈聋。一名土瓜。生平泽。

---

〔1〕白前条见《千金翼》、《大观》卷九。

〔2〕微温：《大观》、《政和》、《证类》在"温"字下注云："臣禹锡等谨案《蜀本》云：'微寒'。"

〔3〕气：此下，《纲目》、《草本典》有"呼吸欲绝"四字。按：《大观》、《政和》、《证类》在白前条下引《唐本》云："主上气冲喉中，呼吸欲绝。"则此四字似出《唐本》，非出于《别录》。

〔4〕百部根条见《千金翼》、《大观》卷九。

〔5〕微温：《大观》、《政和》、《证类》引《蜀本》注作"微寒"。

〔6〕有小毒：《千金翼》有此三字，其他各本无此三字。

〔7〕咳嗽：《草木典》作"咳喘"，其他各本作"咳嗽"。

〔8〕气：此下，《纲目》、《草木典》有"火炙酒渍饮之"六字，其他各本无此六字。

〔9〕王瓜条参考《千金翼》、《大观》卷九。

〔10〕毒：此下，《图考长编》有"主聋"二字注为《别录》文。《大观》、玄《大观》、《大全》、成化本《政和》、《政和》、《证类》对此二字作白字《本草经》文，《品汇》、《纲目》、《草木典》、《疏证》、森本、孙本、顾本、狩本、黄本皆注为《本草经》文。按：此二字应为《本草经》文，非《别录》文。

荠苨〔1〕 味甘，寒〔2〕。主解百药毒。

高良姜〔3〕 大温〔4〕。主治暴冷，胃中冷逆，霍乱腹痛。

马先蒿〔5〕 味苦〔6〕，无毒。生南阳。

〔《本经》原文〕

马先蒿，味平。主寒热鬼注，中风湿痹，女子带下病，无子。一名马屎蒿。生川泽。

蜀羊泉〔7〕 无毒。主治龋齿〔8〕，女子阴中内伤，皮间实积。一名羊泉，一名羊饴。生蜀郡。

〔《本经》原文〕

蜀羊泉，味苦，微寒。主头秃恶疮热气，疥瘙痂癣虫。生川谷。

积雪草〔9〕 无毒。生荆州。

〔《本经》原文〕

积雪草，味苦，寒。主大热，恶疮痈疽，浸淫赤熛皮肤赤，身热。生川谷。

---

〔1〕 荠苨条参考《千金翼》、《大观》卷九。

〔2〕 寒：此下，《千金翼》有"无毒"二字，其他各本无此二字。

〔3〕 高良姜条见《千金翼》、《大观》卷九。又，"高良姜"，《医心方》、《和名》作"高凉姜"，其他各本作"高良姜"。

〔4〕 温：此下，《千金翼》有"无毒"二字，其他各本无此二字。

〔5〕 马先蒿条见《千金翼》、《大观》卷九。

〔6〕 味苦：森本、顾本以"味苦"二字为《本草经》文，狩本、黄本、孙本不录此二字为《本草经》文，《大观》、玄《大观》、《大全》、成化本《政和》、《政和》、《证类》、《图考长编》作《别录》文。本书从《大观》等为正。

〔7〕 蜀羊泉，条见《千金翼》、《大观》卷九。

〔8〕 龋齿：《政和》、成化本《政和》、《证类》对此二字作白字《本草经》文，《品汇》、孙本，黄本录此二字为《本草经》文，但《大观》、玄《大观》、《大全》、《纲目》、《草木典》、《图考长编》注此二字为《别录》文，森本、顾本、狩本不取此二字为《本草经》文，本书从《大观》等为正。

〔9〕 积雪草条见《千金翼》、《大观》卷九。

恶实〔1〕　味辛，平，无毒〔2〕。主明目，补中，除风伤。根茎，治伤寒、寒热、汗出，中风，面肿，消渴、热中，逐水。久服轻身耐老，生鲁山平泽。又，恶实，一名牛蒡，一名鼠黏草〔3〕。

莎草根〔4〕　味甘，微寒，无毒。主除胸中热，充皮毛。久服利人〔5〕，益气，长须眉。一名薃，一名侯莎，其实名缇。生田野，二月、八月采。

大小蓟根〔6〕　味甘，温。主养精，保血〔7〕。大蓟，主治女子赤白沃〔8〕，安胎，止吐血、衄鼻〔9〕，令人肥健。五月采〔10〕。

垣衣〔11〕　味酸，无毒。主治黄疸，心烦，咳逆，血气，暴

----

〔1〕　恶实条见《千金翼》、《大观》卷九。又，《品汇》以"鼠黏子"作为恶实条正名。《草木典》以"牛蒡"为正名。

〔2〕　无毒：《千金翼》有此二字，其他各本皆无此二字。

〔3〕　恶实，一名牛蒡，一名鼠黏草：此文出《证类》恶实条《唐本注》引《别录》文。又《医心方》引文同。

〔4〕　莎草根条见《千金翼》、《大观》卷九。莎草根：《医心方》、《和名》作"莎草"，《品汇》作"香附子"，《纲目》作"莎草香附子"，其他各本作"莎草根"。

〔5〕　利人：《千金翼》、《大观》、玄《大观》、《证类》、《续疏》作"利人"，《品汇》、《政和》、成化本《政和》、《大全》、《纲目》、《草木典》、《图考长编》、《乘雅》作"令人"。本书从《大观》等为正。

〔6〕　大小蓟根条见《千金翼》、《大观》卷九。

〔7〕　养精，保血：《纲目》、《草木典》作"保精养血"。

〔8〕　赤白沃：《草木典》作"赤白带"，其他各本作"赤白沃"。

〔9〕　衄鼻：《纲目》作"鼻衄"，其他各本作"衄鼻"。

〔10〕　本条，《通志略》以"蓟"为正名，不作"大小蓟根"。

〔11〕　垣衣条见《千金翼》、《大观》卷九。

热[1]在肠胃[2]金疮内塞。久服补中益气，长肌[3]好颜色。一名昔邪，一名乌韭，一名垣蠃，一名天韭，一名鼠韭。生古垣墙阴[4]或屋上。三月三日采，阴干。

又，垣衣，主暴风口噤，金疮、酒渍服之效[5]。

艾叶[6]　味苦，微温，无毒。主灸百病，可作煎，止下痢，吐血[7]，下部匶疮，妇人漏血，利阴气，生肌肉，辟风寒，使人有子。一名冰台[8]，一名医草。生田野。三月三日采，暴干。作煎，勿令见风。

又，艾，生寒熟热。主下血，衄血、脓血痢，水煮及丸散任用[9]。

牡蒿[10]　味苦，温，无毒。主充肌肤，益气，令人暴肥，血脉满盛，不可久服。生田野，五月、八月[11]采。

---

〔1〕　暴热：《图考长编》作"暴风热"，其他各本皆无"风"字。

〔2〕　胃：此下，《纲目》、《草木典》有"暴风口噤"四字，其他各本无此四字。

〔3〕　肌：此下，《纲目》、《草木典》有"肉"字，其他各本无"肉"字。

〔4〕　阴：此下《草木典》有"青苔衣也"四字。其他各本均无此四字。

〔5〕　主暴风……之效：此文出《证类》垣衣条唐本注。又，《纲目》无"效"字。

〔6〕　艾叶条见《千金翼》、《大观》卷九。

〔7〕　止下痢，吐血：《纲目》、《草木典》作"止吐血、下痢"。

〔8〕　冰台：《千金翼》作"水台"，其他各本作"冰台"。又《急就篇》颜师古注云："艾一名冰台。"

〔9〕　艾生寒……任用：此文出《证类》艾叶条《唐本注》引《别录》文。

〔10〕　牡蒿条见《千金翼》、《大观》卷三〇。又，"牡蒿"，《新修》原作"杜蒿"。据《和名》、《千金翼》、《大观》、《政和》、《证类》、《大观》、《大全》、成化本《政和》改。

〔11〕　八月：《新修》原脱，据《千金翼》、《大观》、《政和》、《证类》补。

假苏〔1〕 无毒。一名姜芥。生汉中。

〔《本经》原文〕

假苏，味辛，温。主寒热鼠瘘，瘰疬生疮，破结聚气，下瘀血，除湿痹。一名鼠蓂。生川泽。

水萍〔2〕 味酸，无毒。主下气。以沐浴，生毛发。一名水白，一名水苏。生雷泽〔3〕。三月采，暴干〔4〕

〔《本经》原文〕

水萍，味辛，寒。主暴热身痒，下水气，胜酒，长须发，止消渴。久服轻身。一名水华。生池泽。

海藻〔5〕 味咸，无毒。主治皮间积聚暴㿉，留气热结〔6〕，利小便。一名薚。生东海，七月七日〔7〕采，暴干。反甘草〔8〕。

〔《本经》原文〕

海藻，味苦，寒。主瘿瘤气，颈下核，破散结气，痈肿癥瘕坚气，腹中上下鸣，下十二水肿。一名落首。生池泽。

---

〔1〕 假苏条见《新修》、《千金翼》。又，《品汇》以"荆芥"为假苏条正名。按：《大观》、《政和》、《证类》、《大全》、成化本《政和》、玄《大观》假苏条注，有禹锡按《蜀本》引《吴氏本草》名荆芥。盖"荆芥"一名是出于《吴普本草》。

〔2〕 水萍条见《御览》卷一〇〇〇、《千金翼》。

〔3〕 泽：《御览》在"泽"字下，有"水上"二字，其他各本皆无此二字。

〔4〕 本条，《古今合璧事类备要》别集卷五十六引本草作"大者曰蘋，茎长三四寸，亦叶叶相对而生，浮在水中，亦无根著"。其他各本无此文。又，《通志略》将"水萍"并在"藻"条中。

〔5〕 海藻条见《御览》卷九九二、《千金翼》。

〔6〕 皮间积聚暴㿉，留气结热：《纲目》、《图考长编》句为"皮间积聚，暴㿉留气结热"。

〔7〕 七日：《千金翼》脱"七日"二字。其他各本有"七日"二字。

〔8〕 反甘草：《纲目》、《草木典》注为徐之才文，此文《本草经集注》已有著录。又，本条《尔雅》卷下郭璞引本草作"薚，海藻，药草也，一名海萝，如乱发，生海中"。其他各本无此文。又《尔雅疏》卷八邢昺疏云："案本草一名薚。"

昆布〔1〕 味咸，寒，无毒。主治十二种水肿，瘿瘤聚结气，瘘疮。生东海。

荭草〔2〕 味咸，微寒，无毒。主治消渴，去热，明目，益气。一名鸿藹〔3〕。如马蓼而大，生水傍，五月采实。

陟厘〔4〕 味甘，大温，无毒。主治心腹大寒，温中消谷，强胃气，止泄痢。生江南池泽。

干姜〔5〕 大热，无毒。主治寒冷腹痛，中恶，霍乱，胀满，风邪诸毒，皮肤间结气，止唾血。生姜，味辛，微温。主治伤寒头痛、鼻塞，咳逆上气，止呕吐。生犍为及荆州、扬州。九月采。秦椒为之使。杀半夏、莨菪毒。恶黄芩〔6〕、天鼠矢〔7〕。

又，生姜，微温，辛，归五脏。去痰，下气，止呕吐，除风邪寒热。久服小志少智，伤心气〔8〕。

〔《本经》原文〕

干姜，味辛，温。主胸满咳逆上气，温中，止血，出汗，逐风湿痹，肠澼下利。生者尤良。久服去臭气，通神明。生川谷。

薰草〔9〕 味甘，平，无毒。主治明目，止泪，治泄精，去

---

〔1〕 昆布条见《御览》卷九九二、《千金翼》。又，“昆布”，《御览》作“纶布”，其他各本作“昆布”。

〔2〕 荭草条见《千金翼》、《大观》卷九。

〔3〕 一名鸿藹：《和名》作“一名鸿蕻”，其他各本作“一名鸿藹”。

〔4〕 陟厘条见《千金翼》、《大观》卷九。陟厘：《和名类聚抄》作“陟釐”，其他各本作“陟釐”。

〔5〕 干姜条见《千金翼》、《大观》卷八。

〔6〕 恶黄芩：《本草经集注》作“恶黄芩”，其他各本作“恶黄芩、黄连”。

〔7〕 天鼠矢：《医心方》、《本草经集注》作“天鼠矢”，其他各本作“天鼠粪”。又，“秦椒为之使。杀半夏、莨菪毒。恶黄芩，天鼠矢”，《纲目》、《草木典》注为徐之才文。此文《本草经集注》已有著录。

〔8〕 生姜微温……伤心气：此文出《新修》韮条注引《别录》文。

〔9〕 薰草条见《新修》、《千金翼》。

臭恶气，伤寒头痛，上气，腰痛。一名蕙草。生下湿地，三月采，阴干，脱节者良[1]。

船虹[2]　味酸，无毒。主下气，止烦满[3]。可做浴汤，药色黄。生蜀郡，立秋取。

婴桃[4]　味辛，平，无毒。主止泄肠澼，除热，调中，益脾气，令人好色[5]美志。一名牛桃[6]，一名英豆。实大如麦，多毛。四月采，阴干[7]。

五色符[8]　味苦，微温。主治咳逆，五脏邪气，调中，益气，明目，杀虱[9]。青符、白符、赤符、黑符、黄符[10]，各

〔1〕良：此下，《纲目》、《草木典》有"又曰：蕙实，生鲁山平泽"。九字，其他各本均无此九字。按：此九字原是"有名无用"蕙实条之文。《纲目》、《草木典》将"蕙实"条并在"薰草"条中，故此九字亦随文并入薰草条中。又，《急就篇》王应麟注云："本草薰草一名蕙"，石户谷勉《中国北部之药草》云："零陵香及薰草，此药物收载于陶弘景《名医别录》中品，本称为薰草，以后因其于零陵地方，故亦称零陵香，零陵在今广西附近。"《通志略》云："兰即蕙，蕙即薰，薰即零陵香，楚辞云，滋兰九畹，植蕙百亩，互言也，古方谓之薰草，故《名医别录》出薰草条。"又云："《别录》云：'薰草一名蕙草'"。

〔2〕船虹条见《新修》、《千金翼》。

〔3〕满：《纲目》、《草木典》、《群芳谱》作"渴"其他各本均作"满"。

〔4〕婴桃条见《新修》、《千金翼》。

又，"婴桃"，《纲目》作"樱桃"，其他各本无"山"字。

〔5〕好色：《纲目》、《草木典》作"好颜色"，其他各本均无"颜"字。

〔6〕牛桃：《纲目》作"朱桃"，其他各本均作"牛桃"。

〔7〕本条，《初学记》引本草作"樱桃，味甘，主调中，益脾气，令人好颜色美志气。一名牛桃，一名麦英"。

〔8〕五色符条见《新修》、《千金翼》。

〔9〕杀虱：《纲目》和《草木典》、《群芳谱》作"杀虫"。其他各本均作"杀虱"。

〔10〕黄符：《新修》原脱，据《千金翼》、《大观》、《政和》、《证类》、玄《大观》、《大全》、成化本《政和》补。

随色补其藏。白符一名女木。生巴郡〔1〕山谷。

〔附〕**龙脑香及**〔2〕**膏香**〔3〕　味辛、苦，微寒，一云温，平，无毒。主治心腹邪气，风湿积聚，耳聋，明目，去目赤肤翳〔4〕。出婆律国，形似白松脂，作杉木气，明净者善；久经风日，或如雀屎者不佳。云合粳米炭〔5〕、相思子贮之，则不耗。膏，主耳聋。

又，龙脑治妇人难产，取龙脑研末少许，以新汲水调服，立差〔6〕。

石剧〔7〕　味甘无毒。主渴消〔8〕中〔9〕。

路石〔10〕　味甘，酸，无毒。主治心腹，止汗生肌〔11〕，酒〔12〕痂，益气，耐寒，实骨髓。一名陵石。生草石上，天雨独干，日出独濡，花黄，茎赤黑。三岁一实，实〔13〕赤如麻子。五月、十月采茎叶，阴干。

---

〔1〕　郡：《纲目》和《草木典》、《群芳谱》脱"郡"字，其他各本都有"郡"字。

〔2〕　及：《和名》作"乃"，其他各本作"及"。

〔3〕　龙脑香及膏香条见《新修》、《御览》卷九八一。

〔4〕　肤翳：《新修》脱，据《千金翼》、《证类》补。

〔5〕　粳米炭：《新修》作"粳米"，《御览》作"粳米灰"，《千金翼》、《大观》、《政和》、《证类》作"糯米炭"，本书从《御览》为正。

〔6〕　以新汲水调服，立差：《纲目》、《草木典》作"新汲水服立下"。《大观》、玄《大观》、成化本《政和》、《大全》、《政和》、《证类》作"以新汲水调服、立差"。又，"龙脑治妇人……立差"，此文出《海药本草》引《别录》文。

〔7〕　石据条见《新修》、《千金翼》。

〔8〕　消：《新修》原脱"消"字，据《千金翼》、《大观》、《政和》、《证类》补。

〔9〕　主渴消中：《纲目》、《群芳谱》作"止消渴"，《草木典》作"止消渴中"。

〔10〕　路石条见《新修》、《千金翼》。

〔11〕　肌：《新修》原作"肤"，据《千金翼》、《大观》、《政和》、《证类》改。

〔12〕　酒：《纲目》作"润"，其他各本均作"酒"。

〔13〕　实：《新修》有"实"字，其他各本均无"实"字。

旷石〔1〕　味甘，平〔2〕，无毒。主益气，养神，除热，止渴。生江南，如石草。

败石〔3〕　味苦，无毒。主治渴、痹。

越砥〔4〕　味甘，无毒。主治目盲，止痛〔5〕，除热瘦〔6〕。

夏台〔7〕　味甘。主百疾，济绝气。

鬼目〔8〕　味酸，平，无毒。主明目。一名来甘。实赤如五味，十月采。

马唐〔9〕　味甘，寒。主调中，明耳目。一名羊麻，一名羊粟。生下湿〔10〕地，茎有节，节〔11〕生根，五月采。

羊乳〔12〕　味甘，温，无毒。主治头眩〔13〕痛，益〔14〕气，长

---

〔1〕　旷石条见《新修》、《千金翼》。

〔2〕　平：《新修》原脱，据《千金翼》、《大观》、《政和》、《证类》补。

〔3〕　败石条见《新修》、《千金翼》。

〔4〕　越砥条见《新修》、《千金翼》。又，《纲目》将越砥条作金石类，排在金石部。又，"越砥"，《千金翼》作"越砥石"，其他各本无"石"字。又玄《大观》作"越砥"。

〔5〕　痛：此下《新修》原衍"阴"字，据《千金翼》、《证类》删。

〔6〕　目盲，止痛，除热瘦：《纲目》注为《本草经》文。《大观》、玄《大观》、《大全》、成化本《政和》、《政和》、《证类》作墨字《别录》文，《森本》、《孙本》、《顾本》、《狩本》、《黄本》皆不取为《本草经》文。此七字应为《别录》文。"瘦"，《新修》作"瘦"，据《千金翼》、《证类》改。

〔7〕　夏台条见《新修》、《千金翼》。

〔8〕　鬼目条见《新修》、《千金翼》。

〔9〕　马唐条见《新修》、《千金翼》。

〔10〕　湿：《新修》原脱"湿"字，据《千金翼》、《大观》、《政和》、《证类》补。

〔11〕　节：《新修》有"节"字，其他各本无"节"字。

〔12〕　羊乳条见《新修》、《千金翼》。

〔13〕　眩：《纲目》、《草木典》作"肿"，其他各本均作"眩"。

〔14〕　益：《新修》原脱，据《千金翼》、《大观》、《政和》、《证类》补。

肌肉。一名地黄。三月采，立夏后母死〔1〕。

犀洛〔2〕　味甘，无毒。主治瘙〔3〕。一名星洛，一名泥洛。

雀翘〔4〕　味咸。主益气，明目。一名去母，一名更生〔5〕。生蓝中，叶细黄，茎赤有刺。四月实，实〔6〕兖〔7〕黄中黑。五月采，阴干。

鸡涅〔8〕　味甘，平，无毒。主明目，目〔9〕中寒风，诸不足，水腹〔10〕。邪气，补中，止泄痢，女子白沃〔11〕。一名阴洛。生鸡山，采无时。

相乌〔12〕　味苦。主治阴痿。一名乌葵〔13〕，如兰香，赤茎。生山阳，五月十五日采，阴干。

神护草〔14〕　可使独守，叱咄人，寇盗不敢入门。生常山北共〔15〕，八月采〔16〕。

---

〔1〕　本条：《群芳谱》作"其根多白汁，故俚人呼为羊婆奶，即别录所谓羊乳"。

〔2〕　犀洛条见《新修》、《千金翼》。

〔3〕　瘙：此下《纲目》、《草木典》、《群芳谱》有"疾"字。

〔4〕　雀翘条见《新修》、《千金翼》。

〔5〕　一名去母，一名更生：《纲目》、《草木典》排在雀翘条末。

〔6〕　实：《新修》有"实"字，其他各本均无"实"字。

〔7〕　兖：《纲目》作"锐"，其他各本均作"兖"。

〔8〕　鸡涅条见《新修》、《千金翼》。

〔9〕　目：《纲目》、《政和》、成化本《政和》、《草木典》脱漏"目"字。

〔10〕　水腹：《新修》、《千金翼》、玄《大观》作"水腹"，其他各本作"水肿"。

〔11〕　女子白沃：《新修》作"女子白沃"，其他各本作"疗女子白沃"。

〔12〕　相乌条见《新修》、《千金翼》。又，"相乌"，《和名》作"相马"，其他各本作"相乌"。

〔13〕　乌葵：《群芳谱》作"鸟葵"，其他各本作"乌葵"。

〔14〕　神护草条见《新修》、《千金翼》。

〔15〕　共：《新修》有"共"字，其他各本均无"共"字。

〔16〕　生长山北，八月采：《纲目》和《草木典》排在"神护草"之后。

黄护草〔1〕　无毒。主治痹，益气，令人嗜食。生陇西。

天雄草〔2〕　味甘，温，无毒。主益气，阴痿。生山泽中，状如兰，实如大豆，赤色。

益决草〔3〕　味辛，温，无毒。主治咳逆肺伤〔4〕。生山阴，根如细辛。

异草〔5〕　味甘，无毒，主治瘘痹，寒热，去黑子。生篱木上，叶如葵，茎傍〔6〕有角，汁白。

勒草〔7〕　味甘，无毒。主治瘀血，止精，溢盛气。一名黑草。生山谷，如瓜蒌。

英草华〔8〕　味辛，平〔9〕，无毒。主治痹气，强阴，治面劳疽〔10〕，解烦，坚筋骨，治风头。可作沐药。生蔓木上。一名鹿英。九月采，阴干。

吴葵华〔11〕　味咸，无毒。主理心〔12〕气不足。

〔附〕**北荇华**〔13〕　味苦，无毒。主治气脉溢。一云芹华。

---

〔1〕　黄护草条见《新修》、《千金翼》。

〔2〕　天雄草条见《新修》、《千金翼》。

〔3〕　益决草条见《新修》、《千金翼》。

〔4〕　伤：《新修》原作"肠"据《千金翼》、《大观》、《政和》、《证类》改。

〔5〕　异草条见《新修》、《千金翼》。

〔6〕　傍：《新修》原作"温"，据《千金翼》、《大观》、《政和》、《证类》改。

〔7〕　勒草条见《新修》、《千金翼》。又，玄《大观》作"勒早"，其他各本作"勒草"。

〔8〕　英草华条见《新修》、《千金翼》。

〔9〕　平：《新修》原脱，据《千金翼》、《大观》、《政和》、《证类》补。

〔10〕　面劳疽：《纲目》、《草木典》作"女劳疸"。其他各本均作"面劳疽"。

〔11〕　吴葵华条见《新修》、《千金翼》。

〔12〕　心：《千金翼》、《证类》作"心心"，其他各本只作"心"。

〔13〕　北荇华条见《千金翼》。此条除《千金翼》见录外，其他各本均无。但是《证类》卷三紫葳条陶隐居注引《博物志》作"郝晦行华草于太山北"。又，《群芳谱》卷九十七引《博物志》云："钩吻草与荇华相似。"

陕华〔1〕　　味甘，无毒。主治上气，解烦，坚筋骨。

节华〔2〕　　味苦，无毒。主治伤中，痿痹，溢肿。皮，主治脾中客〔3〕气〔4〕。一名山节，一名达节〔5〕，一名通柴。十月采，暴干。

新雉木〔6〕　　味苦，香，温，无毒。主治风头〔7〕，眩痛，可作沐药。七月采，阴干，实如桃。

合新木〔8〕　　味辛，平，无毒，解心烦，止疮痛〔9〕生辽东。

俳蒲木〔10〕　　味甘，平，无毒。主少气，止烦。生山陵〔11〕。叶如柰，实赤，三核〔12〕。

遂阳木〔13〕　　味甘，无毒。主益气。生山中〔14〕。如白杨叶，三月实，十月熟赤，可食。

荻皮〔15〕　　味苦。止消渴，去〔16〕白虫。益气。生江南。如

---

〔1〕　陕华条见《新修》、《千金翼》。

〔2〕　节华条见《新修》、《千金翼》。"节华"，《群芳谱》作"节草"。

〔3〕　热：《新修》原脱，据《千金翼》、《大观》、《政和》、《政类》补。

〔4〕　主伤中，痿痹，溢肿。皮，主治脾中客热气：《纲目》断句为"主伤中痿痹。溢肿皮。主脾中客热气"。

〔5〕　一名达节：《和名》作"一名达华"，其他各本作"一名达节"。

〔6〕　新雉木条见《新修》、《千金翼》。

〔7〕　头：《新修》有"头"字，其他各本无"头"字。

〔8〕　合新木修见《新修》、《千金翼》。

〔9〕　解心烦，止疮痛：《新修》原作"解烦心，上疗痛"，据《千金翼》、《大观》、《政和》、《证类》改。

〔10〕　俳浦木条见《新修》、《千金翼》。

〔11〕　"山陵"：《新修》作"山陵"、其他各本作"陵谷"字。

〔12〕　三核：《纲目》、《群芳谱》作"三稜"，其他各本作"三核"。

〔13〕　遂阳木条见《新修》、《千金翼》。

〔14〕　中：《新修》原脱，据《千金翼》、《大观》、《政和》、《证类》补。

〔15〕　荻皮条见《新修》、《千金翼》。荻皮：《新修》原作"萩皮"，据《千金翼》、《大观》、《政和》、《证类》改。

〔16〕　去：《纲目》、《草木典》脱"去"字。

松叶，有别〔1〕刺，实赤黄。十月采。

蕙实〔2〕 味辛。主明目，补中。根茎中汤〔3〕，治伤寒，寒热，出汗，中风，面肿，消渴，热中，逐水〔4〕。生鲁山平泽。

白并〔5〕 味苦无毒。主治肺咳上气，行五脏，令百病不起。一名王萧〔6〕，一名箭悍。叶如小竹，根黄白皮〔7〕。生山陵〔8〕。三月〔9〕、四月采根，曝干。

赤涅〔10〕 味甘无毒。主治痊，崩中，止血，益气。生蜀郡山〔11〕石阴地湿处。采无时。

黄秫〔12〕 味苦，无毒。主止心烦，汗出〔13〕。生如桐，根黄〔14〕。

黄白支〔15〕 生山陵。三月〔16〕、四月采根，曝干。

---

〔1〕 别：《千金翼》脱"别"字，其他各本有"别"字。
〔2〕 蕙实条见《新修》、《千金翼》。
〔3〕 汤：《新修》、《千金翼》作"汤"，其他各本作"涕"。
〔4〕 逐水：《新修》原作"遂水"，据《千金翼》、《大观》、《政和》、《证类》改。
〔5〕 白并条见《新修》、《千金翼》。
〔6〕 王萧：《新修》、《和名》作"玉箫"，据《千金翼》、《证类》改。
〔7〕 白皮：《新修》作"白皮"，其他各本作"皮白"。
〔8〕 一名王萧……生山陵：《纲目》"一名王富，一名箭竿，生山陵。叶如小竹，根黄白"。
〔9〕 月：《新修》原脱，据《千金翼》、《大观》、《政和》、《证类》补。
〔10〕 赤涅条见《新修》、《千金翼》。
〔11〕 山：《纲目》作"出"，其他各本作"山"。
〔12〕 黄秫条见《新修》、《千金翼》。
〔13〕 主止心烦汗出：《新修》作"主止心烦汗出"，其他各本作"主心烦止汗出"。
〔14〕 黄：《新修》有"黄"字，其他各本均无"黄"字。
〔15〕 黄白支条见《新修》、《千金翼》。
〔16〕 月：《新修》原脱，据《千金翼》、《大观》、《政和》、《证类》补。

紫蓝[1]　味咸，平[2]，无毒。主食肉得毒，能消除之。

累根[3]　主缓筋，令不痛。

良达[4]　主治齿痛，止渴，轻身。生山阴，茎蔓延，大如葵，子滑小[5]。

委蛇[6]　味甘，平，无毒。主治消渴，少气，令人耐寒。生人家园中，大枝长须，多叶两两[7]相值，子如芥子。

麻伯[8]　味酸，无毒。主益气，出汗。一名君莒[9]一名衍草，一名道止，一名自死。生平陵，如兰，叶黑厚，白裹[10]茎，实赤黑[11]。九月采根。

类鼻[12]　味酸，温，无毒。主治痿痹。一名类重。生田中高地，叶如天[13]名精、美[14]根。五月采。

逐[15]　**折**[16]　杀鼠，益气，明目。一名百合。厚实，生

---

〔1〕　紫蓝条见《新修》、《千金翼》。

〔2〕　平：《新修》有"平"字，其他各本均无"平"字。

〔3〕　累根条见《新修》、《千金翼》。

〔4〕　良达条见《新修》、《千金翼》。

〔5〕　大如葵，子滑小：《千金翼》断句为"大如葵，子滑小"，《纲目》断句为"大如葵子，滑小"。

〔6〕　委蛇条见《新修》、《千金翼》。

〔7〕　两两：《新修》作"两两"。《千金翼》、《大观》、玄《大观》、《大全》、成化本《政和》、《政和》、《证类》、《品汇》、《纲目》作"而两两"。

〔8〕　麻伯条见《新修》、《千金翼》。

〔9〕　君莒：《和名》、《草木典》作"局莒"，其他各本作"君莒"。

〔10〕　裹：《千金翼》、《品汇》、《纲目》、《草木典》作"裹"，其他各本作"裹"。

〔11〕　如兰，叶黑厚，白裹茎，实赤黑：《千金翼》断句为"如兰，叶黑厚，白裹茎，实亦黑"。

〔12〕　类鼻条见《新修》、《千金翼》。

〔13〕　天：《新修》原脱，据《千金翼》、《大观》、《政和》、《证类》补。

〔14〕　美：《纲目》作"叶"。

〔15〕　逐：《新修》原作"遂"，据《千金翼》、《大观》、《政和》、《证类》改。

〔16〕　逐折条见《新修》、《千金翼》。

木[1]间，茎黄，七月实黑如大豆。

并苦[2]　主治咳逆上气，益肺气，安五脏。一名蝅[3]薰，一名玉荆[4]。三月采，阴干。

索干[5]　味苦，无毒。主易耳。一名马耳。

疥栢[6]　味辛，温，无毒。主轻身，治痹。五月采，阴干[7]，生上党[8]。

常更[9]　**之生**[10]　味苦，平，无毒。主明目。实有刺大如稻米[11]。

城裏赤柱[12]　味辛，平。治妇人漏血，白沃，阴蚀，湿痹，邪气，补中，益气，生晋平阳。

---

〔1〕　木：《千金翼》作"禾"，其他各本均作"木"。

〔2〕　并苦条见《新修》、《千金翼》。

〔3〕　蝅：音或。

〔4〕　玉荆：《新修》、《和名》作"一名工荆"，据《千金翼》、《政类》改。

〔5〕　索干条见《新修》、《千金翼》。又，"索干"，《纲目》、《群芳谱》作"索千"，《千金翼》作"索十"，其他各本作"索干"。

〔6〕　疥栢腹条见《新修》、《千金翼》。又，"疥栢"，《新修》、《和名》作"疥栢"，《千金翼》、《大观》、玄《大观》、《大全》、成化本《政和》、《政和》、《证类》、《品汇》、《纲目》作"疥拍腹"。

〔7〕　阴干：《新修》原脱，据《千金翼》、《大观》、《政和》、《证类》、玄《大观》、《大全》、成化本《政和》补。

〔8〕　生上党：《新修》原脱，据《千金翼》补。

〔9〕　更：《新修》、《和名》作"更"，其他各本均作"吏"、《证类》注云"《蜀本》作常更之生"。

〔10〕　常更之生条见《新修》、《千金翼》。

〔11〕　米：《纲目》、《草木典》作"粱"，其他各本均作"米"。

〔12〕　城裏赤柱条见《新修》、《千金翼》。又，"柱"，《和名》作"桂"，其他各本作"柱"。

凫葵[1]　味甘，冷，无毒。主消渴，去热淋，利小便。生水中，即荇菜也。一名接余。五月采[2]。

〔附〕白菀[3]　一名织女菀，一名茆。生汉中川谷，或山阳。正月、二月采，阴干。

零羊角[4]　味苦，微寒，无毒。主治伤寒，时气寒热，热[5]在肌肤，温[6]风注毒伏在骨间，除郁[7]，惊梦，狂越，僻谬[8]，及食噎不通。久服强筋骨，轻身，[9]起阴，益气[10]，

---

〔1〕　凫葵条见《千金翼》、《大观》卷九。又，《大观》凫葵条《唐本》注云："凫葵南人名猪蓴，堪食，有名未用条中戴也。"掌禹锡云："今据《唐本》注云：'有名未用条中戴也'，而寻有名未用条中，即无凫葵、猪蓴，盖经《开宝详定》已删去也"。又，玄《大观》、《大全》、成化本《政和》、《政和》、《证类》所注与《大观》相同。据此可知凫葵是出有名无用条中。

〔2〕　五月采：《千金翼》有"五月采"三字，其他各本无此三字。

〔3〕　白菀条见《大观》卷九、《证类》。又，《大观》女菀条《唐本》注云："白菀即女菀，更无别者，有名未用中浪出一条"。又，掌禹锡注："据有名未用中，无白菀者，盖唐修本草时删去尔。"又，玄《大观》、《大全》、成化本《政和》、《政和》、《证类》所注皆相同，据此可知有名无用类中，应有白菀条。

〔4〕　零羊角条见《新修》、《御览》卷九八八。又，"零羊角"，武田本《新修》、《新修》、《和名》作"零羊角"，其他各本作"羚羊角"。

〔5〕　热：武田本《新修》、《新修》原脱，据《千金翼》、《大观》、《政和》、《证类》补。

〔6〕　温：《纲目》、《禽虫典》作"湿"，其他各本作"温"。

〔7〕　郁：《新修》作"郁"，其他各本作"邪气"二字。

〔8〕　除郁，惊梦，狂越，僻谬：《纲目》、《禽虫典》移在"主治"之后。

〔9〕　久服强筋骨，轻身：《政和》、《证类》、成化本《政和》、《大全》对此七字皆作《别录》文，《纲目》亦注为《别录》文，孙本、黄本、顾本亦不取此七字为《本草经》文。但《大观》、玄《大观》对此七字作白字《本草经》文，《品汇》、森本、狩本、《续疏》皆取此七字为《本草经》文。本书从《政和》等为正，取此七字为《别录》文。

〔10〕　起阴益气：《千金翼》脱"起阴益气"四字，其他各本有此四字。

利丈夫。生石城山及华阴山[1]，采无时。

〔《本经》原文〕

　　零羊角，味咸寒。主明目，益气，起阴，去恶血注下，辟蛊毒恶鬼不祥，安心气，常不魇寐。生川谷。

　　羧羊角[2]　味苦，微寒，无毒。主治百节中结气，风头痛[3]及蛊毒、吐血，妇人产后余痛[4]。烧之杀鬼魅，辟虎狼[5]。生河西。取无时，勿使中湿，湿即[6]有毒。菟丝为之使。

　　羊髓，味甘，温，无毒。主治男女伤中，阴气不足[7]，利血脉，益经气，以酒服之。

　　青羊胆　治青盲，明目。

　　羊肺　补肺，治咳嗽[8]。

　　羊心　止忧恚隔气。

　　羊肾　补肾气[9]，益精髓。

---

　　〔1〕　生石城山及华阴山：《纲目》、《禽虫典》作“出石城及华阴山谷”。《新修》作“生石坡山，生华阴山”。其他各本作“生石城山及华阴山”。

　　〔2〕　羧羊角条见《新修》、《千金翼》。

　　〔3〕　痛：武田本《新修》、《新修》原脱，据《千金翼》、《大观》、《政和》、《证类》、玄《大观》、《大全》、成化本《政和》补。

　　〔4〕　痛：《千金翼》作“疾”，其他各本作“痛”。

　　〔5〕　烧之杀鬼魅、辟虎狼：《纲目》、《禽虫典》作“烧之，辟恶鬼虎狼”。又，《纲目》、《禽虫典》注此文为《本草经》。《大观》、玄《大观》、《大全》、成化本《政和》、《政和》、《证类》、《品汇》注为《别录》，森本、孙本，顾本、狩本、黄本皆不取此文为《本草经》文，按：此文应为《别录》文。

　　〔6〕　湿即：武田本《新修》、《新修》原脱“湿即”二字，据《千金翼》、《大观》、《政和》、《证类》、《大观》、《大全》、成化本《政和》补。

　　〔7〕　主治男女伤中，阴气不足：《纲目》、《禽虫典》作“主治男子女人伤中，阴阳气不足”。

　　〔8〕　嗽：武田本《新修》、《新修》原作“味”，据《千金翼》、《大观》、《政和》、《证类》改。

　　〔9〕　气：此下《纲目》、《禽虫典》有“虚弱”二字，其他各本无此二字。

羊齿　治小儿羊痫，寒热〔1〕。三月三日取之〔2〕。

羊肉　味甘，大热，无毒。主缓中〔3〕，字乳余疾，及头脑〔4〕大风汗出，虚劳寒冷，补中〔5〕益气，安心止惊。

羊骨　热，治虚劳，寒中，羸瘦。

羊屎　燔之，治小儿泄痢，肠鸣惊痫。

〔《本经》原文〕

羖羊角，味咸，温。主青盲明目，杀疥虫，止寒泄，辟恶鬼虎狼，止惊悸。久服，安心益气轻身。生川谷。

犀角〔6〕　味咸，酸〔7〕，微寒，无毒。主治伤寒，温疫，头痛，寒热，诸毒气。久服〔8〕骏健〔9〕。生永昌及益州。松脂为之使，恶雚菌、雷丸〔10〕。

〔《本经》原文〕

犀角，味苦，寒。主百毒虫注，邪鬼瘴气，杀钩吻、鸩羽、蛇毒，除邪，不迷惑魇寐。久服轻身。生山谷。

---

〔1〕　羊痫，寒热：武田本《新修》、《新修》原作"痒痫寒"，据《千金翼》、《大观》、《政和》、《证类》、《大观》、《大全》、成化本《政和》改。

〔2〕　之：武田本《新修》、《新修》有"之"字，其他各本无"之"字。

〔3〕　缓中：《纲目》、《禽虫典》作"暖中"，其他各本作"缓中"。

〔4〕　脑：《新修》原作"恖"，据武田本《新修》、《千金翼》、《大观》、《政和》、《政类》、《大观》、《大全》、成化本《政和》改。

〔5〕　补中：武田本《新修》、《新修》原作"补寒"，据《千金翼》、《大观》、《政和》、《政类》改。

〔6〕　犀角条见《新修》、《御览》卷九八八。

〔7〕　咸酸：武田本《新修》、《新修》作"咸酸"，其他各本作"酸咸"。

〔8〕　久服：《纲目》、《禽虫典》作"令人"。其他各本作"久服"。

〔9〕　骏健：《品汇》、《续疏》注为《本草经》文。《大观》、玄《大观》、《大全》、成化本《政和》、《政和》、《证类》、《纲目》、《禽虫典》注为《别录》文，森本、孙本、顾本、狩本、黄本皆不取此二字为《本草经》文。按：此二字应为《别录》文。

〔10〕　松脂为之使，恶雚菌、雷丸：《纲目》、《禽虫典》注为徐之才文。此文早在《本草经集注》已有著录。

牛角鰓〔1〕 燔之，味苦，无毒。水牛角〔2〕，治时气寒热头痛。髓，味甘，温，无毒。主安五脏，平三焦，温骨髓，补中〔3〕，续绝伤〔4〕，益气，止泄利，消渴，以酒〔5〕服之〔6〕。胆，味苦，大寒。除心腹热渴，利〔7〕，口焦燥，益目精。心，治虚忘〔8〕。肝，主明目〔9〕。肾，主补肾气，益精。齿，治小儿牛痫。肉，味甘〔10〕，平，无毒。治消渴，止豌泄〔11〕安中益气，养脾胃，自死者不良。屎，寒，治水肿，恶气，用〔12〕涂门户著壁者。燔之，治鼠瘘，恶疮〔13〕。黄犍牛、乌牯牛溺，治水肿，腹胀，脚满，利小便。

---

〔1〕 牛角鰓条见《新修》、《千金翼》。

〔2〕 水牛角：《纲目》、《禽虫典》作"水牛者燔之"。又，"角"字下，《品汇》有"味苦冷无毒"五字。

〔3〕 温骨髓，补中：《纲目》、《禽虫典》脱此五字，其他各本均有此五字。

〔4〕 伤：《大全》、《大观》、成化本《政和》、《政和》、《证类》无"伤"字，《新修》、《千金翼》、《品汇》、《纲目》、《图经衍义》皆有"伤"字。

〔5〕 酒：武田本《新修》、《新修》原误作"滴"，据《千金翼》、《大观》、《政和》、《证类》改。

〔6〕 益气，止泄利，消渴，以酒服之：《纲目》、《禽虫典》作"益气力，止泄利，去消渴，皆以清酒暖服之"。

〔7〕 利：《纲目》、《禽虫典》作"止下痢及"四字。

〔8〕 忘：此下《纲目》、《禽虫典》有"补心"二字。

〔9〕 肝主明目：武田本《新修》、《新修》原脱，据《千金翼》、《大观》、《政和》、《证类》、玄《大观》、《大全》、成化本《政和》补。又此文《纲目》、《禽虫典》作"肝补肝明目"。

〔10〕 味甘：《千金翼》作"味咸"，其他各本作"味甘"。

〔11〕 止豌泄："止"武田本《新修》、《新修》原作"上"，据《千金翼》、《大观》、《政和》、《证类》改。豌，《大观》、《千金翼》、《玄大观》、《图经衍义》作"吐"。

〔12〕 用：武田本《新修》、《新修》原作"白"。据《千金翼》、《大观》、《政和》、《证类》改。

〔13〕 用涂门户著壁者，燔之，治鼠瘘恶疮：《纲目》、《禽虫典》作"干者燔之，敷鼠瘘恶疮"。

又，牛鼻中木卷，治小儿痫。草卷烧灰[1]，主治小儿鼻下疮[2]。

〔《本经》原文〕

牛角䚡，下闭血瘀血疼痛，女人带下血。髓，补中，填骨髓。久服增年。胆，可丸药。

白马茎[3]　味甘，无毒。主治小儿惊痫。阴干百日。

悬蹄　止衄血，内漏，龋齿。生云中。

白马蹄[4]　治妇人漏[5]下，白崩。

赤马蹄　治赤崩并温[6]。

齿　治小儿马痫[7]。

鬐头膏[8]　主生发。鬐毛[9]，主女子崩中赤白。

---

〔1〕　烧灰：武田本《新修》、《新修》作"烧灰"，《大观》、《政和》、《证类》作"烧之为屑"。

〔2〕　牛鼻中……鼻下疮：此文出《新修》牛角䚡条注引《别录》文。

〔3〕　白马茎条参考《新修》、《千金翼》。

〔4〕　蹄：此下《品汇》衍"味甘平热无毒"六字，其他各本均无此六字。

〔5〕　漏：武田本《新修》、《新修》作"漏"，其他各本均作"瘘"。

〔6〕　赤崩并温：武田本《新修》、《新修》作"赤崩并温"，其他各本均作"妇人赤崩"。

〔7〕　小儿马痫：武田本《新修》、《新修》、《千金翼》、《大观》、《纲目》作"小儿马痫"。《政和》、《证类》、《大全》、成化本《政和》、《品汇》作"小儿惊痫"。又，《纲目》、《禽虫典》在"痫"字下，衍"水磨服"三字，其他各本无此三字。又，《纲目》和《禽虫典》在"马齿"条下，有"马眼主惊痫腹满疟疾"九字作《别绿》文。《大观》、玄《大观》、《大全》、成化本《政和》、《政和》、《证类》作《本草经》文，《品汇》、森本、孙本、顾本、狩本、黄本皆取此文为《本草经》文，按　此九字应为《本草经》文，非《别录》文。

〔8〕　膏：此下，《品汇》有"平"字，其他各本无"平"字。

〔9〕　毛：此下，《纲目》、《禽虫典》有"小儿惊痫"四字，其他各本无此四字。

心 治喜忘。肺，治寒热，小儿[1]茎痿。肉味辛、苦，冷[2]。主除[3]热下气，长筋，强腰脊，壮健，强意利志[4]，轻身不饥。脯，治寒热痿痹。屎，名马通，微温。治妇人崩中，止渴，及[5]吐下血[6]，鼻衄，金创[7]，止血[8]。头骨[9]，治喜眠，令人不睡[10]。溺，味辛，微寒。治消渴，破癥坚积聚，男子伏梁积疝，妇人瘕疾[11]。铜器承饮之[12]。

又，马毛，主小儿惊痫[13]。

〔《本经》原文〕

白马茎，味咸，平。主伤中脉绝，阴不起，强志，益气，长肌肉肥健，生子。眼，主惊痫，腹满，疟疾，当杀用之。悬蹄，主惊邪，瘛疭，乳难，辟恶气鬼毒蛊注不祥。生平泽。

----

〔1〕 小儿：《品汇》脱此二字，其他各本有此二字。

〔2〕 冷：此下，《品汇》衍"有毒"二字，其他各本无此二字。

〔3〕 除：武田本《新修》、《新修》作"除"，《纲目》、《禽虫典》作"伤中"二字。其他各本脱漏"除"字。

〔4〕 强意利志：武田本《新修》、《新修》作"强意利志"，其他各本作"强志"二字。并无"意利"二字。

〔5〕 及：武田本《新修》、《新修》原作"利"，据《千金翼》、《大观》、《政和》，《证类》改。

〔6〕 及吐下血：《纲目》、《禽虫典》作"止吐血下血"。

〔7〕 金创：《千金翼》作"金疮"，其他各本作"金创"。

〔8〕 止血：《疏证》脱"止"字。

〔9〕 骨：此下，《品汇》衍"微寒"二字，其他各本无此二字。

〔10〕 睡：此下，《纲目》、《禽虫典》有"烧灰水服方寸匕，日三夜一，作枕一良"十五字，其他各本无此十五字。

〔11〕 瘕疾：《纲目》、《禽虫典》作"瘕积"，其他各本作"瘕疾"。

〔12〕 之：武田本《新修》、《新修》原脱，据《千金翼》、《大观》、《政和》、《证类》、《大全》、玄《大观》、成化本《政和》补。

〔13〕 马毛，主小儿惊痫：此文出《新修》白马茎条注引《别录》文。

牡狗阴茎[1]　　无毒[2]。六月[3]上伏取，阴干百日。胆[4]。主[5]痂疡，恶疮。心，治忧恚气，除邪。脑，主头风痹痛，疗[6]下部䘌疮，鼻中息肉[7]。齿[8]，治癫痫，寒热，卒风痹[9]，伏日取之。头骨[10]，主金创[11]，止血。四脚蹄[12]，煮饮之，下乳汁[13]。白狗血，味咸[14]，无毒。治癫疾发作。肉，味咸、酸、温。主安五脏，补绝伤，轻身益气。屎中骨，治寒热，小儿惊痫。

又，狗骨灰，主下痢，生肌，傅马疮。乌狗血，主产难横

---

〔1〕　牡狗茎条见《新修》、《千金翼》。

〔2〕　毒：此下，《纲目》、《禽虫典》有"狗精"二字，注为《别录》文。《大观》、玄《大观》、《大全》、成化本《政和》、《政和》、《证类》作白字《草本经》文，森本、孙本、顾本皆取此二字为《本草经》文。按：此二字应为《本草经》文，非《别录》文。

〔3〕　月：此下，《新修》原衍"之"字，据《千金翼》、《大观》、《政和》、《证类》删。

〔4〕　胆：此下，《品汇》衍"苦平"二字，其他各本无此二字。

〔5〕　主：此下，《大观》、玄《大观》有"明目"二字作墨字《别录》文，《品汇》亦注为《别录》文。《政和》、成化本《政和》、《大全》、《证类》对此二字作白字《本草经》文，森本、孙本、顾本、狩本、黄本皆取此二字为《本草经》文。按：此二字应为《本草经》文，非《别录》文。

〔6〕　痛、疗：武田本《新修》、《新修》有此二字，其他各本无此二字。

〔7〕　下部䘌疮，鼻中息肉：《纲目》、《禽虫典》颠倒为"鼻中息肉，下部䘌疮"。又，《千金翼》脱"肉"字。

〔8〕　齿：此下《品汇》衍"性平"二字，其他各本无此二字。

〔9〕　痹：《新修》作"沸"，据《千金翼》、《证类》改。

〔10〕　骨：此下，《品汇》衍"性平"二字，其他各本无此二字。

〔11〕　金创：武田本《新修》、《新修》作"金创"，其他各本作"金疮"。

〔12〕　蹄：武田本《新修》、《新修》原脱，据《千金翼》、《大观》、《政和》、《证类》补。又，《品汇》在"蹄"字下，衍"性平"二字，其他各本无此二字。

〔13〕　四脚蹄，煮饮之，下乳汁：《纲目》、《禽虫典》作"蹄肉，煮汁，能下乳汁"。

〔14〕　咸：此下，《品汇》衍"性温"二字，其他各本无此二字。

生，血上荡[1]心者[2]。

〔《本经》原文〕

牡狗阴茎，味咸，平。主伤中，阴痿不起，令强热大，生子，除女子带下十二疾。一名狗精。胆，主明目。

鹿茸[3]　味酸，微温，无毒。主治虚劳洒洒如虐，羸瘦，四肢酸疼，腰脊痛，小便利[4]。泄精，溺血，破留血[5]在腹，散石淋痈肿，骨中热疽，养骨，安胎下气[6]，杀鬼精物，不可近阴令痿。久服耐老[7]。四月、五月解角时取，阴干，使时燥[8]。麻勃为之使[9]。

---

〔1〕　荡：武田本《新修》、《新修》作"荡"，《大观》、《政和》、《证类》作"抢"。

〔2〕　"者"：《纲目》、《禽虫典》作"和酒服之"。又，"狗骨灰……血上荡心者"。此文《唐本注》引《别录》文。

〔3〕　鹿茸条见《新修》、《御览》卷九八八。又，《政和》鹿茸条全刻成《别录》文墨字。《大观》、《证类》对白字《本草经》文和墨字《别录》文是分别标记的。

〔4〕　小便利：《纲目》、《禽虫典》作"小便数利"。

〔5〕　破留血：《纲目》、《禽虫典》作"破瘀血"。

〔6〕　骨中热疽，养骨，安胎，下气：武田本《新修》、《新修》作"骨中热疽，养骨，安胎，下气"。《千金翼》、《大观》、《政和》、《证类》、《续疏》作"骨中热，疽痒。骨，安胎，下气"。《品汇》作"骨中热，疽痒。骨味甘微热，无毒，主安胎，下气"。《纲目》作"骨中热，疽痒，安胎，下气"。

〔7〕　不可近阴，令痿。久服耐老：《纲目》、《禽虫典》颠倒为"久服耐老，不可近丈夫阴令痿"。

〔8〕　使时燥：《续疏》作"使自燥"。

〔9〕　麻勃为之使：《纲目》注为《甄权本草》文。按：此文早在《本草经集注》已有著录。"麻"：玄《大观》作"马"。

角〔1〕，味咸〔2〕，无毒。除少〔3〕腹血痛，腰痛〔4〕折伤恶血，益气。七月取〔5〕。杜仲为之使。

髓　味甘，温。治丈夫女子伤中脉绝，筋急〔6〕，咳逆。以酒服之〔7〕。肾，平，主治肾气。肉，温，补中，强五脏，益气力。生者治口僻，割薄之〔8〕。

〔《本经》原文〕

鹿茸，味甘，温。主漏下恶血，寒热惊痫，益气强志，生齿不老。角，主恶疮痈肿，逐邪恶气，留血在阴中。

麇骨〔9〕　微温。主治虚损，泄精。肉，温补益五脏。髓〔10〕，益气力，悦泽人面。

虎骨〔11〕　主除邪恶气，杀鬼疰毒，止惊悸，治恶疮，鼠

---

〔1〕　角：此下，《纲目》、《禽虫典》有"恶疮痈肿，逐邪恶气。留血在阴中"。十三字注为《别录》文。《大观》、《大全》玄《大全》、成化本《政和》、《证类》作白字《本草经》文，《品汇》、森本、孙本、狩本、黄本、顾本、《续疏》皆取此十三字为《本草经》文。按此十三字应为《本草经》文，非《别录》文。

〔2〕　咸：此下，《品汇》衍"微温"二字。

〔3〕　少：武田本《新修》、《新修》、《纲目》作"少"，《千金翼》、《大观》、《政和》、《证类》、《品汇》、《续疏》作"小"。

〔4〕　血痛腰痛：武田本《新修》、《新修》作"血痛腰痛"，《千金翼》、玄《大观》、《大全》、成化本《政和》、《政和》、《证类》、《品汇》、《续疏》作"血急痛，腰脊痛"，《纲目》、《禽虫典》作"血痛，腰脊痛"。

〔5〕　七月取：武田本《新修》、《新修》作"七月取"，其他各本作"七月采"。

〔6〕　筋急：武田本《新修》、《新修》作"筋急"，其他各本作"筋急痛"。

〔7〕　以酒服之：武田本《新修》、《新修》作"以酒服之"，其他各本均作"以酒和服之良"。

〔8〕　肉，温，补中，强五脏，益气力。生者治口僻，割薄之：《纲目》、《禽虫典》作"肉，甘，温，无毒。补中，益气力，强五脏，生者疗中风口僻，割片薄之"。"割"，《新修》作"剉"、据《千金翼》、《大观》、《政和》、《证类》改。

〔9〕　麇骨条见《新修》、《千金翼》。

〔10〕　髓：此下，《纲目》、《禽虫典》衍"脑"字。

〔11〕　虎骨条见《新修》、《千金翼》。

瘘，头骨尤良。膏，治狗啮疮。爪[1]，辟恶魅。肉[2]，治恶心欲呕，益气力[3]。

又，屎，治恶疮。其眼睛[4]，治癫[5]。其屎中骨灰[6]，治火疮。牙，治丈夫阴头疮及疽瘘。鼻，治癫疾，小儿[7]痫也[8]。

豹肉[9]　味酸，平，无毒[10]。主安五脏，补绝伤，轻身益气，久服[11]，利人。

狸骨[12]　味甘，温，无毒。主治风疰、尸疰、鬼疰，毒气在[13]皮中淫跃如针刺者[14]，心腹痛走无常处，及鼠瘘恶疮。

---

〔1〕　爪：此下，《纲目》有"系小儿臂"四字。

〔2〕　肉：此下，《品汇》衍"味酸平无毒"五字。

〔3〕　力：此下，《纲目》有"止多唾"三字。

〔4〕　眼睛：武田本《新修》、《新修》原作"眼精"，据《大观》、《大全》、玄《大观》、成化本《政和》、《政和》、《证类》改。《纲目》、《禽虫典》脱"眼"字。

〔5〕　癫：此下，《纲目》有"疾"字。

〔6〕　灰：武田本《新修》、《新修》作"灰"。《大观》、玄《大观》、《大全》、《政和》、成化本《政和》、《纲目》、《禽虫典》、《证类》作"为屑"。

〔7〕　儿：此下，《大观》、《大全》、玄《大观》、成化本《政和》、《政和》、《证类》有"惊"字。

〔8〕　屎治恶疮……小儿痫也：此文出《新修》虎骨条注引《别录》文。

〔9〕　豹肉条见《新修》、《千金翼》。

〔10〕　无毒：武田本《新修》、《新修》原脱，据《千金翼》、《大观》、《政和》、《证类》、玄《大观》、成化本《政和》补。

〔11〕　益气久服：武田本《新修》、《新修》原脱，据《千金翼》、《大观》、《政和》、《证类》补。"久服"，《纲目》、《禽虫典》作"冬食"。

〔12〕　狸骨条见《新修》、《御览》卷九一二。

〔13〕　在：武田本《新修》、《新修》原脱，据《千金翼》、《大观》、《政和》、《证类》补。

〔14〕　主治风疰、尸疰、鬼疰、毒气在皮中淫跃如针刺者：《御览》作"主风湿鬼毒气、皮中如针刺"。"者"，《纲目》、《禽虫典》作"著"。

头骨尤良。肉亦[1]治诸瘘。阴茎，治[2]月水不通，男子阴癞。烧之，以东流水服之[3]。

兔头骨[4]　平，无毒[5]。主治头眩痛癫疾。骨[6]，治热中消渴[7]。脑治[8]冻疮。肝治目暗。肉[9]味辛，平，无毒。主补中益气。

雉肉[10]　味酸，微寒[11]，无毒。主补中，益气力，止泄痢，除蚁瘘。

鹰矢白[12]　主治伤挞灭瘢[13]。

雀卵[14]　味酸，温，无毒。主下气，男子阴痿不起，强之令热，多精有子。脑[15]，治耳聋[16]。

---

〔1〕　亦：武田本《新修》、《新修》有"亦"字，其他各本无"亦"字。

〔2〕　治：此下，《纲目》、《禽虫典》有"女人"二字，其他各本无此二字。

〔3〕　烧之，以东流水服之：《纲目》、《禽虫典》作"烧灰，东流水服"。

〔4〕　兔头骨条见《新修》、《千金翼》

〔5〕　无毒：武田本《新修》、《新修》原脱，据《千金翼》、《证类》补。

〔6〕　骨：此下，《品汇》衍"味甘"二字。

〔7〕　渴：此下，《纲目》有"煮汁服"三字。

〔8〕　治：《纲目》、《禽虫典》作"涂"。

〔9〕　肉：武田本《新修》、《新修》作"完"，据《千金翼》、《大观》、《政和》、《证类》改。

〔10〕　雉肉条底本为《新修》、《千金翼》。又，"雉肉"，武田本《新修》、《新修》作"雉完"，据《千金翼》、《大观》、《政和》、《证类》改。

〔11〕　雉肉味酸微寒：玄《大观》误刻为白字。

〔12〕　鹰矢白条见《新修》、《千金翼》。

〔13〕　伤挞灭瘢：《纲目》、《禽虫典》注为《本草经》文、《大观》、玄《大观》、《大全》、成化本《政和》、《政和》、《证类》对此四字作《别录》文。按：此四字应为《别录》文。又，"瘢"，《纲目》、《禽虫典》作"痕"。

〔14〕　雀卵条见《新修》、《千金翼》。

〔15〕　脑：此下，《品汇》衍"平"字，其他各本无"平"字，又，玄《大观》将"脑头血"三字刻为白字。

〔16〕　脑治耳聋：《纲目》、《禽虫典》注为孟诜《食疗本草》文。

头血，治雀盲。雄雀矢[1]，治目痛，决痈疖[2]，女子带下，溺不利，除疝瘕。五月取之良[3]。

又，雀矢和男首子乳，如[4]薄泥，点目中弩[5]肉赤脉贯瞳[6]子上者，即消[7]。

鹳骨[8]　味甘，无毒。主治鬼蛊[9]，诸疰毒，五尸，心腹疾。

雄鹊肉[10]　味甘，寒，无毒。主治石淋，消结热。可烧作灰，以石投中散解者，是雄也[11]。

伏翼[12]　无毒。主痒痛[13]，治淋[14]，利水道。生太山及人家屋间。立夏后采阴干。苋实、云实为之使。

---

〔1〕　矢：此下，《品汇》衍"温"字。

〔2〕　疖：《纲目》、《禽虫典》作"疽"。

〔3〕　五月取之良：《纲目》、《禽虫典》脱此五字。

〔4〕　如：武田本《新修》、《新修》原作"知"，据《大观》、《政和》、《证类》、玄《大观》、《大全》、成化本《政和》改。

〔5〕　弩：武田本《新修》、《新修》原作"怒"，据《大观》、《政和》、《证类》、玄《大观》、《大全》、成化本《政和》改。

〔6〕　瞳：《新修》原作"上金"，据武田本《新修》、《大观》、《政和》、《证类》改。

〔7〕　雀矢……即消：此文出《新修》雀卵条注引《别录》文。

〔8〕　鹳骨条见《新修》、《御览》卷九二五。《禽虫典》对"鹳骨"条注为《本草经》文，其他各本注为《别录》文。

〔9〕　蛊：《御览》作"虫"，其他各本作"蛊"。

〔10〕　雄鹊条见《新修》、《千金翼》。

〔11〕　散解者是雄也：武田本《新修》、《新修》原作"解者雄也"，据《千金翼》、《证类》改。

〔12〕　伏翼条见《千金翼》、《大观》卷十九。

〔13〕　痒痛：《品汇》、《纲目》、《禽虫典》注为《本草经》文。《大观》、玄《大观》、《大全》、成化本《政和》、《政和》、《证类》作墨字《别录》文，森本、孙本、顾本、狩本、黄本皆不取此二字为《本草经》文。按：此二字应为《别录》文。

〔14〕　淋：《纲目》、《禽虫典》作"五淋"。

〔《本经》原文〕

伏翼，味咸，平。主目瞑明目，夜视有精光。久服，令人喜乐，媚好无忧。一名蝙蝠。生川谷。

蝟皮[1] 无毒。主治腹痛，疝积，亦烧为灰[2]，酒服之。生楚山田野。取无时，勿使中湿。得酒良，畏桔梗、麦门冬[3]。

〔《本经》原文〕

蝟皮，味苦，平。主五痔阴蚀、下血赤白、五色血汁不止，阴肿，痛引腰背，酒煮杀之。生川谷。

石龙子[4] 有小毒[5]。一名山龙子，一名守宫，一名石蜴。生平阳及荆山山石间。五月取，著石上令干。恶硫黄、斑蝥、芜荑[6]。

〔《本经》原文〕

石龙子，味咸，寒。主五癃邪结气，破石淋，下血，利小便水道。一名蜥蜴。生川谷。

露蜂房[7] 味咸，有毒。主治蜂毒[8]，毒肿。一名百穿，一名蜂勤。生牂牁。七月七日采，阴干。恶干姜、丹参、黄芩、芍

---

〔1〕蝟皮条见《千金翼》、《大观》卷二十一。

〔2〕亦烧为灰：《纲目》、《禽虫典》作"烧灰"二字。

〔3〕得酒良，畏桔梗、麦门冬：《纲目》注为《甄权本草》文。此文《本草经集注》已有著录。

〔4〕石龙子条见《千金翼》、《大观》卷二十一。

〔5〕毒：此下，《纲目》、《禽虫典》有"五癃邪结气，利小便水道，破石淋下血"十五字注，为《别录》文。《大观》、玄《大观》、《大全》、成化本《政和》、《政和》、《证类》作白字《本草经》文，《品汇》、森本、孙本、顾本、狩本、黄本皆取十五字为《本草经》文。按：此十五字，应为《本草经》文，非《别录》文。

〔6〕恶硫黄、斑蝥、芜荑：《纲目》和《禽虫典》注为徐之才文。此文《本草经集注》已有著录。

〔7〕露蜂房条见《千金翼》、《大观》卷二。

〔8〕蜂毒：《品汇》作"风毒"，其他各本作"蜂毒"。

药、牡蛎[1]。

又合乱发、蛇皮三味合烧灰，酒服方寸匕，日二，治诸恶疽、附骨疽，根在脏腑，历节肿出，疔肿恶脉诸毒皆差[2]。

〔《本经》原文〕

露蜂房，味苦，平。主惊痫瘛疭，寒热邪气，癫疾，鬼精蛊毒，肠痔。火熬之良。一名蜂肠。生山谷。

樗鸡[3]　有小毒。主治腰痛，下气，强阴多精，不可[4]近目。生河内樗树上。七月采，暴干。

〔《本经》原文〕

樗鸡，味苦，平。主心腹邪气，阴痿，益精强志，生子，好色，补中轻身。生川谷。

蚱蝉[5]　味甘[6]，无毒。主治惊悸，妇人乳难，胞衣不出，又堕胎[7]。五月采，蒸干之，勿令蠹。

---

〔1〕 恶干姜、丹参、黄芩、芍药、牡蛎：《纲目》和《禽虫典》注为徐之才文。此文《本草经集注》已有著录。

〔2〕 合乱发……皆差：此文出《证类》露蜂房条唐本注。

〔3〕 樗鸡条见《千金翼》、《大观》卷二十一。又，"鸡"字下，《纲目》、《禽虫典》有"味苦平"三字作"别录"文。《大观》、玄《大观》、《大全》、成化本《政和》、《政和》、《证类》对此三字作白字《本草经》文，森本、孙本、顾本、狩本、黄本皆取此三字为《本草经》文。按：此三字应为《本草经》文，非《别录》文。

〔4〕 可：玄《大观》作"生"，其他各本皆作"可"。

〔5〕 蚱蝉条见《千金翼》、《大观》卷二十一。

〔6〕 甘：玄《大观》、《续疏》在"甘"字下，有"寒"字，注为《别录》文。《大观》、《政和》、成化本《政和》、《大全》、《证类》森本、孙本、顾本、狩本、黄本皆注"寒字"，为《本草经》文。按："寒"字，应为《本草经》文。非《别录》文。

〔7〕 胎：此下，《纲目》、《续疏》有"生杨柳上"四字，作"别录"文。《大观》、玄《大观》、《大全》、成化本《政和》、《政和》、《证类》、森本、孙本、顾本，狩本、黄本对此四字，皆作《本草经》文。按：此四字，应为《本草经》文，非《别录》文。

又，壳名枯蝉，一名伏蝈，主小儿痫，女人生子不出，灰服之，主久痢[1]。

〔《本经》原文〕

蚱蝉，味咸，寒。主小儿惊痫夜啼，癫病寒热。生杨柳上。

白僵蚕[2]　味辛，平，无毒。主治女子崩中赤白，产后余痛[3]，灭诸疮瘢痕。生颍川。四月取自死者，勿令中湿，湿有毒，不可用。

又，末之，封疔肿，根当自出，极效[4]。

〔《本经》原文〕

白僵蚕，味咸。主小儿惊痫夜啼，去三虫，灭黑䵟，令人面色好，男子阴疡病。生平泽。

桑螵蛸[5]　味甘，无毒。主治男子虚损，五脏气微，梦寐失精，遗溺。久服益气，养神。螳螂子也，二月、三月采，当火炙，不尔令人泄。得龙骨治泄精，畏旋覆花[6]。

---

〔1〕壳名枯蝉……主久痢：此文出《证类》蚱蝉条唐本注引《别录》文。又，"主小儿痫，女人生产不出，灰服之，主久痢"，《纲目》、《禽虫典》作"主治小儿惊痫，妇下生产不下，烧灰水服，治久痢"。

〔2〕白僵蚕条见《千金翼》、《大观》卷二十一。

〔3〕余痛：《千金翼》作"余病"，《纲目》、《禽虫典》作"腹痛"，其他各本作"余痛"。

〔4〕末之，封疔肿，根当自出，极效：此文出《证类》白僵蚕条唐本注引《别录》文。《纲目》、《禽虫典》对此文作"为末，封疔肿，拔根极效"。

〔5〕桑螵蛸条见《千金翼》、《大观》卷二十，《续疏》、《乘雅》卷三，《经疏》卷二十。又，《纲目》、《禽虫典》在桑螵蛸条有"生桑枝上、采蒸"，作《别录》文。《续疏》对"生桑枝上"四字、作《本草经》文，对"采蒸"二字作《别录》文。《大观》、玄《大观》、《大全》、成化本《政和》、《政和》、《证类》对"生桑枝上，采蒸"。六字，作白字《本草经》文，森本、孙本、顾本、狩本、黄本皆取此六字为《本草经》文。按：此六字，应为《本草经》文，非《别录》文。

〔6〕得龙骨治泄精，畏旋覆花：《纲目》、《禽虫典》注为徐之才文。按：此文《本草经集注》已有著录。

〔《本经》原文〕

桑螵蛸，味咸，平。主伤中，疝瘕，阴痿，益精生子，女子血闭腰痛，通五淋，利小便水道。一名蚀肬。生桑枝上，采蒸之。

䗪虫〔1〕　有毒。一名土鳖。生河东，及沙中，人家墙壁下土中湿处。十月取〔2〕暴干。畏皂荚、菖蒲〔3〕。

〔《本经》原文〕

䗪虫，味咸，寒。主心腹寒热洗洗，血积癥瘕，破坚，下血闭，生子大良。一名地鳖。生川泽。

蛴螬〔4〕　微寒，有毒。主治吐血在胸腹不去，及破骨踒折，血结，金疮内塞，产后中寒，下乳汁。一名蛭〔5〕齐，一名敦〔6〕齐。生河内及人家积粪草中。取无时，反行者良。蜚虻〔7〕为之使，恶附子〔8〕。

〔《本经》原文〕

蛴螬，味咸，微温。主恶血血瘀，御览作血痹痹气破折，血在胁下坚满痛，月闭，目中淫肤、青翳、白膜。一名蟦蛴。生平泽。

蛞蝓〔9〕　无毒。一名土蜗，一名附蜗。生太山及阴地沙石

---

〔1〕　䗪虫条见《千金翼》、《大观》卷二十一。

〔2〕　取：《千金翼》有"取"字，其他各本无"取"字。

〔3〕　畏皂荚，菖蒲：《纲目》、《禽虫典》注为徐之才文，此文《本草经集注》有著录。

〔4〕　蛴螬条见《御览》卷九四八、《千金翼》。

〔5〕　蛭：《大观》、玄《大观》、《大全》、成化本《政和》、《政和》、《证类》、《疏证》作"蛭"，《千金翼》、《品汇》、《纲目》作"蟦"。

〔6〕　敦：《千金翼》、《通志略》作"勃"，其他各本均作"敦"。

〔7〕　蜚虻：《本草经集注》、《医心方》作"蜚宝"，《千金方》作"蜚虫"，《大观》、玄《大观》、《大全》、成化本《政和》、《政和》、《证类》、《纲目》、《禽虫典》作"蜚蠊"。本书从《本草经集注》为正。

〔8〕　蜚虻为之使，恶附子：《纲目》、《禽虫典》注为徐之才文。按：此八字，陶弘景《本草经集注》已有著录。

〔9〕　蛞蝓条见《经疏》、《千金翼》、《大观》卷十二。

垣下[1]。八月取[2]。

〔《本经》原文〕

蛞蝓，味咸，寒。主贼风喎僻，轶筋及脱肛，惊痫挛缩。一名陵蠡。生池泽。

海蛤[3]　味咸，无毒。主治阴痿。生东海。蜀漆为之使，畏狗胆、甘遂、芫花[4]。

〔《本经》原文〕

海蛤，味苦，平。主咳逆上气，喘息烦满，胸痛寒热。一名魁蛤。

文蛤[5]　味咸，平，无毒。主治咳逆胸痹，腰痛胁急，鼠瘘，大孔出血[6]，崩中漏下[7]。生东海，表有文[8]，取无时。

〔《本经》原文〕

文蛤，主恶疮蚀，五痔。

鲤鱼胆[9]　无毒。肉，味甘[10]，治咳逆上气，黄疸，止渴。生者[11]，治水肿脚满，下气。骨，治女子带下赤白。齿，

---

〔1〕垣下：玄《大观》作"坦下"，其他各本均作"垣下"。

〔2〕本条，《通志略》作"蜗牛蛞蝓，曰陵蠡，曰土蜗，曰附蜗……凡蠃之类皆负壳，唯此能脱壳而行，头有两角，故曰蜗牛"。按：本书卷下另有"蜗牛"条。

〔3〕海蛤条见《御览》卷九八八、《千金翼》。

〔4〕蜀漆为之使，畏狗胆、甘遂、芫花：《纲目》、《禽虫典》注为徐之才文，此文陶弘景《本草经集注》已有著录。

〔5〕文蛤条见《御览》卷九四二、卷九八八，《千金翼》。

〔6〕大孔出血：《御览》作"大口尽血"，其他各本作"大孔出血"。

〔7〕崩中漏下：《纲目》、《禽虫典》作"女人崩中漏下"，其他各本无"女人"二字。

〔8〕表有文：《御览》作"表文"，《艺文类聚》作"文蛤，表有文"。

〔9〕鲤鱼胆条见《千金翼》、《大观》卷二十。

〔10〕甘：此下《纲目》、《禽虫典》有"煮食"二字，其他各本无此二字。

〔11〕生者：《医心方》作"生煮"，其他各本作"生者"。又，《纲目》、《禽虫典》脱"生者"二字。

治石淋。生九江取无时[1]。

〔《本经》原文〕

鲤鱼胆，味苦，寒。主目热赤痛，青盲，明目。久服，强悍益志气。生池泽。

蠡鱼[2]无毒。主治五痔[3]，有疮者不可食，令人瘢白[4]。生九江，取无时。

又，蠡鱼肠及肝，主久败疮中虫[5]。

〔《本经》原文〕

蠡鱼，味甘，寒。主湿痹，面目浮肿，下大水。一名鲖鱼。生池泽。

龟甲[6] 味甘，有毒。主治头疮难燥，女子阴疮[7]及惊恚气，心腹痛不可久立，骨中寒热，伤寒劳复，或肌体寒热欲死，以作汤良。久服益气资智，亦使人能食。生南海及湖水中，采无时，勿令中湿，中湿即[8]有毒。恶沙参、蜚蠊[9]。

---

〔1〕 本条，玄《大观》有"肉、骨、齿"三字，作白字《本草经》文，其他各本作《别录》文。

〔2〕 蠡鱼条见《千金翼》、《大观》卷二十。又，"蠡鱼"，《纲目》、《禽虫典》、《初学记》作"鳢鱼"，其他各本作"蠡鱼"。

〔3〕 五痔：《纲目》、《禽虫典》注为《本草经》文。《大观》、玄《大观》、《大全》、成化本《政和》、《政和》、《证类》、《品汇》、《续疏》注为《别录》文，森本、孙本、顾本、狩本、黄本皆不取此二字为《本草经》文。按：此二字，应为《别录》文。

〔4〕 令人瘢白：《医心方》作"令瘢白"。

〔5〕 蠡鱼肠……疮中虫：此文出《证类》蠡鱼本唐本注引《别录》文。

〔6〕 龟甲条见《千金翼》、《大观》卷二○。

〔7〕 头疮难燥，女子阴疮：《纲目》、《禽虫典》作"烧灰治小儿头疮难燥，女子阴疮。"《纲目》、《禽虫典》并将此文排在"亦使人能食"之下。

〔8〕 即：《续疏》无"即"字，其他各本有"即"字。

〔9〕 恶沙参、蜚蠊：《纲目》为徐之才文。此文《本草经集注》已有著录。又本条玄《大观》有"疟五痔"，作墨字《别录》文，其他各本注此三字为《本草经》文。

〔《本经》原文〕

龟甲，味咸，平。主漏下赤白，破癥瘕痎疟，五痔阴蚀，湿痹四肢重弱，小儿囟不合。久服，轻身不饥。一名神屋。生池泽。

鳖甲〔1〕 无毒。主治温疟，血瘕，腰痛，小儿胁下坚。肉，味甘，治伤中，益气，补不足。生丹阳，取无时。恶矾石〔2〕。

〔《本经》原文〕

鳖甲，味咸，平。主心腹癥瘕，坚积寒热，去痞息肉，阴蚀痔恶肉。生池泽。

鲛鱼甲〔3〕 有毒。主治五邪涕泣时惊，腰中重痛，小儿气瘙，眦溃〔4〕。肉，治少气吸吸，足不立地。生南海，取无时。蜀漆为之使，畏狗胆、芫花、甘遂〔5〕。

〔《本经》原文〕

鲛鱼甲，味辛，微温。主心腹癥瘕，伏坚积聚，寒热，女子崩中下血五色，小腹阴中相引痛，疮疥死肌。生池泽。

---

〔1〕 鳖甲条见《千金翼》、《大观》卷二十一。

〔2〕 恶矾石：《纲目》、《禽虫典》注为徐之才文。此文《本草经集注》已有著录。

〔3〕 鲛鱼甲条见《千金翼》、《大观》卷二十一。又，"鲛鱼甲"，《和名》、《医心方》作"鳝鱼甲"。《本草经集注》作"鳝甲"，其他各本作"鲛鱼甲"。又，《纲目》、《禽虫典》以"龟甲"为"鲛鱼甲"的正名。

〔4〕 眦溃：《千金翼》作"皆溃"，其他各本作"眦溃"。

〔5〕 蜀漆为之使，畏狗胆、芫花、甘遂：《纲目》、《禽虫典》为"日华子"文。此文《本草经集注》已有著录。

乌贼鱼骨[1]　无毒。主治惊气入腹，腹痛环脐，阴中寒肿[2]，令人有子，又止疮多脓汁，不燥。肉，味酸，平，主益气强志。生东海，取无时。恶白蔹、白及、附子[3]。

〔《本经》原文〕

乌贼鱼骨，味咸，微温。主女子漏下赤白，经汁血闭，阴蚀肿痛，寒热癥瘕，无子。生池泽。

蟹[4]　有毒。解结散血，愈漆疮，养筋益气。爪，主破胞，堕胎。生伊洛诸水中，取无时。杀莨菪毒[5]。

〔《本经》原文〕

蟹，味咸，寒。主胸中邪气，热结痛，喎僻面肿，败漆，烧之致鼠。生池泽。

鳗鲡鱼[6]　味甘，有毒。主治五痔，疮瘘，杀诸虫[7]。

原蚕蛾[8]　雄者，有小毒。主益精气，强阴道，交接[9]

---

〔1〕　乌贼鱼骨条见《千金翼》、《大观》卷二十一。

〔2〕　寒肿令：《大全》、成化本《政和》、《政和》、《证类》注为《本草经》文。《大观》、玄《大观》、《品汇》、《纲目》、《禽虫典》、《续疏》作《别录》文，森本、孙本、顾本、狩本、黄本皆不取此三字为《本草经》文，按：此三字应为《别录》文。

〔3〕　恶白蔹、白及、附子：《纲目》注为徐之才文，此文《本草经集注》已有著录。

〔4〕　蟹条见《御览》卷九四二、《千金翼》。

〔5〕　杀莨菪毒：《本草经集注》、《医心方》作"杀莨菪毒"，其他各本作"杀莨菪毒、漆毒"。又，本条，《蟹谱》引本草作"蟹螯，味咸，性寒，有毒。主胸中邪气、热结痛、喎偏、面肿，解结，散血，愈漆疮，养筋，益气，取黄以涂久疽疮无不差者。又杀莨菪毒。其爪大主破胞，堕胎"。

〔6〕　鳗鲡鱼条见《千金翼》、《大观》卷二。

〔7〕　主治五痔疮瘘，杀诸虫：《纲目》、《禽虫典》未注《别录》的出典。又，本条，《和名类聚钞》引《本草》作"鳗鲡鱼，似蛇无鳞甲，其气辟蛊虫"。

〔8〕　原蚕蛾条见《千金翼》、《大观》卷二。

〔9〕　交接：《禽虫典》作"交精"。

不倦，亦止精。屎，温，无毒。主治肠鸣，热中，消渴，风痹，瘾疹。

雄黄虫[1] 主明目，辟兵不祥，益气力。状如螺[2]蛹。

天社虫[3] 味甘，无毒。主治绝孕[4]，益气。状如蜂[5]，大腰，食草木叶。三月采。

蜗离[6] 味甘，无毒。主烛馆，明目[7]。生江夏[8]。

梗鸡[9] 味甘[10]，无毒。治痹。

梅实[11] 无毒。止[12]下痢，好唾，口干。生漠中，五月采[13]，火干。

又，梅根，疗风痹，出土者杀人。梅实，利筋脉，去

---

〔1〕 雄黄虫条见《新修》、《千金翼》。

〔2〕 螺：《新修》作"蠼"，其他各本均作"螺"。

〔3〕 天社虫条见《新修》、《千金翼》。

〔4〕 孕：《新修》原作"字"。据《千金翼》，《大观》，《政和》，《证类》改。

〔5〕 状如蜂：《新修》作"状如蜂"。《纲目》作"虫状如犬"，《千金翼》、《大观》、《政和》、《证类》、《品汇》作"如蜂"，无"状"字。

〔6〕 蜗离条见《新修》、《千金翼》。又，"蜗离"，《品汇》、《纲目》、《禽虫典》作"蜗蠃"，其他各本均作"蜗篱"。

〔7〕 目：此下，《纲目》、《禽虫典》有"下水"二字，其他各本无此二字。按：《大观》蜗篱条陈藏器注中有"主明目下水"。则"下水"二字系出陈藏器，不是出于《别录》。

〔8〕 夏：此下，《纲目》、《禽虫典》有"溪水中，小于田螺，上有棱"。十字，其他各本无此十字，按《大观》蜗篱条陈藏器注中有"小于田螺，上有棱，生溪水中"。则此十字是出于陈藏器，非出于《别录》。

〔9〕 梗鸡条见《新修》、《千金翼》。又，"梗鸡"，《和名》作"桔鸡"，其他各本作"梗鸡"。

〔10〕 甘：《新修》原脱，据《千金翼》、《大观》、《政和》、《证类》补。

〔11〕 梅实条见《新修》、《千金翼》。

〔12〕 止：武田本《新修》、《新修》作"心"，据《千金翼》、《大观》、《大观》、《政和》、《证类》、《大全》、成化本《政和》改。

〔13〕 五月采：《纲目》和《草木典》作"五月采实"。

痹〔1〕。

〔《本经》原文〕

梅实，味酸，平。主下气，除热烦满，安心，肢体痛，偏枯不仁，死肌，去青黑志恶疾。生川谷。

榠实〔2〕　味甘，无毒〔3〕。主治五痔〔4〕，去三虫，蛊毒，鬼注〔5〕。生永昌〔6〕。

柿〔7〕　味甘，寒，无毒〔8〕。主通鼻耳气，肠澼〔9〕不足。

又，火柿，主杀毒，疗金疮，火疮，生肉，止痛。软熟柿，解酒热毒，止口干，压胃间热〔10〕。

木瓜实〔11〕　味酸，温，无毒。主治湿痹邪气〔12〕，霍乱，大吐下，转筋不止。其枝亦可煮用〔13〕。

甘蔗〔14〕　味甘，平，无毒。主下气，和中补〔15〕脾气，利

---

〔1〕　梅根……去痹：此文出《新修》注引《别录》文。

〔2〕　榠实条见《新修》、《千金翼》。

〔3〕　无毒：《新修》、《医心方》原脱，据《千金翼》、《大观》、《政和》、《证类》玄《大观》、《大全》成化本《政和》补。

〔4〕　主治五痔：《纲目》、《草木典》作"常食治五痔"。

〔5〕　注：此下，《纲目》、《草木典》有"恶毒"二字。

〔6〕　此条，《和名类聚钞》引本草作"柏实，一名榠子"。按：卷上"柏实"条无此文。

〔7〕　柿条见《新修》、《千金翼》。

〔8〕　寒无毒：武田本《新修》、《新修》作"无毒，寒"，据《千金翼》、《大观》、《政和》、《证类》、玄《大观》、《大全》、成化本《政和》改。

〔9〕　澼：《纲目》、《草木典》、《图考长编》作"胃"。其他各本均作"澼"。

〔10〕　火柿……压胃间热：此文出《新修》柿条注引《别录》文。

〔11〕　木瓜实条见《新修》、《千金翼》。

〔12〕　邪气：《纲目》、《草木典》、《图考长编》作"脚气"。其他各本均作"邪气"。

〔13〕　其枝亦可煮用：《纲目》、《草木典》作"枝叶皮根煮汁饮，并止霍乱，吐下、转筋，疗脚气"。又，"用"，《千金翼》作"用之"。

〔14〕　甘蔗条见《新修》、《千金翼》。

〔15〕　补：武田本《新修》、《新修》、《医心方》作"补"，其他各本作"助"。

大肠[1]。

芋[2]　味辛，平，有毒。主宽肠胃，充肌肤，滑中。一名土芝[3]。

乌芋[4]　味苦、甘，微寒，无毒。主治消渴，痹热，热中[5]，益气。一名藉姑，一名水萍。二月生叶，叶如芋。三月三日采根，曝干[6]。

蠡实[7]　无毒。叶归舌[8]。除大小肠邪气，利中，益志。生雷泽[9]。

〔《本经》原文〕

蠡实，味辛，温。主明目，温中，耐风寒，下水气，面目浮肿，痈疡。马蠡，去肠中蛭虫，轻身。生川泽。

葱实[10]　无毒。葱白，平[11]。主治寒伤，骨肉痛[12]，喉

----

〔1〕　本条，《一切经音义》引本草作"甘蔗，能下气，治中，利大肠，止渴，去烦热，解酒毒"。

〔2〕　芋条见《新修》、《御览》卷九七五。

〔3〕　土芝：《医心方》作"云芝"。《渊鉴类函》、《艺文类聚钞》作"芋，土芝"。又"芝"字后，《御览》有"八月采"三字。

〔4〕　乌芋条见《新修》、《千金翼》、《草木典》卷一一四、《通志略》卷五十二。

〔5〕　热中：武田本《新修》、《新修》作"热中"。《千金翼》、《大观》、玄《大观》、《大全》、成化本《政和》、《图经衍义》、《政和》、《证类》及其他各本作"温中"。似热中为宜。

〔6〕　《纲目》、《草木典》在"慈姑"条下引《别录》曰："藉姑，三月三日采根，暴干"。此文原出"乌芋"条，非"慈姑"条。

〔7〕　蠡实条见《新修》、《千金翼》。

〔8〕　归舌：《千金翼》作"归于舌"，其他各本作"归舌"。

〔9〕　泽：《新修》原脱，据《千金翼》、《大观》、《政和》、《证类》、《大全》补。又，玄《大观》"蠡实"条有"主明目，浮肿痈疡，肠中蛭虫，轻身"。作黑字《别录》文，其他各本皆作《本草经》文。

〔10〕　葱实条见《新修》、《千金翼》。

〔11〕　平：《疏证》注为《本草经》文，其他各本注为《别录》文。

〔12〕　骨肉痛：《纲目》、《草木典》、《疏证》作"骨肉碎痛"，其他各本无"碎"字。

痹不通，安胎，归目〔1〕，除肝〔2〕邪气，安中，利五脏，益目精〔3〕，杀百药毒。葱根，主治伤寒头痛。葱汁，平，温〔4〕。主溺血〔5〕，解藜芦毒〔6〕。

〔《本经》原文〕

葱实，味辛，温。主明目，补中不足。其茎，可作汤，主伤寒寒热，出汗，中风面目肿。

薤〔7〕　味苦〔8〕，无毒。归骨〔9〕，菜芝也〔10〕。除寒热，去水气，温中，散结〔11〕，利病人〔12〕。

诸疮中风寒水肿以涂之〔13〕。生鲁山〔14〕。

---

〔1〕　归目：《千金翼》作"归于目"。其他各本无"于"字。

〔2〕　肝：此下《纲目》、《草木典》、《疏证》有"中"字。

〔3〕　益目精：《纲目》、《草木典》作"益目睛"三字，并将此三字移在"归目"之下。"精"，《新修》作"精"，其他各本作"睛"。

〔4〕　温：《新修》原脱，据《千金翼》、《证类》补。

〔5〕　主溺血：《图考长编》作"止溺血"。

〔6〕　解藜芦毒：《纲目》、《草木典》作"饮之，解藜芦及桂毒"。又，此条《和名类聚钞》引本草作"葱，荤菜，又浅青色，茎冷，叶热也"。

〔7〕　薤条见《新修》、《千金翼》。

〔8〕　苦：此下，《政和》、成化本《政和》、《证类》、《疏证》有"温"字，注为《别录》文。《大全》、玄《大观》、《大观》作白字，《本草经》文、《图考长编》、孙本、颀本、狩本、黄本皆取"温"为《本草经》文。按："温"字应为《本草经》文，非《别录》文。又，《疏证》在"苦"字后有"滑"字，其他各本无"滑"字。

〔9〕　归骨：《新修》、《纲目》作"归骨"，其他各本作"归于骨"。

〔10〕　菜芝也：《疏证》无"菜芝也"三字，其他各本有此三字。

〔11〕　散结：《纲目》、《草木典》、《乘雅》、《疏证》作"散结气"，其他各本作"散结"。

〔12〕　利病人：《纲目》、《草木典》、《疏证》作"作羹食，利病人"。其他各本无"作羹食"三字。

〔13〕　水肿以涂之：《纲目》、《草木典》、《乘雅》、《疏证》作"水气肿捣涂之"，其他各本作"水肿以涂之"。

〔14〕　此条，《和名类聚钞》卷九引本草作"薤，荤菜，味辛苦无毒者也"。《尔雅疏》卷八引本草作"䪥，本草谓之菜芝"。

〔《本经》原文〕

薤，味辛，温。主金疮疮败，轻身不饥耐老。生平泽。

韭〔1〕 味辛，酸〔2〕，温，无毒〔3〕。归心〔4〕，安五脏，除胃中热，利病人，可久食。子，主治梦〔5〕泄精，溺白〔6〕。根，主养发〔7〕。

白囊荷〔8〕 微温。主治中蛊及疟〔9〕。

蕺菜〔10〕 味甘、苦，大寒。主治时行壮热〔11〕，解风热毒〔12〕。

苏〔13〕 味辛，温。主下气，除寒中〔14〕，其子〔15〕尤良。

---

〔1〕 韭条见《新修》、《千金翼》。

〔2〕 酸：《新修》作"酸"，其他各本作"微酸"。

〔3〕 毒：此下，《新修》衍"师"字，据《千金翼》、《大观》、《政和》、《证类》删。

〔4〕 归心：《千金翼》作"归于心"。

〔5〕 梦：此下，《纲目》、《草木典》有"中"字。

〔6〕 溺白：《纲目》、《草木典》作"溺血"。

〔7〕 此条《和名类聚钞》卷九引本草作"韭，菜名一种而久者，故谓之韭，味辛酸温无毒者也"。

〔8〕 白囊荷条见《新修》、《千金翼》（并在韭条下）。

〔9〕 疟：此下，《纲目》、《草木典》有"捣汁服"三字。

〔10〕 蕺菜条见《新修》、《千金翼》。

〔11〕 壮热：《新修》原作"杜热"，据《千金翼》、《大观》、《政和》、《证类》改。

〔12〕 毒：此下，《纲目》、《草木典》有"捣汁饮之便瘥"六字，其他各本均无此六字。

〔13〕 苏条见《新修》、《千金翼》。又，"苏"，《品汇》作"紫苏"，其他各本均作"苏"。

〔14〕 中：《纲目》在苏子条文内作"温中"。

〔15〕 其子：《新修》脱"其"字，据《千金翼》、《证类》补。

　　水苏〔1〕　无毒〔2〕。主治吐血〔3〕、衄血、血崩。一名鸡苏，一名劳祖，一名芥苴，一名瓜苴〔4〕，一名道华〔5〕。生九真，七月采〔6〕。

　　〔《本经》原文〕

　　水苏，味辛，微温。主下气杀谷，除饮食，辟口臭，去毒，辟恶气。久服通神明，轻身耐老。生池泽。

　　香薷〔7〕　味辛，微温。主〔8〕治霍乱、腹痛、吐下，散水肿。

　　大豆黄卷〔9〕　无毒。主治五脏〔10〕胃气结积，益气，止毒〔11〕，去黑皯，润泽〔12〕皮毛。

　　〔1〕　水苏条见《新修》、《御览》卷九七七。

　　〔2〕　毒：此下，《政和》有"下气杀谷除饮食"作黑字《别录》文。《大观》、《纲目》、《森本》作《本草经》文。《图考长编》、孙本、顾本注"下气"二字为《本草经》文。本书从《大观》等为正。

　　〔3〕　吐血：《新修》原脱"吐"字，据《千金翼》、《大观》、《政和》、《证类》补。

　　〔4〕　瓜苴：《新修》作"瓜苴"，其他各本作"芥萮"。

　　〔5〕　一名道华：《新修》有"一名道华"四字，其他各本无此四字。

　　〔6〕　本条，《御览》、《齐民要术》、《群芳谱》均以"芥萮"为正名，以"水苏"为别名。

　　〔7〕　香薷条见《新修》、《千金翼》。

　　〔8〕　主：《大全》作"生"，其他各本作"主"。

　　〔9〕　大豆黄卷条见《新修》、《御览》卷八四一。

　　〔10〕　脏：此下，《纲目》、《草木典》、《疏证》有"不足"二字，其他各本无此二字。

　　〔11〕　止毒：武田本《新修》、《新修》原作"心毒"，据《千金翼》、《大观》、《政和》、《证类》改。又，《纲目》、《草木典》作"止痛"，其他各本作"止毒"。

　　〔12〕　润泽：《纲目》、《草木典》作"润肌肤"三字。

生大豆〔1〕，味甘，平〔2〕。逐水胀，除胃中热痹，伤中，淋露，下瘀血，散五脏结积、内寒，杀乌头毒。久服令人身重〔3〕。熬屑〔4〕，味甘。主治胃中热，去肿，除痹，消谷，止腹胀〔5〕。

生太山，九月采。恶五参、龙胆，得前胡、乌喙、杏仁、牡蛎良〔6〕。

〔《本经》原文〕

大豆黄卷，味甘，平。主湿痹，筋挛膝痛。生大豆，涂痈肿，煮汁饮，杀鬼毒，止痛。

赤小豆〔7〕　味甘，酸，平，温〔8〕，无毒。主治寒热、热

---

〔1〕　豆：此下，《御览》有"张骞使外国得胡豆，或曰戎菽"十二字，其他各本无此十二字。

〔2〕　味甘平：《图考长编》注为《本草经》文。《大观》、玄《大观》、《大全》、成化本《政和》、《政和》、《证类》对此三字作墨字《别录》文，森本、孙本、顾本，狩本、黄本皆不取此三字为《本草经》文。按：此三字应为《别录》文。

〔3〕　久服令人身重：《纲目》、《草木典》列在"甘平"之下。

〔4〕　熬屑：《新修》、《医心方》作"熬屑"，其他各本作"炒为屑"。

〔5〕　止腹胀：《新修》原作"心胀"，据《千金翼》、《大观》、《政和》、《证类》改。

〔6〕　恶五参、龙胆。得前胡、乌喙、杏仁、牡蛎良：《纲目》注此十五字为徐之才文。按：此十五字《本草经集注》已有著录。

〔7〕　赤小豆条见《新修》、《御览》卷八四一。

〔8〕　温：武田本《新修》、《医心方》、《新修》有"温"字，其他各本无"温"字。

中、消渴，止〔1〕泄〔2〕，利小便，吐逆〔3〕，卒澼，下胀满〔4〕。

又，叶名藿，主治小便数，去烦热〔5〕。

〔《本经》原文〕

赤小豆，主下水，排痈肿脓血。生平泽。

豉〔6〕 味苦，寒，无毒。主治伤寒、头痛、寒热、瘴气、恶〔7〕毒、烦躁、满闷、虚劳、喘吸、两脚疼冷，又杀六畜胎子诸毒。

大麦〔8〕 味咸，温〔9〕、微寒，无毒。主治消渴，除热，益气，调中。又云令人多热，为五谷长。食蜜为之使。

矿麦〔10〕 味甘，微寒，无毒。主轻身〔11〕，除热。久服令

---

〔1〕 止：武田本《新修》、《新修》原作"心"，据《千金翼》、《大观》、《政和》、《证类》改。

〔2〕 泄：此下，《纲目》、《草木典》、《疏证》有"痢"字。

〔3〕 逆：武田本《新修》、《新修》原脱"逆"字，据《千金翼》、《大观》、《政和》、《证类》补。

〔4〕 下胀满：各本作"下胀满"，《纲目》、《草木典》、《疏证》作"下腹胀满"。又《纲目》、《草木典》将"下腹胀满"四字移在"利小便"之下。又《御览》在"亦小豆"条末有"生太山"三字，其他各本无此三字。

〔5〕 叶名藿……去烦热：此文出《新修》注引《别录》文。

〔6〕 豉条见《新修》、《千金翼》。又，"豉"，《疏证》作"淡豆豉"，其他各本作"豉"。

〔7〕 恶：武田本《新修》、《新修》原脱，据《千金翼》、《大观》、《政和》、《证类》补。

〔8〕 大麦条见《新修》、《千金翼》。

〔9〕 温：《疏证》无"温"字，其他各本有"温"字。

〔10〕 矿麦条见《新修》、《千金翼》。

〔11〕 主轻身：《医心方》作"食之轻身"，其他各本作"主轻身"。按理应作"食之轻身"。

人多力健行〔1〕。以作蘖，温。消食和中〔2〕。

小麦〔3〕 味甘，微寒，无毒。主除热〔4〕，止〔5〕燥渴、咽干〔6〕，利小便，养肝气，止漏血唾血〔7〕。以作曲，温。消谷，止痢。以作面，温〔8〕，不能〔9〕消热〔10〕，止烦。

青粱米〔11〕 味甘，微寒，无毒。主治胃痹，热中，消渴，止泄痢〔12〕，利小便，益气，补中，轻身，长年〔13〕。

黄粱米〔14〕 味甘，平，无毒。主益气，和中，止泄〔15〕。

----

〔1〕 久服令人多力健行：武田本《新修》、《新修》原脱，据《千金翼》、《大观》、《政和》、《证类》补。

〔2〕 温。消食和中：《纲目》、《草木典》作"温中消食"，但"食货典"引《别录》作："消食和中。"

〔3〕 小麦条见《新修》、《千金翼》。

〔4〕 除热：《纲目》、《草木典》、《疏证》作"除客热"，其他各本无"客"字。

〔5〕 止：武田本《新修》、《新修》原作"心"，据《千金翼》、《大观》、《政和》、《证类》、玄《大观》、《大全》、成化本《政和》改。以下同此。

〔6〕 咽干：武田本《新修》、《新修》原脱"咽干"二字，据《千金翼》、《大观》、《政和》、《证类》补。又，"止燥渴咽干"，《纲目》、《草木典》、《疏证》作"止烦渴咽燥"，其他各本作"止燥渴咽干"。

〔7〕 血：此下，《纲目》、《草木典》有"令女人易孕"五字。

〔8〕 温：《纲目》作"甘温有微毒"。其他各本作"温"。

〔9〕 不能：武田本《新修》、《新修》、《医心方》原脱，据《千金翼》、《大观》、《政和》、《证类》补。

〔10〕 消热：《疏证》作"清热"，其他各本作"消热"。

〔11〕 青粱米条见《新修》、《千金翼》。

〔12〕 消渴，止泄痢：武田本《新修》、《新修》原作"渴利心泄"，《医心方》作"渴利止泄"。据《千金翼》、《大观》、《政和》、《证类》改。又，"痢"，《千金翼》脱"痢"字，其他各本均有"痢"字。

〔13〕 年：此下，《纲目》、《草木典》有"煮粥食之"四字。

〔14〕 黄粱米条见《新修》、《千金翼》。

〔15〕 止：武田本《新修》、《新修》原作"心"，据《千金翼》、《大观》、《政和》、《证类》改。

白粱米[1]　　味甘，微寒，无毒。主除热，益气[2]。

粟米[3]　　味咸，微寒，无毒。主养肾[4]气，去胃脾[5]中热益气。陈者，味苦[6]，主治胃热、消渴，利小便[7]。

丹黍米[8]　　味苦，微温，无毒。主治咳逆[9]、霍乱，止泄[10]，除热，止烦渴。

糵米[11]　　味苦[12]，无毒。主治寒中，下气除热。

---

〔1〕　白粱米条见《新修》、《御览》卷八四二。又，"白粱米"，《御览》作"白粱"，无"米"字，其他各本有"米"字。

〔2〕　气：此下，《御览》有"有襄阳竹根者最佳，黄粱出青翼"十三字，其他各本无此十三字。按武田本《新修》、《新修》、《大观》、玄《大观》、《大全》、成化本《政和》、《政和》、《证类》黄、白粱米条，陶隐居注有此文。则此文应是陶隐居注文，非《别录》文。又，《渊鉴类函》、《初学记》引本草作"白粱，味甘微寒，无毒。主除热益气，有襄阳竹根者最佳"。

〔3〕　粟米条见《新修》、《千金翼》。

〔4〕　肾：武田本《新修》、《新修》原作"贤"，据《千金翼》、《大观》、《政和》、《证类》、《大全》、玄《大观》、成化本《政和》改。

〔5〕　胃脾：武田本《新修》、《新修》、《医心方》原作"胃瘅"，据《千金翼》、《大观》、《政和》、《证类》改。又，"胃脾"，《纲目》和《草木典》作"脾胃"，其他各本均作"胃脾"。

〔6〕　苦：此下，《纲目》、《草木典》有"寒"字，其他各本无"寒"字。

〔7〕　本条，《初学记》引本草作"陈粟，味苦，无毒。主胃疸热中渴，利小便"。

〔8〕　丹黍米条见《新修》、《千金翼》。

〔9〕　逆：此下，《纲目》、《草木典》在"逆"字下，衍"上气"二字。

〔10〕　止泄：止，武田本《新修》、《新修》原作"心"，据《千金翼》、《大观》、《政和》、《证类》。又，"泄"，《纲目》、《草木典》作"泄利"。

〔11〕　糵米条见《新修》、《千金翼》。又，"糵"，《千金翼》、《证类》作"蘖"，《新修》作"糵"。

〔12〕　味苦：《续疏》作"味甘苦"。《和名类聚钞》引本草作"糵米，味甘"。

秫米〔1〕 味甘，微寒。止〔2〕寒热，利大肠，治〔3〕漆疮〔4〕。

陈廪米〔5〕 味咸，酸，温〔6〕，无毒。主下气，除烦渴调胃，止〔7〕泄。

酒〔8〕 味苦，甘辛〔9〕，大热，有毒。主行药势，杀邪恶气〔10〕。

---

〔1〕 秫米条见《新修》、《千金翼》。

〔2〕 止：《纲目》、《草木典》脱"止"字。

〔3〕 治：《续疏》作"疮"。

〔4〕 本条，《锦绣万花谷》前集引本草云："秫米，味甘。"《通志略》云："黍之糯者谓之秫。"

〔5〕 陈廪米条见《新修》、《千金翼》。

〔6〕 温、渴：武田本《新修》、《新修》原脱，据《千金翼》、《大观》、《政和》、《证类》、玄《大观》、《大全》、成化本《政和》补。

〔7〕 止：武田本《新修》、《新修》原作"上"，据《千金翼》、《大观》、《政和》、《证类》改。

〔8〕 酒条见《新修》、《千金翼》。

〔9〕 甘辛：武田本《新修》、《新修》原脱，据《千金翼》、《大观》、《政和》、《证类》补。

〔10〕 杀邪恶气：《新修》作"杀邪恶气"，《千金翼》作"杀百邪恶气"，其他各本作"杀百邪恶毒气"。

下　品

卷　第　三

青琅玕[1]　无毒。主治白秃，侵淫在皮肤中。煮炼服之，起阴气，可化为丹。一名青珠[2]。生[3]蜀郡，采无时。杀锡毒，考得水银良，畏乌鸡骨[4]。

〔《本经》原文〕

青琅玕，味辛，平。主身痒，火疮痈伤，疥瘙死肌。一名石珠。生平泽。

肤青[5]　味咸[6]，无毒[7]。不可久服，令人瘦[8]。一

---

〔1〕青琅玕条见《新修》、武田本《新修》卷五。

〔2〕《御览》引《草经》作"青琅玕，一名珠圭"，通检各本无此文。

〔3〕生：此下《纲目》、《食货典》衍"石阑轩"三字，其他各本无此三字。

〔4〕乌鸡骨：《本草经集注》作"乌鸡骨"，《医心方》作"乌头"，武田本《新修》、《新修》、《千金方》、《大观》、《政和》、《证类》作"鸡骨"。又，"杀锡毒，得水银良，畏乌鸡骨"，《纲目》和《食货典》注为徐之才文。此文《本草经集注》已有著录。

〔5〕肤青条见《新修》、《千金翼》。

〔6〕咸：此下，《证类》有"平"字，作墨字《别录》文。《大观》、《政和》作白字《本草经》文。森本、孙本、顾本皆录"平"字为《本草经》文。按："平"字应为《本草经》文，非《别录》文。

〔7〕毒：此下，《纲目》注"主虫毒及蛇菜肉诸毒，恶疮"为《别录》文。《大观》、《政和》、《证类》作白字《本草经》文。《品汇》、森本、孙本、顾本皆录此文为《本草经》文。按：此文应为《本草经》文，非《别录》文。

〔8〕瘦：《纲目》作"瘘"，其他各本均作"瘦"。

名推青[1]，一名推石。生益州。

〔《本经》原文〕

肤青，味辛，平。主蛊毒及蛇菜肉诸毒，恶疮。生川谷。

礜石[2]　味甘，生温、熟热[3]，有毒[4]。主明目，下气，除膈中热，止消渴，益肝气，破积聚、痼冷腹痛，去鼻中息肉。久服令人筋挛。火炼百日，服一刀圭，不炼服，则杀人及百兽[5]。一名白礜石，一名大[6]白石，一名泽乳，一名食盐[7]。生汉中山谷及少室，采无时。得火良，棘针[8]为之使，恶毒公[9]、鹜矢[10]、虎掌、细辛，畏水也。

〔《本经》原文〕

礜石，味辛，大热。主寒热鼠瘘，蚀疮死肌风痹，腹中坚癖邪气，除

---

〔1〕一名推青：《证类》作白字《本草经》文。《大观》、玄《大观》、《大全》、成化本《政和》、《政和》对比四字作墨字《别录》文。森本、孙本、顾本、狩本、黄本皆不取四字为《本草经》。按：此四字应为《别录》文。

〔2〕礜石条见《新修》、《御览》卷九八七。

〔3〕热：武田本《新修》、《新修》原作"寒"，据《千金翼》、《大观》、《政和》、《证类》改。

〔4〕毒：此后各种版本《政和》有"邪气除热"四字作《别录》文。孙本、黄本不取此四字为《本草经》文，但《大观》、玄《大观》、森本、狩本对此四字作《本草经》文。《纲目》、顾本注"邪气"为《本草经》文，注"除热"为《别录》文。本书《大观》为正，不取此四字为《别录》文。

〔5〕服一刀圭，不炼服，则杀人及百兽：武田本《新修》、《新修》原作"服刀圭，煞人及百兽"，据《千金翼》、《证类》改。

〔6〕大：武田本《新修》、《新修》、《大观》、玄《大观》作"大"，《和名》、《千金翼》、《政和》、《证类》作"太"。

〔7〕食盐：《新修》、《和名》原作"食监"，据《千金翼》、《政类》改。又，《急就篇》颜师古注云："礜石又名泽乳，亦曰食盐。"

〔8〕棘针：武田本《新修》、《新修》原作"枣针"。《大观》、《政和》、《证类》、《备急千金要方》、《本草经集注》作"棘针"。

〔9〕毒公：武田本《新修》，《新修》、《千金方》、《本草经集注》作"毒公"，《大观》、《政和》、《证类》作"马目毒公"。

〔10〕鹜矢：《新修》作"惊矢"，据《千金方》、《政类》改。

热。一名青分石，一名立制石，一名固羊石。生山谷。

方解石[1] 味苦、辛，大寒[2]，无毒。主治胸中留热、结气，黄疸，通血脉，去蛊毒。一名黄石。生方山，采无时。恶巴豆。

苍石[3] 味甘，平[4]，有毒。主治寒热，下气，瘘蚀，杀飞禽鼠[5]。生西城，采无时。

土阴孽[6] 味咸，无毒。主治妇人阴蚀，大热，干痂。生高山崖上之阴，色白如脂，采无时。

代赭[7] 味甘[8]，无毒。主带下百病，产难，胞衣不出，堕胎，养血气，除五脏血脉中热，血痹血瘀，大人小儿惊气入腹，及阴痿不起。一名血师[9]。生齐国，赤红青色，如鸡冠有

---

〔1〕 方解石条见《新修》、《千金翼》。

〔2〕 大寒：武田本《新修》、《新修》原作"大温"，据《千金翼》、《大观》、《政和》、《证类》改。按：方解石条中明言主治胸中留热，其性不应"大温"，应"大寒"才对。

〔3〕 苍石条见《新修》、《千金翼》。

〔4〕 平：此下武田本《新修》、《新修》衍"无毒"二字，据《千金翼》、《大观》、《政和》、《证类》改。

〔5〕 杀飞禽鼠：武田本《新修》、《新修》作"杀飞禽鼠"，其他各本均作"杀禽兽"。

〔6〕 土阴条见《新修》、《千金翼》。

〔7〕 代赭条见《新修》、《御览》卷九八八。

〔8〕 甘：武田本《新修》、《新修》原脱，据《千金翼》、《大观》、《政和》、《证类》补。又，《证类》对"甘"字作白字《本草经》文。《大观》、玄《大观》、《政和》作墨字《别录》文，森本、孙本、顾本、《疏证》、狩本、黄本皆不取"甘"字为《本草经》文。按："甘"字应为《别录》文。

〔9〕 一名血师：《御览》作"代赭，一名血师，好者状如鸡肝"。其他各本无"好者状如鸡肝"六字。

泽，染爪甲[1]—不渝者良，采无时。畏天雄[2]。

〔《本经》原文〕

代赭，味苦，寒。主鬼注贼风蛊毒，杀精物恶鬼腹中毒邪气，女子赤沃漏下。一名须丸。生山谷。

卤咸[3]　味咸[4]，无毒。去五脏肠[5]胃留热，结气，心下坚，食已呕逆，喘满，明目，目痛。生河东盐池[6]。

戎盐[7]　味咸，寒，无毒。主心腹痛，溺血，吐血，齿舌血出。一名胡盐。生胡盐山，及西羌北[8]地，及[9]酒泉福禄城东南角。北海青[10]，南海赤。十月采。

大盐[11]　味甘、咸[12]，寒，无毒。主肠胃结热，喘逆，

---

〔1〕爪甲：《疏证》作"指甲"，其他各本均作"爪甲"。

〔2〕畏天雄：《纲目》注此三字为徐之才文。按：此三字《本草经集注》已有著录。

〔3〕卤咸、戎盐、大盐等三条，见《新修》、《御览》卷八六五、卷九八八。

〔4〕味咸：《证类》作白字《本草经》文。玄《大观》、《大观》、《大全》、《政和》作墨字，《别录》文，森本、孙本、顾本，狩本、黄本皆不取此二字为《本草经》文。按：此二字应为《别录》文。

〔5〕肠：武田本《新修》、《新修》作"腹"，据《千金翼》、《大观》、《政和》、《证类》、玄《大观》、《大全》改。

〔6〕盐池：《纲目》、《食货典》作"池泽"，其他各本均作"盐池"。

〔7〕卤咸、戎盐、大盐等三条，见《新修》、《御览》卷八六五、卷九八八。

〔8〕北：《新修》原作"此"，玄《大观》卷五作"比"。据《千金翼》、武田本《新修》、《大观》、《政和》、《证类》改。

〔9〕及：《新修》有"及"字，其他各本无"及"字。

〔10〕南角。北海青：武田本《新修》、《新修》原脱，据《千金翼》、《大观》、《政和》、《证类》、玄《大观》、《大全》补。

〔11〕卤咸、戎盐、大盐等三条，见《新修》、《御览》卷八六五、卷九八八。

〔12〕咸：武田本《新修》、《新修》原脱，据《千金翼》、《大观》、《政和》、《证类》补。

吐胸中病〔1〕。生邯郸及河东。漏芦为之使〔2〕。

〔《本经》原文〕

卤咸，味苦，寒。主大热、消渴、狂烦，除邪及下蛊毒，柔肌肤。

戎盐，主明目，目痛，益气，坚肌骨，去毒蛊。大盐，令人吐。生池泽。

特生礜石〔3〕　味甘，温，有毒。主明目，利耳〔4〕，腹内绝寒，破坚结〔5〕及鼠瘘，杀百虫恶兽。久服延年。一名仓礜石，一名礜石〔6〕，一名鼠毒。生西域〔7〕，采无时〔8〕。火炼之良，畏水〔9〕。

---

〔1〕　肠胃结热，喘逆，吐胸中病：《纲目》、《食货典》注为《本草经》文。玄《大观》、《大观》、《政和》、《证类》、《品汇》注为《别录》文，森本、孙本、顾本、《疏证》皆不取此十字为《本草经》文。按：此十字应为《别录》文。

〔2〕　漏芦为之使：《纲目》、《食货典》注为徐之才文。按：此文陶弘景《本草经集注》已有著录。

〔3〕　特生礜石条见《新修》、《千金翼》。

〔4〕　利耳：武田本《新修》、《新修》原脱"利"字，据《千金翼》、《大观》、《政和》、《证类》补。

〔5〕　破坚结：武田本《新修》、《新修》原脱，据《千金翼》、《大观》、《政和》、《证类》补。

〔6〕　一名礜石：武田本《新修》、《新修》有"一名礜石"四字，其他各本均无此四字。

〔7〕　生西域：武田本《新修》、《新修》原作"生血城"。据《千金翼》、《大观》、《政和》、《证类》改。

〔8〕　采无时：武田本《新修》、《新修》原脱，据《千金翼》、《大观》、《政和》、《证类》补。

〔9〕　火炼之良，畏水：《纲目》注此六字为徐之才文。按：此六字《本草经集注》已有著录。

白垩[1]　味辛，无毒。止[2]泄痢，不可久服，伤[3]五脏，令人羸瘦。一名白善[4]。生邯郸[5]，采无时。

〔《本经》原文〕

白垩，味苦，温。主女子寒热癥瘕，月闭积聚，阴肿痛，漏下无子。生山谷。

粉锡[6]　无毒。去鳖瘕[7]，治恶疮，堕[8]胎，止小便利[9]。

〔《本经》原文〕

粉锡，味辛，寒。主伏尸毒螫，杀三虫。一名解锡。

---

〔1〕　白垩条见《新修》、《御览》卷九八八。

〔2〕　止：此上《大观》有"阴肿痛，漏下，无子"七字作白字《本草经》文。"狩本"、"森本"录此七字为《本草经》文。《政和》、《证类》、《大全》、《品汇》、《纲目》注为《别录》文，孙本、顾本、黄本皆不取此七字为《本草经》文。本书从《大观》等为正。"止"，武田本《新修》、《新修》有"止"字，其他各本无"止"字。

〔3〕　伤：武田本《新修》、《新修》作"复"，据《千金翼》、《大观》、《政和》、《证类》改。

〔4〕　白善：《御览》、《纲目》作"白善土"，其他各本无"土"字。

〔5〕　邯郸：武田本《新修》作"邪郸"，其他各本均作"邯郸"。

〔6〕　粉锡条见《新修》、《千金翼》。

〔7〕　鳖瘕：武田本《新修》、《新修》原作"鳖瘦"，据《千金翼》、《大观》、《政和》、《证类》改。

〔8〕　堕：《新修》原作"随"，据《千金翼》、《大观》、《政和》、《证类》改。

〔9〕　堕胎，止小便利：《纲目》、《食货典》颠倒为"止小便利，堕胎"。

铜镜鼻[1]　主治伏尸，邪气。生桂阳[2]。

〔《本经》原文〕

锡铜镜鼻，主女子血闭癥瘕，伏肠绝孕。生山谷。

铜弩牙[3]　主治妇人产难[4]，血闭，月水不通，阴阳隔塞[5]。

金牙[6]　味咸，无毒。主治鬼疰[7]、毒蛊、诸疰。生蜀郡，如金色者良。

石灰[8]　主治髓骨疽。一名希灰。生中山。

又，疗金疮，止血大效[9]。

〔《本经》原文〕

石灰，味辛，温。主疽疡疥瘙，热气，恶疮癞疾，死肌堕眉，杀痔虫，去黑子息肉。一名恶灰。生山谷。

---

〔1〕　铜镜鼻条见《新修》、《千金翼》。又，"铜镜鼻"，各本均作"锡铜镜鼻"，但武田本《新修》、《新修》、《大观》、《政和》、《证类》锡铜镜鼻条注，有陶隐居云："《别录》用铜镜鼻，即是今破古铜镜鼻尔。"按陶氏所云，"锡铜镜鼻"在《别录》中应作"铜镜鼻"。

〔2〕　生桂阳：《大观》，玄《大观》、《大全》、《政和》、《证类》、《纲目》注为《别录》文。森本、孙本、顾本皆不取此三字为《本草经》文。按："生桂阳"三字应为《别录》文。非《本草经》文。但《新修》、《大观》、《政和》、《证类》、玄《大观》、《大全》在"锡铜镜鼻"条的注文中，引陶隐居云："《本经》云：'生桂阳'。"按：陶氏所云，"生桂阳"三字又非《别录》文，二说不同，今并注之。

〔3〕　铜弩牙条见《新修》、《千金翼》。

〔4〕　产难：《纲目》、《食货典》作"难产"。其他各本均作"产难"。

〔5〕　塞：武田本《新修》、《新修》原作"寒"，据《千金翼》、《大观》、《政和》、《证类》改。

〔6〕　金牙条见《新修》、《千金翼》。又，"金牙"，《纲目》作"金牙石"，其他各本无"石"字。

〔7〕　疰：武田本《新修》、《新修》原脱，据《千金翼》、《大观》、《政和》、《证类》补。

〔8〕　石灰条见《新修》、《千金翼》。

〔9〕　疗金疮，止血大效：此文出《证类》石灰条唐本注引《别录》文。

冬灰[1]　生方谷。

〔《本经》原文〕

冬灰，味辛，微温。主黑子，去肬、息肉、疽蚀、疥瘙。一名藜灰。生川泽。

煅灶灰[2]　主治癥瘕坚积，去邪恶气。

伏龙肝[3]　味辛，微温。主治妇人崩中，吐下[4]血，止咳逆，止血，消痈肿毒气[5]。

东壁土[6]　主治下部䘌字有疮[7]，脱肛。

紫石华[8]　味甘，平[9]，无毒。主治渴，去小肠热。一名茈[10]石华。生中牛[11]山阴，采无时。

白石华[12]　味辛，无毒。主[13]治瘅[14]消渴，膀胱热。生

〔1〕 冬灰条见《新修》、《千金翼》。

〔2〕 煅灶灰条见《新修》、《千金翼》。

〔3〕 伏龙肝条见《新修》、《千金翼》。

〔4〕 下：武田本《新修》、《新修》有"下"字，其他各本均无"下"字。

〔5〕 消痈肿毒气：《纲目》作"醋调，涂痈肿毒气"。其他各本均作"消臃肿毒气"。又，本条，《乘雅》以"灶心黄"为"伏龙肝"条正名。并在条文中衍"无毒，醋调涂"五字。

〔6〕 东壁土条见《新修》、《千金翼》。

〔7〕 下部䘌字有疮：武田本《新修》、《新修》作"下部䘌字有疮"，其他各本均作"下部疮"。

〔8〕 紫石华条见《新修》、《千金翼》。

〔9〕 平：《新修》原脱，据《千金翼》、《大观》、《政和》、《证类》补。

〔10〕 茈：《纲目》作"茋"，其他各本均作"茈"。

〔11〕 牛：《纲目》作"牟"，其他各本均作"牛"。

〔12〕 白石华条见《新修》、《千金翼》。

〔13〕 主：《新修》原作"王"。据《千金翼》、《大观》、《政和》、《政类》改。

〔14〕 瘅：《纲目》作"脾"，其他各本均作"瘅"。

液〔1〕北乡北邑山〔2〕，采无时。

黑石华〔3〕 味甘，无毒。主阴痿，消渴，去热，治月水不〔4〕利。生弗其劳山阴石间，采无时。

黄石华〔5〕 味甘，无毒。主〔6〕治阴痿，消渴〔7〕，膈中热，去百毒。生液北〔8〕山，黄色，采无时。

封石〔9〕 味甘，无毒。主治消渴，热中，女子疸蚀。生常山及少室，采无时。

紫加石〔10〕 味酸。主痹血气。一名赤英，一名石血。赤无理〔11〕。生邯郸山〔12〕，如爵茈。二月采。

大黄〔13〕 将军，大寒，无毒。平胃下气，除痰实，肠间结热，心腹胀满，女子寒血闭胀，小腹痛，诸老血留结。一名黄

----

〔1〕 液：《纲目》作"腋"，其他各本均作"液"。

〔2〕 北乡北邑山：《新修》原作"此卿此邑山"。据《千金翼》、《大观》、《政和》、《证类》、玄《大观》、《大全》、成化本《政和》改。

〔3〕 黑石华条见《新修》、《千金翼》。

〔4〕 不：《新修》原脱"不"字，据《千金翼》、《大观》、《政和》、《证类》补。

〔5〕 同白石华条注。

〔6〕 主：《新修》原作"二"，据《千金翼》、《大观》、《政和》、《证类》改。

〔7〕 渴：《千金翼》作"胸"，其他各本均作"渴"。

〔8〕 生液北：《新修》原作"王液此"，据《千金翼》、《大观》、《政和》、《证类》改。

〔9〕 封石条见《新修》、《千金翼》。

〔10〕 紫加石条见《新修》、《千金翼》。又，"紫加石"，《政和》、成化本《政和》、《品汇》、《纲目》作"紫佳石"，其他各本作"紫加石"。

〔11〕 赤无理：《新修》、《千金翼》、《证类》、《大观》、玄《大观》、《品汇》作"赤无理"。《政和》、成化本《政和》、《大全》作"赤无毒"。《纲目》作"无毒"二字，列在"味酸"之下。

〔12〕 山：《纲目》作"石"，其他各本作"山"。

〔13〕 大黄条见《御览》卷九九二、《千金翼》。

良。生河西及陇西。二月、八月采根，火干。黄芩为之使，无所畏[1]。

〔《本经》原文〕

大黄，味苦，寒。主下瘀血血闭，寒热，破癥瘕积聚，留饮宿食，荡涤肠胃，推陈致新，通利水谷，调中化食，安和五脏。生山谷。

蜀椒[2]　大热，有毒。主除五脏[3]六腑寒冷，伤寒，温疟，大风，汗不出[4]，心腹留饮、宿食，止[5]肠澼、下利，泄精，女子[6]字乳余疾，散风邪，瘕结，水肿，黄疸，鬼疰，蛊毒，杀虫、鱼毒。久服开腠理，通血脉，坚齿发[7]，调关节，耐寒暑[8]。可作膏药。多食令人乏气[9]。口闭者，杀人。一名巴椒，一名蓎[10]菆。生武都及巴郡。八月采实，阴干[11]。杏仁为之使，畏橐吾[12]。

〔1〕无所畏：《千金方》缺此三字，其他各本有此三字。又，"黄芩为之使，无所畏"，《纲目》、《草木典》注为徐之才文，此文《本草经集注》已有著录。

〔2〕蜀椒条见《新修》、《千金翼》。

〔3〕五脏：《新修》、《医心方》有"五脏"二字，其他各本无此二字。

〔4〕汗不出：《疏证》作"汗不止"。

〔5〕《新修》有"止"字，其他各本无"止"。

〔6〕女子：《新修》原脱，据《千金翼》、《大观》、《政和》、《证类》、玄《大观》、《大全》、成化本《政和》补。

〔7〕发：此下，《纲目》、《草木典》有"明目"二字。按：此二字原出于《食疗本草》。

〔8〕耐寒暑：《疏证》作"能耐寒暑"，其他各本作"耐寒暑"，无"能"字。

〔9〕气：此下《纲目》、《草木典》在"气"字下，有"喘促"二字。

〔10〕蓎：《新修》原作"卢"，据《千金翼》、《大观》、《政和》、《证类》改。

〔11〕阴干：《新修》原脱"阴"字，据《千金翼》、《大观》、《政和》、《证类》补。

〔12〕杏仁为之使，畏橐吾：《纲目》、《草木典》注为徐之才文，此文《本草经集注》已有著录。

〔《本经》原文〕

蜀椒，味辛，温。主邪气咳逆，温中，逐骨节皮肤死肌，寒湿痹痛，下气。久服之头不白，轻身增年。生川谷。

蔓椒〔1〕 无毒。一名猪椒〔2〕，一名彘椒，一名狗椒。生云中山〔3〕及丘冢间。采茎、根煮酿酒〔4〕。

〔《本经》原文〕

蔓椒，味苦，温。主风寒湿痹，历节疼，除四肢厥气，膝痛。一名豕椒。生川谷。

莽草〔5〕 味苦，有毒。主治喉痹不通，乳难，头风痒，可用沐，勿近目〔6〕。一名葞，一名春草〔7〕。生上谷〔8〕及宛朐。五月采叶，阴干〔9〕。

〔《本经》原文〕

莽草，味辛，温。主风头痈肿，乳痈疝瘕，除结气疥瘙，杀虫鱼。生山谷。

---

〔1〕 蔓椒条见《新修》、《千金翼》。又，《纲目》蔓椒条注"豕椒"二字为《别录》文。《大观》、玄《大观》、《大全》、成化本《政和》、《证类》对此二字作白字《本草经》文，《图考长编》、森本、狩本、黄本、孙本、顾本亦取此二字为《本草经》文，但孙、顾、黄三氏把"豕"字书为"家"字。本书从《大观》等为正，不取"豕椒"为《别录》文。

〔2〕 一名猪椒：《新修》原脱，据《和名》、《千金翼》、《大观》、《政和》、《证类》补。

〔3〕 山：《新修》有"山"字，其他各本无"山"字。

〔4〕 酒：《新修》原脱，据《千金翼》、《大观》、《政和》、《证类》补。又，本条，《通志略》作"蔓椒曰豕椒，曰猪椒，曰彘椒，曰狗椒，以其作狗彘之气，又曰地椒，言生于地上"。

〔5〕 莽草条见《新修》、《御览》卷九九三。

〔6〕 勿近目：《新修》作"勿近目"，其他各本作"勿令入眼"。

〔7〕 春草：《尔雅》郭注云："本草云：'葞，春草，一名芒草。'"

〔8〕 生上谷：《御览》作"生上谷，生还谷"。《纲目》作"生上谷山谷"，其他各本作"生上谷"。

〔9〕 此条，《梦溪补笔谈》引本草作"莽草，若石南而叶稀，无花实"。

鼠李[1]　皮味苦，微寒，无毒。主除身皮热毒。一名牛李，一名鼠梓，一名椑[2]。生田野，采无时[3]。

〔《本经》原文〕

鼠李，主寒热瘰疬疮。

枇杷叶[4]　味苦，平，无毒[5]。主治卒哕[6]不止，下气[7]。

巴豆[8]　生温熟寒，有大毒。主治女子月闭，烂胎，金创[9]脓血，不利丈夫阴[10]，杀斑猫[11]毒。可练饵之，益血脉，令人色好，变化与鬼神通。生巴郡[12]。八月采实[13]，阴干[14]，用之[15]去心皮。芫花为之使，恶蘘草[16]，畏大黄、黄连、黎

---

〔1〕　鼠李条见《新修》、《千金翼》。

〔2〕　一名椑：《新修》、《和名》作"一名椑"，其他各本作"一名椑"。

〔3〕　此条，《通志略》作"鼠李曰牛李，曰鼠梓，曰椑，曰山李，曰椵，曰苦楸，即乌巢子也"。

〔4〕　枇杷叶条见《新修》、《大观》卷二十三。

〔5〕　味苦，平，无毒：《新修》、《医心方》、武田本《新修》原脱，据《千金翼》、《大观》、《政和》、《证类》补。

〔6〕　卒哕：《草木典》作"卒噎"，其他各本作"卒哕"。

〔7〕　气：此下，《纲目》、《草木典》有"煮汁服"三字，其他各本无此三字。

〔8〕　巴豆条见《新修》、《御览》卷九九三。

〔9〕　金创：《新修》作"金创"，其他各本作"金疮"。

〔10〕　阴：此下，《纲目》有"癞"字，其他各本无"癞"字。又，《草木典》脱漏"阴"字。

〔11〕　猫：此下，《纲目》、《草木典》有"蛇虺"二字，其他各本无此二字。

〔12〕　生巴郡：《御览》作"生巴蜀郡"。其他各本作"生巴郡"。

〔13〕　实：《新修》有"实"字，其他各本无"实"字。

〔14〕　阴干：《新修》原脱"阴"字。据《千金翼》、《大观》、《政和》、《证类》补。

〔15〕　用之：《新修》原颠倒作"之用"，据《千金翼》、《大观》、《政和》、《证类》改。

〔16〕　蘘草：《新修》原作"蘘菓"，据《本草经集注》、《医心方》、《千金方》、《大观》、《政和》、《证类》改。

芦〔1〕。

〔《本经》原文〕

巴豆，味辛，温。主伤寒温疟寒热，破癥瘕结聚坚积，留饮痰癖，大腹水胀，荡练五脏六腑，开通闭塞，利水谷道，去恶肉，除鬼毒蛊注邪物，杀虫鱼。一名巴叔。生川谷。

甘遂〔2〕　味甘〔3〕，大寒，有毒。主下五水，散膀胱留热〔4〕，皮中痞，热气肿满。一名甘藁，一名陵藁〔5〕，一名陵泽，一名重泽。生中山〔6〕。二月采根，阴干。瓜蒂为之使，恶远志，反甘草〔7〕。

〔《本经》原文〕

甘遂，味苦，寒。主大腹疝瘕，腹满，面目浮肿，留饮宿食，破癥坚积聚，利水谷道。一名主田。生川谷。

---

〔1〕　芫花为之使，恶襄草，畏大黄、黄连、藜芦：《纲目》、《草木典》注为徐之才文，此文《本草经集注》已有著录。

〔2〕　甘遂条见敦煌卷子本《新修本草》残卷、《御览》卷九九三。又，《纲目》在甘遂条注"主田"二字为《别录》文。《疏证》亦作《别录》文。敦煌卷子本《新修本草》对"主田"二字作朱字《本草经》文。《大观》、玄《大观》、《大全》、成化本《政和》、《政和》、《证类》对此二字作白字《本草经》文。《图考长编》、森本、孙本、顾本、狩本、黄本皆取此二字为《本草经》文。按："主田"二字应为《本草经》文，非《别录》文。

〔3〕　甘：敦煌卷子本《新修本草》原脱，据《千金翼》、《大观》、《政和》、《证类》补。

〔4〕　留热：《草木典》作"多热"，其他各本均作"留热"。

〔5〕　一名陵藁：《图考长编》脱此四字，其他各本有此四字。

〔6〕　生中山：《御览》作"出中山"，其他各本作"生中山"。

〔7〕　瓜蒂为之使，恶远志，反甘草：《纲目》、《草木典》注为徐之才文。此文《本草经集注》已有著录。

葶苈[1] 大寒，无毒。下膀胱水，腹[2]留热气，皮间邪水上出，面目肿[3]，身暴中风热痱痒，利小腹。久服令人虚。一名丁历，一名草蒿[4]。生藁城及田野。立夏后采实，阴干。得酒良[5]，榆皮为之使，恶僵蚕、石龙芮[6]。

〔《本经》原文〕

葶苈，味辛、苦，寒。主癥瘕积聚结气，饮食寒热，破坚逐邪，通利水道。一名大室，一名大适，生平泽。

大戟[7] 味甘，大寒，有小毒。主治颈腋痈肿，头痛，发

---

〔1〕 葶苈条见敦煌卷子本《新修本草》残卷、《千金翼》。又，《纲目》葶苈条以《尔雅》郭璞注文"狗荠"二字为《别录》文，其他各本无"狗荠"二字。又，"苈"字后，敦煌卷子本《新修本草》有"味苦"二字作朱字《本草经》文。《大观》、玄《大观》、《大全》、成化本《政和》、《政和》、《证类》、《纲目》、《草木典》、《图考长编》、《疏证》皆注"味苦"二字为《别录》文，森本、孙本、顾本、狩本、黄本皆不取"味苦"二字为《本草经》文。本书从敦煌卷子本《新修本草》残卷为正。

〔2〕 腹：敦煌卷子本《新修》作"腹"，其他各本作"伏"。

〔3〕 面目肿：敦煌卷子本《新修本草》作"面目肿"。《千金翼》、《大观》、《政和》、《证类》、《品汇》、《纲目》、《疏证》作"面目浮肿"。

〔4〕 草蒿：敦煌卷子本《新修本草》原脱"蒿"字，据《千金翼》、《大观》、《政和》、《证类》补。

〔5〕 得酒良：《千金翼》、《大观》、玄《大观》、《大全》、成化本《政和》、《政和》、《证类》、《疏证》对"得酒良"三字，作大字正文，非小字注文。敦煌卷子本《新修本草》对此三字作小字注文。《本草经集注》对此三字亦作小字注文。按："得酒良"三字应为注文小字，非正文大字。

〔6〕 得酒良，榆皮为之使，恶僵蚕、石龙芮：《纲目》、《草木典》注为徐之才文。此文《本草经集注》已著录。又本条，《急就篇》颜师古注作"亭历，一名丁历，一名草，一名狗齐。"又，王应麟注作"本草苗叶似荠，根白枝茎青，花微黄，结角子扁小如黍米，立夏后采实"。《外台秘要》引《本草》作"葶苈久服令人虚"。

〔7〕 大戟条见敦煌卷子本《新修本草》残卷、《御览》卷九九二。

汗，利大小肠〔1〕。生常山。十二月采根，阴干。反甘草〔2〕。

〔《本经》原文〕

大戟，味苦，寒。主蛊毒，十二水肿满急痛积聚，中风皮肤疼痛，吐逆。一名邛钜。

泽漆〔3〕　味辛，无毒。利大小肠，明目，轻身。一名漆茎，大戟苗也。生太山。三月三日、七月七日采茎叶〔4〕阴干。小豆为之使，恶署预〔5〕。

〔《本经》原文〕

泽漆，味苦，微寒。主皮肤热，大腹水气，四肢面目浮肿，丈夫阴气不足。生川泽。

芫花〔6〕　味苦，微温，有小毒。消胸中痰水，喜唾，水肿，五水在五脏皮肤，及腰痛，下寒毒肉毒。久服令人虚〔7〕。

---

〔1〕　利大小肠：《纲目》、《草木典》、《图考长编》作"利大小便"，其他各本作"利大小肠"。

〔2〕　反甘草：《纲目》和《草木典》注为徐之才文，此文字《本草经集注》已有著录。又，本条，《尔雅》郭璞注引本草作"荞，邛钜，今药草大戟也"。《尔雅疏》邢昺疏云："案本草大戟，一名邛钜，苗名泽漆。"

〔3〕　泽漆条见敦煌卷子本《新修本草》残卷、《千金翼》。

〔4〕　采茎叶：敦煌卷子本《新修本草》原脱"茎叶"二字，据《千金翼》，《大观》、《政和》、《证类》补。又，《图考长编》、《疏证》作"采根叶"。按：泽漆既是大戟苗，言采根叶与理似不合。

〔5〕　小豆为之使，恶署预：《纲目》和《草木典》注为徐之才文。此文《本草经集注》已著录。

〔6〕　芫花条见敦煌卷子本《新修本草》残卷、《御览》卷九九二。

〔7〕　久服令人虚：《纲目》和《草木典》脱此五字，其他各本有此五字。

一名毒鱼，一名牡芫[1]。其根[2]名蜀桑根，治疥疮[3]，可用毒鱼。生淮源。三月三[4]日采花，阴干。决明为之使，反甘草[5]。

〔《本经》原文〕

芫花，味辛，温。主咳逆上气，喉鸣喘，咽肿短气，蛊毒鬼疟，疝瘕痈肿。杀虫鱼。一名去水。生川谷。

莞花[6]　味辛，微寒，有毒。主治痰饮咳嗽。生咸阳及河南[7]中牟。六月采花[8]，阴干。

〔《本经》原文〕

莞花，味苦，寒。主伤寒温疟，下十二水，破积聚大坚癥瘕，荡涤肠胃中留癖饮食，寒热邪气，利水道。生川谷。

旋覆花[9]　味甘，微温[10]，冷利，有小毒。消胸上痰结唾如胶漆，心胁[11]痰水，膀胱留饮，风气湿痹，皮间死肉，目

---

〔1〕牡芫：敦煌卷子本《新修本草》作"牡芫"，《和名》、《千金翼》、《大观》、玄《大观》、《大全》、成化本《政和》、《政和》、《证类》、《品汇》、《纲目》、《疏证》作"杜芫"。

〔2〕其根：敦煌卷子本《新修本草》原脱"其"字，据《千金翼》、《大观》、《政和》，《证类》补。

〔3〕疥疮：敦煌卷子本《新修本草》原作"疥咳"，据《千金翼》、《大观》、《政和》、《证类》改。

〔4〕三：《大全》、成化本《政和》、《政和》、《证类》、《疏证》无"三"字，其他各本有"三"字。

〔5〕决明为之使，反甘草：《纲目》、《草木典》注为徐之才文，此文《本草经集注》已有著录。

〔6〕莞华条见敦煌卷子本《新修本草》残卷、《千金翼》。

〔7〕河南：《草木典》作"河内"，其他各本作"河南"。

〔8〕花：敦煌卷子本《新修本草》原作"华"，据《千金翼》、《大观》、《政和》、《证类》改。

〔9〕旋覆花条见敦煌卷子本《新修本草》残卷、《御览》卷九九一。

〔10〕微温：《证类》作"微"，脱"温"字，其他各本作"微温"。

〔11〕心胁：《草木典》作"心胸"，其他各本作"心胁"。

中眵䁾，利大肠〔1〕，通血脉，益色泽。一名戴椹。根，主风湿〔2〕。生平泽。五月采花，日干，廿日成。

〔《本经》原文〕

旋覆花，味咸，温。主结气，胁下满，惊悸，除水，去五脏间寒热，补中，下气。一名金沸草，一名盛椹。生川谷。

钩吻〔3〕　有大毒〔4〕。破癥积，除脚膝痹痛〔5〕，四肢拘挛，恶疮疥虫，杀鸟兽〔6〕。折之青烟出者，名固活，其热一宿〔7〕，不入汤〔8〕。生傅高及会稽东野。秦钩吻，味辛。治喉痹，咽中塞，声变，咳逆气，温中。一名除辛，一名毒根。生寒石山，二月、八月采〔9〕。半夏为之使，恶黄芩〔10〕。

〔《本经》原文〕

钩吻，味辛，温。主金创乳痓，中恶风，咳逆上气，水肿，杀鬼注蛊毒。一名野葛。生山谷。

---

〔1〕利大肠：《政和》作"利太肠"，其他各本作"利大肠"。

〔2〕湿：敦煌卷子本《新修本草》作"温"，据《千金翼》、《大观》、《政和》改。

〔3〕钩吻条见敦煌卷子本《新修本草》、《御览》卷九九〇。又，"钩吻"，敦煌卷子本《新修本草》作"钓吻"，据《千金翼》、《大观》、《政和》、《证类》改。

〔4〕有大毒：《政和》作"大有毒"，其他各本作"有大毒"。

〔5〕痛：敦煌卷子本《新修本草》原脱，据《千金翼》、《大观》、《政和》、《证类》补。

〔6〕兽：此下后《纲目》、《草木典》有"捣汁入膏中，不入汤饮"。九字，其他各本无此九字。

〔7〕其热一宿：敦煌卷子本《新修本草》作"其热一宿"，其他各本作"甚热"二字。

〔8〕不入汤：《纲目》作"捣汁入膏中，不入汤饮"。其他各本作"不入汤"。

〔9〕秦钩吻，味辛。治喉痹，咽中塞，声变，咳逆气，温中。一名除辛，一名毒根。生寒石山，二月八月采：敦煌卷子本《新修本草》有此三十五字，其他各本无。

〔10〕半夏为之使，恶黄芩：《纲目》、《草木典》注为徐之才文。此文《本草经集注》已著录。

蚤休[1] 有毒。生山阳及宛朐。

〔《本经》原文〕

蚤休，味苦，微寒。主惊痫，摇头弄舌，热气在腹中，癫疾，痈疮阴蚀，下三虫，去蛇毒。一名蚩休。生川谷。

虎杖根[2] 微温。上通利月水，破留血癥结。

石长生[3] 味苦，有毒。下三虫。生咸阳。

〔《本经》原文〕

石长生，味咸，微寒。主寒热恶疮大热，辟鬼气不祥。一名丹草。生山谷。

鼠尾草[4] 味苦，微寒[5]，无毒。主治鼠瘘，寒热，下痢脓血不止。白花者治白下，赤花者治赤下[6]。一名葝，一名陵翘[7]。生平泽中。四月采叶，七月采花[8]，阴干。

屋游[9] 味甘，寒。主治浮热在皮肤，往来寒热，利小肠膀胱气。生屋上阴处。八月、九月采。

牵牛子[10] 味苦，寒，有毒。主下气，治脚满[11]水肿，

---

〔1〕 蚤休条见《千金翼》、《大观》卷十一。又，"蚤休"条，《纲目》、《草木典》有"癫疾、痈疮、阴蚀，下三虫，去蛇毒"。注为《别录》文。《大观》、玄《大观》、《大全》、成化本《政和》、《政和》、《证类》作白字《本草经》文。《品汇》、《图考长编》、森本、孙本、顾本、狩本、黄本皆录为《本草经》文。本书从《大观》等为正，不取为《别录》文。

〔2〕 虎杖根条见《千金翼》、《大观》卷十三。

〔3〕 石长生条见《御览》卷九九一、《千金翼》、《群芳谱》卷九十二。

〔4〕 鼠尾草条见《千金翼》、《大观》卷十一。

〔5〕 味苦微寒：《图考长编》脱此四字，其他各本均有此四字。

〔6〕 主治鼠瘘……治赤下：《纲目》注出苏颂。

〔7〕 陵翘：《图考长编》作"陆粗"。

〔8〕 花：《大观》、玄《大观》作"叶"，其他各本作"花"。

〔9〕 屋游条见《千金翼》、《大观》卷十一。

〔10〕 牵牛子条见《千金翼》、《大观》卷十一。

〔11〕 满：《草木典》脱"满"字，其他各本都有"满"字。

除风毒，利小便。

狼毒[1]　有大毒。主治胁[2]下积癖。生秦亭及奉高。二月、八月采根，阴干，陈而沉水者良。大豆为之使，恶麦句姜[3]。

〔《本经》原文〕

狼毒，味辛，平。主咳逆上气，破积聚饮食，寒热水气，恶疮鼠瘘疽蚀，鬼精蛊毒，杀飞鸟走兽。一名续毒。生山谷。

鬼臼[4]　微温[5]，有毒。主治咳嗽喉结，风邪，烦惑，失魄，妄见，去目中肤翳，杀大毒[6]，不入汤。一名天臼，一名解毒。生九真及宛朐。二月、八月采根。畏垣衣[7]。

〔《本经》原文〕

鬼臼，味辛，温，主杀蛊毒鬼注精物，辟恶气不祥，逐邪，解百毒。一各爵犀，一名马目毒公，一名九臼。生山谷。

芦根[8]　味甘，寒。主治消渴，客热，止小便利。

甘蕉根[9]　大寒。主治痈肿、结热。

---

〔1〕　狼毒条见《千金翼》、《大观》卷十一。

〔2〕　胁：《纲目》、《草木典》、《图考长编》作"胸"。其他各本均作"胁"。

〔3〕　大豆为主使，恶麦句姜：《纲目》注为徐之才文。此文《本草经集注》已有著录。

〔4〕　鬼臼条见《千金翼》、《大观》卷十一。

〔5〕　微温：玄《大观》、《大观》对"微温"二字作白字《本草经》文。成化本《政和》、《大全》、《政和》、《证类》、《纲目》、《草木典》、《图考长编》注为《别录》文，森本、孙本、顾本、狩本、黄本皆不取此二字为《本草经》文。按：此二字应为《别录》文。

〔6〕　杀大毒：《纲目》、《草木典》排在"有毒"之后。

〔7〕　畏垣衣：《纲目》、《草木典》注为徐之才文，此文《本草经集注》已有著录。

〔8〕　芦根见《千金翼》、《大观》卷十一。又，"芦根"，《和名类聚钞》作"芦苇"，其他各本作"芦根"。《通志略》作"芦"。

〔9〕　甘蕉根见《千金翼》、《大观》卷十一。又，《图考长编》、《群芳谱》以"芭蕉"二字为正名。

萹蓄[1] 无毒。主治女子阴蚀。生东莱。五月采，阴干。

〔《本经》原文〕

萹蓄，味辛，平。主浸淫，疥瘙疽痔，杀三虫。生山谷。

商陆[2] 味酸，有毒。主治胸中邪气，水肿，痿痹，腹满洪直，疏五脏，散水气。如人形者，有神。生咸阳。

〔《本经》原文〕

商陆，味辛，平。主水胀疝瘕痹，熨除痈肿，杀鬼精物。一名葛根，一名夜呼。生川谷。

女青[3] 有毒。蛇衔根也。生朱崖。八月采，阴干。

又，叶嫩时，似萝摩，圆端，大茎，实黑，茎叶汁黄白。雀瓢白汁，主虫蛇毒[4]。

〔《本经》原文〕

女青，味辛，平。主蛊毒，逐邪恶气，杀鬼温疟，辟不祥。一名雀瓢。

白附子[5] 主治心痛，血痹，面上百病，行药势，生蜀郡。三月采。

天雄[6] 味甘，大温，有大毒。主治头面风去来疼痛，心

---

〔1〕萹蓄条见《御览》卷九九八、《千金翼》。又，"萹蓄"，《御览》作"萹蓄"，其他各本作"萹蓄"。

〔2〕商陆条见《御览》卷九九二、《千金翼》。又，《尔雅》郭璞注引本草云："商陆，别名蒻，今关西亦呼为蒻，江东呼为当陆。"其他各本无此文。

〔3〕女青条见《御览》卷九九三、《千金翼》。

〔4〕叶嫩时……主虫蛇毒：此文出《证类》女青条唐本注引《别录》文。

〔5〕白附子条见《千金翼》、《大观》卷二。又，"子"字后，《乘雅》衍"气味辛甘、大温，有小毒"。九字，其他各本无此九字。

〔6〕天雄条见敦煌卷子本《新修本草》残卷、《御览》卷九九○。

腹结积〔1〕，关节重不能行步，除骨间痛，长阴气〔2〕，强志，令人〔3〕武勇，力作不倦。又堕胎〔4〕。生少室。二月采根，阴干。远志为之使，恶腐婢〔5〕

〔《本经》原文〕

天雄，味辛，温。主大风，寒湿痹，历节痛，拘挛缓急，破积聚邪气，金创，强筋骨，轻身健行。一名白幕。

乌头〔6〕　味甘，大热，有毒〔7〕。消胸上淡冷〔8〕，食不下，心腹冷疾〔9〕，脐间痛，肩胛痛〔10〕不可俯仰，目中痛不可力〔11〕视。又堕胎。

射罔　味苦，有大毒。治尸疰癥坚，及头中风〔12〕痹痛〔13〕。

乌喙　味辛，微温，有大毒。主治风湿，丈夫肾湿，阴囊

〔1〕　积：《纲目》、《草木典》、《图考长编》作“聚”，其他各本作“积”。

〔2〕　除骨间痛：长阴气：敦煌卷子本《新修本草》原作“长气”，据《御览》、《千金翼》、《大观》，玄《大观》、《大全》、成化本《政和》、《政和》、《证类》补。

〔3〕　令人：敦煌卷子本《新修本草》原脱，据《御览》、《千金翼》、《大观》、《政和》、《证类》补。

〔4〕　又堕胎：《品汇》、《纲目》、《草木典》脱此三字。

〔5〕　腐婢：敦煌卷子本《新修本草》原作“腐妇”，但陶弘景《本草经集注》、《千金方》、《医心方》、《大观》、《政和》、《证类》，玄《大观》、《大全》、成化本《政和》均作“腐婢”。本书从《本草经集注》等。又，“远志为之使。恶腐婢”，《纲目》、《草木典》注为徐之才文。此文《本草经集注》已有著录。

〔6〕　乌头条见敦煌卷子本《新修本草》残卷、《御览》卷九九〇。

〔7〕　有毒：敦煌卷子本《新修本草》作“有毒”，其他各本作“有大毒”。

〔8〕　淡冷：敦煌卷子本《新修本草》作“淡冷”，《图考长编》作“寒冷”，其他各本作“痰冷”。

〔9〕　冷疾：《纲目》、《草木典》作“冷痰”。

〔10〕　肩胛痛：《纲目》、《草木典》脱此三字。

〔11〕　力：敦煌卷子本《新修本草》作“力”，其他各本作“久”。

〔12〕　头中风：敦煌卷子本《新修本草》原脱“中”，据《千金翼》、《证类》补。

〔13〕　“痛”：《纲目》、《草木典》脱“痛”字。

痒〔1〕，寒热历节，掣引腰痛，不能行步，痈肿脓结。又堕胎。生朗陵。正月、二月采，阴干。长三寸以〔2〕上为天雄。莽草为之使，反半夏〔3〕、瓜萎〔4〕、贝母、白蔹、白及，恶藜芦〔5〕。

〔《本经》原文〕

乌头，味辛，温。主中风恶风，洗洗出汗，除寒湿痹，咳逆上气，破积聚寒热。其汁煎之名射罔，杀禽兽。一名奚毒，一名即子，一名乌喙。生山谷。

附子〔6〕　味甘，大热，有大毒〔7〕。主治脚疼冷弱，腰脊风寒〔8〕，心腹冷痛，霍乱转筋，下痢赤白，坚肌骨〔9〕，强阴〔10〕。又堕胎，为百药长。生犍为〔11〕及广汉。八月〔12〕采为附子，春采〔13〕为乌头。地胆为之使。恶蜈蚣，畏防风、甘草、黄芪、人

〔1〕　阴囊痒：《纲目》作"阴寒痒"。又《草木典》作"阴痒"，脱漏"囊"字。

〔2〕　以：敦煌卷子本《新修本草》及《和名》作"以"，其他各本作"已"。

〔3〕　半夏：陶弘景《本草经集注》无"半夏"二字，其他各本有"半夏"二字。

〔4〕　瓜萎：敦煌卷子本《新修本草》脱"萎"字。

〔5〕　藜芦：敦煌卷子本《新修本草》脱"芦"字。又，"莽草为之使，反瓜萎、贝母、白蔹、白及。恶藜芦"，《纲目》、《草木典》注为徐之才文，此文《本草经集注》已有著录。

〔6〕　附子条见敦煌卷子本《新修本草》残卷，《御览》卷九九〇。

〔7〕　有大毒：《图考长编》脱"大"字。

〔8〕　脚疼冷弱，腰脊风寒：《纲目》、《草木典》作"腰脊风寒，脚气冷冷弱"

〔9〕　坚肌骨：《图考长编》脱"骨"字。其他各本有"骨"字。

〔10〕　坚肌骨，强阴：《纲目》、《草木典》作"温中强阴，坚肌骨"。

〔11〕　为百药长，生犍为：《御览》作"生牛犍，为百药之长"。

〔12〕　八月：敦煌卷子本《新修本草》作"八月"，其他各本作"冬月"。又《急就篇》王应麟注引本草云："冬月采为附子，春月采为乌头。"

〔13〕　春采：《纲目》、《草木典》作"春月采"。

参、乌韭，大豆〔1〕。

〔《本经》原文〕

附子，味辛，温。主风寒咳逆邪气，温中，金创，破癥坚积聚，血痕，寒湿踒躄，拘挛膝痛，不能行步。生山谷。

侧子〔2〕　味辛，大热，有大毒。主治痈肿，风痹，历节，腰脚疼冷，寒热鼠瘘。又堕胎〔3〕。

羊踯躅〔4〕　有大毒。主治邪气，鬼疰，蛊毒。一名玉支。生太行山及淮南山。三月〔5〕采花，阴干〔6〕。

〔《本经》原文〕

羊踯躅，味辛，温。主贼风在皮肤中淫淫痛，温疟恶毒诸痹。生川谷。

茵芋〔7〕　微温，有毒。主治久风湿走四肢〔8〕，脚弱。一名莞草〔9〕，一名卑共。生太山。三月三日采叶，阴干。

〔《本经》原文〕

茵芋，味苦，温。主五脏邪气，心腹寒热，羸瘦，如疟状，发作有

〔1〕　大豆：《本草经集注》、《备急千金要方》、《医心方》作"大豆"，《大观》、《政和》、《证类》玄《大观》、《大全》、成化本《政和》、《纲目》、《疏证》作"黑豆"。又，"地胆为之使，恶蜈蚣，畏防风、甘草、黄芪、人参、乌韭、大豆"，《纲目》、《草木典》注为徐之才文。此《本草经集注》已有著录。

〔2〕　侧子条见敦煌卷子本《新修本草》、《千金翼》。

〔3〕　又堕胎：《品汇》脱"又堕胎"三字。

〔4〕　羊踯躅条见敦煌卷子本《新修本草》残卷、《御览》卷九九二。

〔5〕　三月：《草木典》脱"三月"二字。

〔6〕　本条，《新编事文类聚翰墨全书》后戊集作"杜鹃花、羊踯躅、玉支，本草一名"。又《群芳谱》以"黄杜鹃"为正名，以"羊踯躅"为别名。

〔7〕　茵芋条见敦煌卷子本《新修本草》残卷、《千金翼》。

〔8〕　湿走四肢：敦煌卷子本《新修本草》原脱"湿走四肢"四字，据《大观》、《政和》、《证类》补。但《千金翼》作"流走四肢"。

〔9〕　莞草：敦煌卷子本《新修本草》作"莞草"，其他各本作"莞草"。

时，诸关节风湿痹痛。生川谷。

射干[1]　微温，有毒。主治老血在心肝[2]脾间，咳唾，言语气臭，散胸中气[3]。久服令人虚[4]。一名乌翣[5]，一名乌吹，一名草姜。生南阳[6]田野。三月三日采根，阴干。

〔《本经》原文〕

射干，味苦，平。主咳逆上气，喉痹咽痛不得消息，散结气，腹中邪逆，食饮大热。一名乌扇，一名乌蒲。生川谷。

鸢尾[7]　有毒。主治头眩，杀鬼魅[8]。一名乌园[9]。生九疑。五月采。

由跋根[10]，主治毒肿结热[11]。

---

〔1〕　射干条见敦煌卷子本《新修本草》、《御览》卷九九二。
〔2〕　肝：敦煌卷子本《新修本草》有"肝"字，其他各本无"肝"字。
〔3〕　散胸中气：敦煌卷子本《新修本草》作"散胸中气"，其他各本作"散胸中热气"。按：射干既言微温，不应能散热气，各本衍"热"字，可能是抄写舛误。
〔4〕　久服令人虚：《纲目》、《草木典》在"微温"之后。
〔5〕　乌翣：敦煌卷子本《新修本草》作"乌翣"，其他各本作"乌翣"。
〔6〕　阳：此后，敦煌卷子本《新修本草》衍"生"字。其他各本无"生"字。
〔7〕　鸢尾条见敦煌卷子本《新修本草》、《千金翼》。
〔8〕　治头眩，杀鬼魅：《纲目》、《草木典》作"杀鬼魅，疗头眩。"
〔9〕　乌园：《纲目》注为《本草经》文。《证类》作黑字《别录》文。
〔10〕　由跋根条见敦煌卷子本《新修本草》、《千金翼》。又，"根"敦煌卷子本《新修本草》有"根"字，其他各本无"根"字。
〔11〕　由跋根主治毒肿结热：《纲目》注为《本草经》文。《大观》、玄《大观》、《大全》、成化本《政和》、《政和》、《证类》、《品汇》、《图考长编》注为《别录》文，森本、孙本、顾本、狩本、黄本皆不取"由跋"为《本草经》文。按："由跋"条应为《别录》文，非《本草经》文。

药实根[1]　无毒。生蜀郡，采无时。

〔《本经》原文〕

药实根，味辛，温。主邪气诸痹疼酸，续绝伤，补骨髓。一名连木。生山谷。

皂荚[2]　有小毒。主治腹胀满，消谷，破[3]咳嗽囊结，妇人胞下落，明目，益精。可为沐药，不入汤。生雍州及鲁邹县。如猪[4]牙者良。九月、十月采荚，阴干[5]。青葙子[6]为之使。恶麦门冬，畏空青、人参、苦参[7]。

〔《本经》原文〕

皂荚，味辛、咸，温。主风痹死肌邪气，风头泪出，利九窍，杀精物。生川谷。

楝实[8]　有小毒。根微寒。治蛔虫，利大肠[9]。生荆

---

〔1〕　药实根条见《新修》、《千金翼》。"药实根"，《纲目》作"海药实根"，列在解毒子条"附录"项下。又，《政和》、成化本《政和》、《大全》、《证类》在"根"字下，有"味辛"二字作墨字《别录》文。玄《大观》、《大观》作白字《本草经》文。《纲目》、森本、孙本、顾本、狩本、黄本皆录为《本草经》文。本书《大观》等为正，不取"味辛"二字为《别录》文。

〔2〕　皂荚条见《新修》、《千金翼》。

〔3〕　破：《新修》作"破"，其他各本作"除"。

〔4〕　猪：《新修》原作"睹"，据《和名》、《千金翼》、《大观》、《政和》、《证类》改。

〔5〕　阴干：《新修》作"干"，其他各本均作"阴干"。

〔6〕　青葙子：《本草经集注》作"青葙子"。《备急千金要方》、《医心方》作"栢子"。《大观》、《政和》、《证类》、《纲目》、《疏证》作"栢实"。

〔7〕　恶麦门冬，畏空青、人参、苦参：《纲目》、《草木典》注为徐之才文。此文《本草经集注》已有著录。

〔8〕　楝实条见《新修》、《千金翼》。

〔9〕　肠：《新修》原作"腹"。据《千金翼》、《大观》、《政和》、《证类》、玄《大观》改。

山〔1〕。

〔《本经》原文〕

楝实，味苦，寒。主温疾伤寒，大热烦狂，杀三虫，疥疡，利小便水道。生山谷。

柳华〔2〕 无毒。主治痂疥，恶疮，金创〔3〕。叶取煎煮，以洗马疥，立愈〔4〕。又治心腹内血〔5〕，止痛。生琅邪〔6〕。

〔《本经》原文〕

柳华，味苦，寒。主风水黄疸，面热黑。一名柳絮。叶，主马疥痂疮。实，主溃痈，逐脓血。子汁，疗渴。生川泽。

桐叶〔7〕 无毒。皮，主治贲独气病〔8〕。生桐栢。

〔《本经》原文〕

桐叶，味苦，寒。主恶蚀疮著阴。皮，主五痔，杀三虫。花，主傅猪

---

〔1〕 本条，玄《大观》有"疡、利小便水道"六字，作黑字《别录》文，其他各本皆作《本草经》文。

〔2〕 柳华条见《新修》、《御览》卷九五七。

〔3〕 金创：《新修》作"金创"，其他各本作"金疮"。《纲目》、《草木典》在"创"字后，注"柳实，主溃痈，逐脓血。子汁疗渴。叶主马疥痂疮。"十八字为《别录》文。《大观》、玄《大观》、《大全》对此十八字作白字《本草经》文，《图考长编》、狩本、黄本、森本、孙本、顾本皆作此十八字为《本草经》文。但《政和》、成化本《政和》、《证类》、《品汇》对此十八字中，除"子汁疗渴"四字作《别录》文外，其余皆作《本草经》文。本书从《大观》等为正，以此十八字为《本草经》文，不取为《别录》文。

〔4〕 叶取煎煮，以洗马疥愈：《纲目》、《草木典》作"叶主治恶疥，痂疮，马疥，煎煮洗之，立愈"。

〔5〕 内血：《新修》原作"肉血"，据《千金翼》、《大观》、《政和》、《证类》、玄《大观》改。

〔6〕 生琅邪：《政和》、《证类》作白字《本草经》文。《大观》、玄《大观》、《大全》、《图考长编》注为《别录》文，森本、孙本、顾本、狩本、黄本皆不取此三字为《本草经》文。按：此三字应为《别录》文。

〔7〕 桐叶条见《新修》、《千金翼》。

〔8〕 贲独气病：《新修》原作"贲纯气"三字，据《千金翼》、《大观》、《政和》、《证类》改。

疮，饲猪肥大三倍。生山谷。

梓白皮〔1〕　无毒。主治目中患〔2〕。生河内。

又，皮主吐逆胃反，去三虫，小儿热疮，身头热烦，蚀疮。汤浴之，并封薄散傅〔3〕。嫩叶，主烂疮也〔4〕。

〔《本经》原文〕

梓白皮，味苦，寒。主热，去三虫。叶，捣付猪疮，饲猪肥大三倍。生山谷。

蜀漆〔5〕　微温，有毒。主治胸中邪结气，吐出之〔6〕。生江林山及〔7〕蜀汉中，恒山〔8〕苗也。五月采叶，阴干。瓜蒌为之使，恶贯众〔9〕。

〔《本经》原文〕

蜀漆，味辛，平。主疟及咳逆寒热，腹中癥坚痞结，积聚邪气，蛊毒鬼注。生川谷。

────────

〔1〕　梓白皮条见《新修》、《千金翼》。

〔2〕　患：《新修》作"患"，其他各本作"疾"。又，"患"字后，《纲目》、《草木典》有"叶捣付猪疮，饲猪肥大三倍"。十一字注为《别录》文。《大观》、玄《大观》、《大全》、成化本《政和》、《政和》、《证类》作白字《本草经》文，《品汇》、《图考长编》、森本、孙本、顾本、疏证、狩本、黄本皆取此十一字为《本草经》文。按：此二字应为《本草经》文，非《别录》文。

〔3〕　并封薄散傅：《新修》作"并封薄散傅"。玄《大观》、《大全》、成化本《政和》、《大观》、《政和》、《证类》作"并封傅"，脱"薄散"二字。《纲目》和《草木典》作"并捣傅"。

〔4〕　皮主吐逆……烂疮也：此文出《新修》梓白皮条注引《别录》文。

〔5〕　蜀漆条见敦煌卷子本《新修本草》、《御览》卷九九二。

〔6〕　吐出之：《纲目》、《草木典》作"吐去之"，其他各本作"吐出之"。

〔7〕　及：敦煌卷子本《新修本草》原作"生"，据《千金翼》、《大观》、《政和》、《证类》改。

〔8〕　恒山：敦煌卷子本《新修本草》作"恒山"，其他各本作"常山"。

〔9〕　瓜蒌为之使。恶贯众：《纲目》、《草木典》注为徐之才文。此文《本草经集注》已有著录。

半夏〔1〕 生微寒、熟温，有毒。主消心腹胸中〔2〕膈痰热满结，咳嗽上气，心下急痛坚痞，时气呕逆，消痈肿，胎堕〔3〕，治萎黄，悦泽面目〔4〕。生令人吐，熟令人下。用之汤洗，令滑尽〔5〕。一名守田〔6〕，一名示姑〔7〕。生槐里。五月、八月采根，暴干。射干为之使，恶皂荚，畏雄黄、生姜、干姜、秦皮、龟甲，反乌头〔8〕。

〔《本经》原文〕

半夏，味辛，平。主伤寒寒热，心下坚，下气，喉咽肿痛，头眩，胸胀咳逆，肠鸣，止汗。一名地文，一名水玉。生川谷。

款冬花〔9〕 味甘，无毒。主消渴，喘息呼吸。一名氏冬。生常山及上党水傍。十一月采花，阴干。杏仁为之使，得紫菀良，

---

〔1〕 半夏条见敦煌卷子本《新修本草》残卷、《御览》卷九九二。

〔2〕 中：敦煌卷子本《新修本草》有"中"字，其他各本无"中"字。

〔3〕 胎堕：敦煌卷子本《新修本草》作"胎堕"，其他各本作"堕胎"。

〔4〕 胎堕，治萎黄，悦泽面目：《纲目》、《草木典》作"疗萎黄，悦泽面目、堕胎"。

〔5〕 用之汤洗、令滑尽：《纲目》、《草木典》作"汤洗尽滑用"。

〔6〕 田：此下后，《政和》、成化本《政和》、《疏证》有"一名地文，一名水玉"注为《别录》文，《顾本》不取此八字为《本草经》文，《纲目》注"地文"为《别录》文，注"水玉"为《本草经》文。《大观》、《大全》、玄《大观》、《证类》、《图考长编》、森本、孙本、黄本、狩本皆注此八字为《本草经》文。按：此八字应为《本草经》文，非《别录》文。

〔7〕 示姑：《图考长编》、《纲目》、《草木典》作"和姑"。其他各本作"示姑"。又《纲目》、《草木典》将"和姑"二字注为《本草经》文。其实"和姑"二字出《吴普》。

〔8〕 射干为之使，恶皂荚，畏雄黄、生姜、干姜、秦皮、龟甲，反乌头：《纲目》、《草木典》注为徐之才文。按：《本草经集注》已有此二十二字。

〔9〕 款冬花条见《御览》卷九九二、《千金翼》。

恶皂荚、消石〔1〕、玄参，畏贝母〔2〕、辛夷、麻黄、黄芪〔3〕、黄芩、黄连、青葙〔4〕。

〔《本经》原文〕

款冬花，味辛，温。主咳逆上气，善喘，喉痹，诸惊痫寒热邪气。一名橐吾，一名颗冻，一名虎须，一名兔奚。生山谷。

牡丹〔5〕　味苦，微寒，无毒。主除时气，头痛，客热，五劳，劳气，头腰痛，风噤，癫疾〔6〕。生巴郡〔7〕及汉中。二月、八月采根，阴干。畏菟丝子〔8〕。

〔《本经》原文〕

牡丹，味辛，寒。主寒热，中风瘛疭，痉惊痫邪气，除癥坚瘀血留舍肠胃，安五脏，疗痈疮。一名鹿韭，一名鼠姑。生山谷。

防己〔9〕　味苦，温，无毒。主治水肿，风肿，去膀胱热，

---

　〔1〕　消石：玄《大观》、《大观》作"消芒"，《政和》、《证类》、《本草经集注》、《备急千金要方》、《医心方》、《纲目》、《疏证》均作"消石"。
　〔2〕　玄参，贝母：《医心方》无此四字，其他各本有此四字。
　〔3〕　黄芪：《本草经集注》无此二字，其他各本有此二字。
　〔4〕　杏仁为之使，得紫菀良、恶皂荚、消石、玄参，畏贝母、辛夷、麻黄、黄芪、黄芩、黄连、青葙：《纲目》和《草木典》注为徐之才文，此文《本草经集注》已有著录。此条按《急就篇》颜师古注："橐吾似款冬，而腹中有丝，生陆地，花黄色，一名兽须。"颜师古又云："款东即款冬也，亦曰款冻，以其凌寒叩冰而生，故为此名也。生水中，花紫赤色，一名兔奚，亦曰颗东。"
　〔5〕　牡丹条见《御览》卷九二、《千金翼》。
　〔6〕　癫疾：《纲目》、《草木典》、《图考长编》作"癫疾"，《千金翼》、《大观》、玄《大观》、成化本《政和》、《大全》、《图经衍义》、《政和》、《证类》、《品汇》、《疏证》均作"癫疾"。本书从《千金翼》等为正。
　〔7〕　生巴郡：《御览》作"出巴郡"其他各本作"生巴郡"。
　〔8〕　畏菟丝子：《纲目》、《草木典》注此为徐之才文，此文《本草经集注》已有著录。又，本条按《海绿碎事》引本草作"牡丹一名百两金"。《记纂渊海》引本草作"牡丹一名百两金，又曰鼠姑"。
　〔9〕　防己条见《御览》卷九九一、《千金翼》。又，《御览》引《本草经》曰："防己，一名石解。"

伤寒，寒热〔1〕邪气，中风，手脚挛急，止泄，散痈肿〔2〕、恶结，诸蜗疥癣，虫疮，通腠理，利九窍〔3〕。文如车辐理解者良〔4〕。生汉中。二月、八月采根，阴干。殷孽为之使，杀雄黄毒，恶细辛，畏萆薢〔5〕。

〔《本经》原文〕

防己，味辛平，主风寒，温疟热气诸痫，除邪，利大小便，一名解离。生川谷。

赤赫〔6〕 味苦，寒，有毒。主治痂疡恶败疮，除三虫、邪气。生益州川谷，二月、八月采〔7〕。

黄环〔8〕 有毒。生蜀郡〔9〕。三月采根，阴干。鸢尾为之使，恶茯苓〔10〕。

〔《本经》原文〕

黄环，味苦，平。主蛊毒鬼注鬼魅，邪气在脏中，除咳逆寒热。一名凌泉，一名大就。生山谷。

巴戟天〔11〕 味甘，无毒。主治头面游风，小腹及阴中相引

---

〔1〕 伤寒，寒热：《纲目》、《草木典》作“伤寒热”，脱“寒”字。

〔2〕 肿：此下，《疏证》衍“风肿”二字。

〔3〕 通腠理，利九窍：《纲目》、《草木典》在“手脚挛急”之后。

〔4〕 文如车辐理解者良：《纲目》、《草木典》脱此文。

〔5〕 殷孽为之使，杀雄黄毒，恶细辛，畏萆薢：《纲目》、《草木典》为徐之才文。此文《本草经集注》已有著录。

〔6〕 赤赫条见《新修》、《千金翼》。

又，“赫”，《新修》原作“赭”，据《和名》、《千金翼》、《大观》、《政和》、《证类》、玄《大观》、《大全》、成化本《政和》改。

〔7〕 采：《新修》原脱，据《千金翼》、《大观》、《政和》、《证类》补。

〔8〕 黄环条见《新修》、《御览》卷九九三。

〔9〕 蜀郡：玄《大观》作白字《本草经》，其他各本皆作《别录》文。

〔10〕 鸢尾为之使，恶茯苓：《纲目》注为徐之才文。按：此文《本草经集注》已有著录。又，“苓”字后，《新修》、《证类》有“防己”二字，因《本草经集注》无此二字，故本书不录此二字。

〔11〕 巴戟天条见《千金翼》、《大观》卷六。

痛，下气[1]，补五劳，益精，利男子。生巴郡及下邳。二月、八月采根，阴干。覆盆子为之使，恶朝生、雷丸、丹参[2]。

〔《本经》原文〕

巴戟天，味辛，微温。主大风邪气，阴痿不起，强筋骨，安五脏，补中增志益气。生山谷。

石南草[3]　有毒。主治脚弱，五脏邪气，除热。女子不可久服[4]，令思男。生华阴。二月[5]、四月采叶，八月采实，阴干。五加为之使[6]。

〔《本经》原文〕

石南，味辛、苦，平。主养肾气，内伤阴衰，利筋骨皮毛。实，杀蛊毒，破积聚，逐风痹。一名鬼目。生山谷。

女菀[7]　无毒。主治肺伤、咳逆，出汗，久寒在膀胱支满，饮酒夜食发病[8]。一名白菀，一名织女菀[9]，一名苑。

----

〔1〕　下气：《纲目》、《草木典》脱此二字。

〔2〕　覆盆子为之使，恶朝生、雷丸、丹参：《纲目》、《草木典》注为徐之才文。此文《本草经集注》已有著录。

〔3〕　石南草条见《新修》、《千金翼》。又，"石南草"，《新修》作"石南草"，其他各本作"石南"。又，"草"字后，《政和》、《证类》、成化本《政和》、《大全》有"平"字，作墨字《别录》文。《图考长编》亦注"平"字为《别录》文，孙本、黄本不取"平"为《本草经》文。但玄《大观》、《大观》封"平"字作白字《本草经》文，森本、顾本、狩本皆取"平"字为《本草经》文。本书从《大观》等为正，不取"平"字为《别录》文。

〔4〕　不可久服：《新修》原脱"久"字，据《千金翼》、《证类》补。

〔5〕　二月：《纲目》、《草木典》作"三月"。

〔6〕　五加为之使：《纲目》、《草木典》注为徐之才文，此文《本草经集注》已有著录。

〔7〕　女菀条见《千金翼》、《大观》卷九。

〔8〕　久寒在膀胱支满，饮酒夜食发病：《图考长编》断句为"久寒。在膀胱支满。饮酒夜食发病"。《千金翼》断句为"久寒在膀胱。支满饮酒。夜食发病"。

〔9〕　一名织女菀：《和名》作"一名织女"。其他各本作"一名织女菀"。

生汉中或山阳。正月、二月采，阴干。畏卤咸[1]。

〔《本经》原文〕

女菀，味辛，温。主风寒洗洗，霍乱泄利，肠鸣上下无常处，惊痫寒热百疾。生川谷。

地榆[2] 味甘、酸，无毒。止脓血，诸瘘，恶疮，热疮[3]，消酒[4]，除消渴，补绝伤，产后内塞。可作金疮膏[5]。生桐柏及宛朐。二月、八月采根，暴干。得发良，恶麦门冬[6]。

〔《本经》原文〕

地榆，味苦，微寒。主妇人乳痉痛七伤，带下病，止痛，除恶肉，止汗，疗金创。生山谷。

五茄[7] 味苦[8]微寒，无毒。主治男子阴痿，囊下湿，小便余沥[9]，女人阴痒及腰脊痛，两脚疼痹风弱，五缓，虚

---

〔1〕 畏卤咸：《纲目》、《草木典》注为徐之才文。按：此文《本草经集注》已有著录。

〔2〕 地榆条见《御览》卷一〇〇〇、《千金翼》。

〔3〕 热疮：《千金翼》脱"热疮"二字，其他各本有此二字。

〔4〕 消酒：《御览》作"消酒，明目"。其他各本作"消酒"，皆无"明目"二字。

〔5〕 消酒，除消渴、补绝伤，产后内塞。可作金疮膏：《纲目》、《草木典》作"补绝伤，产后内塞，可作金膏，消酒，除渴，明目"。

〔6〕 得发良，恶麦门冬：《纲目》、《草木典》注为徐之才文。此文《本草经集注》已有著录。

〔7〕 五茄条见《新修》、《千金翼》。又，"五茄"，武田本《新修》、《新修》、《和名》、《医心方》作"五茄"，其他各本作"五加皮"。

〔8〕 苦：此下，《大观》有"温"字，作墨字《别录》文。《政和》、成化本《政和》、《大全》、《证类》"温"字作白字《本草经》文，《图考长编》、森本、孙本、顾本、狩本、黄本、《续疏》皆录"温"字为《本草经》文。按："温"字应为《本草经》文，非《别录》文。

〔9〕 小便余沥：武田本《新修》、《新修》原作"小便饮沥"。据《千金翼》、《大观》、《政和》、《证类》改。

嬴，补中益精，坚筋骨，强志意。久服轻身耐老。一名豺节。五叶者良。生汉中及宛朐。五月、七月采茎，十月采根，阴干。远志为之使，畏蛇皮、玄参[1]。

〔《本经》原文〕

五茄皮，味辛，温。主心腹疝气腹痛，益气疗躄，小儿不能行，疽疮阴蚀。一名豺漆。

泽兰[2] 味甘，无毒。主治产后金疮内塞。一名虎蒲。生汝南诸大泽傍[3]。三月三日采阴干。防己为之使[4]。

〔《本经》原文〕

泽兰，味苦，微温。主乳妇内衄，中风余疾，大腹水肿，身面四肢浮肿，骨节中水，金疮，痈肿疮脓。一名虎兰，一名龙枣。生大泽傍。

紫参[5] 微寒，无毒。主治肠胃大热，唾血，衄血，肠中聚血，痈肿诸疮，止渴，益精。一名众戎，一名童肠，一名马行。生河西及宛朐[6]。三月采根，火炙使紫色。畏辛夷[7]。

〔《本经》原文〕

紫参，味苦、辛，寒。主心腹积聚，寒热邪气，通九窍，利大小便。一名牡蒙。生山谷。

---

〔1〕 远志为之使，畏蛇皮、玄参：《纲目》、《草木典》注为徐之才文，此文《本草经集注》已有著录。"畏"，《纲目》、《草木典》作"恶"。

〔2〕 泽兰条见《御览》卷九九〇、《千金翼》。

〔3〕 生汝南诸大泽傍：《御览》作"生汝南，又生大泽傍"。其他各本作"生汝南诸大泽傍"。

〔4〕 防己为之使：《纲目》、《草木典》注为徐之才文，此文陶弘景《本草经集注》已有著录。

〔5〕 紫参条见《御览》卷九九一、《千金翼》。

〔6〕 朐：此下，《御览》有"治牛病，生林阳"六字。其他各本无此六字。

〔7〕 畏辛夷：《纲目》、《草木典》注为徐之才文，此文《本草经集注》已有著录。

蛇全〔1〕　无毒。主治心腹邪气，腹痛，湿痹，养胎，利小儿。生益州。八月采，阴干。

〔《本经》原文〕

蛇全，味苦，微寒。主惊痫，寒热邪气，除热，金创疽痔，鼠瘘恶疮头疡。一名蛇衔。生山谷。

草蒿〔2〕　无毒。生华阴。

〔《本经》原文〕

草蒿，味苦，寒。主疥瘙痂痒恶疮，杀虱，留热在骨节间，明目。一名青蒿，一名方溃。生川泽。

雚菌〔3〕　味甘，微温，有小毒〔4〕。主治疽蜗，去蛔虫、寸白，恶疮。生东海及渤海章武。八月采，阴干。得酒良，畏鸡子〔5〕。

〔《本经》原文〕

雚菌，味咸，平。主心痛，温中，去长虫，白疯，蛲虫，蛇螫毒，癥痕诸虫。一名雚芦。生池泽。

麇舌〔6〕　味辛，微温，无毒。主治霍乱，腹痛，吐逆，心

---

〔1〕　蛇全条见《千金翼》、《大观》卷十。又，"蛇全"，《和名》、《大观》、玄《大观》、《大全》、《证类》、森本、狩本作"蛇全"，《千金翼》、《品汇》、《纲目》、《草木典》、《图考长编》作"蛇含"、《政和》、成化本《政和》、孙本、顾本、黄本作"蛇合"。本书从《和名》等为正。

〔2〕　草蒿条见《千金翼》、《大观》卷十。又，"草蒿"，《纲目》和《草木典》、《群芳谱》作"青蒿"，其他各本作"草蒿"。

〔3〕　雚菌条见《千金翼》、《大观》卷十。又，"雚菌"，《品汇》作"雀菌"，其他各本作"雚菌"。

〔4〕　有小毒：《图考长编》作"小有毒"。

〔5〕　得酒良，畏鸡子：《纲目》、《草木典》注此六字为甄权文。按：此六字《本草经集注》已有著录。

〔6〕　麇舌条见《新修》、《千金翼》。

烦〔1〕。生水中。五月采，暴干〔2〕。

雷丸〔3〕　味咸，微寒，有小寒。逐邪气，恶风，汗出，除皮中热结，积聚〔4〕蛊毒，白虫、寸白自出不止。久服令人阴痿〔5〕。一名雷矢，一名雷实。赤者杀人〔6〕。生石城及〔7〕汉中土中。八月采根，暴干。荔实、厚朴为之使，恶葛根〔8〕。

〔《本经》原文〕

雷丸，味苦，寒。主杀三虫，逐毒气胃中热。利丈夫，不利女子。作摩膏，除小儿百病。

贯众〔9〕　有毒。去寸白，破癥瘕，除头风，止金创〔10〕。花，治恶疮，令人泄。一名伯萍，一名药〔11〕藻，此谓草鸱〔12〕

---

〔1〕　心烦：《新修》原作"止烦"，据《千金翼》、《证类》改。

〔2〕　暴干：《新修》有"暴干"二字，其他各本均无"暴干"二字。

〔3〕　雷丸条见《新修》、《御览》卷九九〇。又，"雷丸"，《御览》作"雷公丸"，其他各本作"雷丸"。《纲目》、《草木典》雷丸条有"作摩膏，除小儿百病"八字注为《别录》文。《大观》、玄《大观》、《大全》、成化本《政和》、《政和》、《证类》对此八字作白字《本草经》文，《品汇》、森本、孙本、顾本、狩本、黄本皆录此八字为《本草经》文。按：此八字应为《本草经》文，非《别录》文。

〔4〕　积聚：《新修》作"积聚"，其他各本脱"聚"字。

〔5〕　久服令人阴痿：《品汇》脱此文。《新修》原脱"人"，据《千金翼》、《证类》补。

〔6〕　人：此下《纲目》、《草木典》有"白者善"三字，其他各本无此三字。

〔7〕　及：《新修》原作"生"，据《千金翼》、《大观》、《政和》、《证类》改。

〔8〕　荔实、厚朴为之使，恶葛根：《纲目》和《草木典》注为徐之才文。此文《本草经集注》已著录。

〔9〕　贯众条见敦煌卷子本《新修本草》、《御览》卷九九〇。

〔10〕　金创：敦煌卷子本《新修本草》作"金创"，其他各本作"金疮"。

〔11〕　药：《证类》作"乐"，其他各本作"药"。

〔12〕　鸱：《证类》作"鸱"。敦煌卷子本《新修本草》作"鸱"，其他各本作"鸱"。

头。生玄山〔1〕及宛朐、少室〔2〕。二月、八月采根，阴干。雚菌
为之使〔3〕。

〔《本经》原文〕

贯众，味苦，微寒。主腹中邪热气，诸毒，杀三虫。一名贯节，一名
贯渠，一名百头，一名虎卷，一名扁符。生山谷。

青葙子〔4〕　　无毒。主治恶疮、疥虱、痔蚀，下部䘌疮。生
平谷道傍。三月采茎叶〔5〕，阴干。五月、六月采子〔6〕。

〔《本经》原文〕

青葙子，味苦，微寒。主邪气，皮肤中热，风瘙身痒，杀三虫。子名
草决明，疗唇口青。一名草蒿，一名萎蒿。生平谷。

牙子〔7〕　　味酸〔8〕，有毒。一名狼齿，一名狼子，一名犬

---

〔1〕　玄山：《草木典》、《续疏》作"元山"，此因避清康熙皇帝玄烨的讳，改
玄为元。

〔2〕　少室：敦煌卷子本《新修本草》作"少室"。其他各本作"少室山"。

〔3〕　雚菌为之使：《纲目》和《草木典》注为徐之才文，此文《本草经集注》
已有著录。

〔4〕　青葙子条见敦煌卷子本《新修本草》残卷、《千金翼》。

〔5〕　叶：敦煌卷子本《新修本草》原脱，据《千金翼》、《大观》、《政和》、
《证类》补。

〔6〕　五月、六月采子：《证类》作白字《本草经》文。敦煌卷子本《新修本
草》、《大观》、《政和》、成化本《政和》、玄《大观》、《大全》、《纲目》、《草木
典》、《图考长编》、《续疏》注为《别录》。森本、孙本、顾本、狩本、黄本皆不取
此六字为《本草经》文。按：此六字应为《别录》文。

〔7〕　牙子条见敦煌卷子本《新修本草》残卷、《御览》卷九九三。

〔8〕　酸：敦煌卷子本《新修本草》原脱，据《千金翼》、《大观》、《政和》、
《证类》补。《大观》、玄《大观》、狩本注"酸"字为《本草经》文，其他各本作
《别录》文。

牙[1]。生淮南[2]及宛朐。八月采根，暴干。中湿腐烂[3]生衣者，杀人。芜荑为之使，恶地榆、枣肌[4]。

〔《本经》原文〕

牙子，味苦，寒。主邪气热气，疥瘙恶疡疮痔，去白虫。一名狼牙。生川谷。

藜芦[5]　味苦，微寒，有毒。主治哕逆[6]，喉痹不通，鼻中息肉，马刀烂疮。不入汤[7]。一名葱苒，一名山葱。生太山。三月采根，阴干。黄连为之使，反细辛、芍药、五参，恶大黄[8]。

〔《本经》文〕

藜芦，味辛，寒。主蛊毒咳逆，泄利肠澼，头疡疥瘙恶疮，杀诸虫毒，去死肌。一名葱苒。生山谷。

---

〔1〕　一名犬牙：玄《大观》、《大观》、《政和》、成化本《政和》、《大全》、《疏证》作"一名大牙"。其他各本作"一名犬牙"。

〔2〕　南：敦煌卷子本《新修本草》原作"方"，据《御览》、《千金翼》、《大观》、《政和》、《证类》改。

〔3〕　烂：敦煌卷子本《新修本草》原脱，据《千金翼》、《大观》、《政和》、《证类》补。

〔4〕　枣肌：《千金方》作"秦芃"，《本草经集注》、《医心方》、《大观》、《政和》、《证类》、《纲目》、《疏证》作"枣肌"，敦煌卷子本《新修本草》作"来肌"，本书从《本草经集注》等为正。又，《纲目》、《草木典》注"芜荑为之使，恶地榆、枣肌"。十字为徐之才文。按：此十字《本草经集注》已有著录。本条按《急就篇》颜师古注作："狼牙一名牙子，一名狼齿，又名犬牙。"

〔5〕　藜芦条见敦煌卷子本《新修本草》残卷、《御览》卷九九〇。

〔6〕　哕逆：敦煌卷子本《新修本草》作"哕逆"，其他各本作"哕逆"。

〔7〕　汤：《纲目》、《草木典》、《图考长编》衍"用"字。

〔8〕　黄连为之使，反细辛、芍药、五参，恶大黄：《纲目》、《草木典》注为徐之才文。此文《本草经集注》已著录。

赭魁〔1〕　味甘，平，无毒。主治心腹积聚，除三虫〔2〕。生山谷〔3〕。二月采。

及巳〔4〕　味苦，平，有毒。主治诸恶疮，疥痂，瘘蚀〔5〕及牛马诸疮〔6〕。

连翘〔7〕　无毒。去白虫。生太山〔8〕。八月采，阴干〔9〕。

〔《本经》原文〕

连翘，味苦，平。主寒热鼠瘘瘰疬，痈肿恶疮，瘿瘤结热蛊毒。一名异翘，一名兰华，一名折根，一名轵，一名三廉。生山谷。

白头翁〔10〕　有毒。主治鼻衄。一名奈何草。生嵩山〔11〕及田野，四月采〔12〕。

〔《本经》原文〕

白头翁，味苦，温。主温疟狂易寒热，癥瘕积聚瘿气，逐血止痛，疗

---

〔1〕　赭魁条见敦煌卷子本《新修本草》、《千金翼》。

〔2〕　心腹积聚，除三虫：《纲目》、《草木典》注为《本草经》文。《大观》、玄《大观》、《大全》、成化本《政和》、《政和》、《证类》、《品汇》、《图考长编》注为《别录》文，狩本、黄本、森本、孙本、顾本皆不取为《本草经》文。按：此七字应为《别录》文。

〔3〕　谷：此下《纲目》、《草木典》衍"中"字。

〔4〕　及巳条见敦煌卷子本《新修本草》残卷、《千金翼》。

〔5〕　瘘蚀：《政和》、成化本《政和》"瘘蚀"，其他各本作"瘘蚀"。

〔6〕　主治诸恶疮……牛马诸疮：《纲目》、《草木典》注出处为"唐本"。

〔7〕　连翘条见《千金翼》、《大观》卷十一。

〔8〕　生太山：《政和》作"生大山"，其他各本作"生太生"。

〔9〕　干：此下《图考长编》有"处处有、今用茎，连花实也"十字，注为《别录》文。按：此十字为陶弘景注文，非《别录》文。又，本条按《尔雅》卷下郭璞注引本草作"一名连苕，一名连草"。今本草无此文。

〔10〕　白头翁条见《御览》卷九九〇、《千金翼》。

〔11〕　嵩山：《御览》、《大观》作"嵩山"，其他各本作"高山"。

〔12〕　采：此下《千金翼》衍"亦疗毒痢"四字。《大观》、玄《大观》、《大全》、成化本《政和》、《政和》、《证类》、《图考长编》在"白头翁"条下所引"陶隐居"注文有此四字。疑此四字是陶隐居注文，非《别录》文。

金疮。一名野丈人，一名胡王使者。生山谷。

茼茹[1]　味酸[2]，微寒，有小毒。去热痹，破癥瘕，除息肉。一名屈据，一名离娄。生代郡。五月采根，阴干。黑头者良。甘草为之使，恶麦门冬[3]。

〔《本经》原文〕

茼茹，味辛，寒。主蚀恶肉败疮死肌，杀疥虫，排脓恶血，除大风热气，善忘不乐。生川谷。

白敛[4]　味甘[5]，无毒[6]。主下赤白[7]，杀火毒。一

---

〔1〕　茼茹条见《御览》卷九九一、《千金翼》。

〔2〕　酸：《大观》、玄《大观》对"酸"字作白字《本草经》文，《政和》、成化本《政和》、《大全》、《证类》、《纲目》、《草木典》、《图考长编》注为《别录》文，森本、系本、顾本、狩本、黄本皆不取之为《本草经》。按："酸"字应为《别录》文。

〔3〕　甘草为之使，恶麦门冬：《纲目》和《草木典》注为徐之才文。此文《本草经集注》已著录。

〔4〕　白敛条见敦煌卷子本《新修本草》残卷、《千金翼》。

〔5〕　甘：此下，《大观》、玄《大观》、《大全》、成化本《政和》、《政和》、《证类》，有"微寒"二字作墨字《别录》文，《纲目》、《草木典》、《图考长编》、《疏证》亦注"微寒"二字为《别录》文，森本、孙本、顾本、狩本，黄本皆不取"微寒"二字为《本草经》文，但敦煌卷子《新修本草》对"微寒"二字作朱书《本草经》文。本书从敦煌卷子本《新修本草》为正。不取"微寒"二字为《别录》文。

〔6〕　无毒：敦煌卷子本《新修本草》对"无"字作朱书《本草经》文，对"毒"字作墨字《别录》文，《大观》、玄《大观》、《大全》、成化本《政和》、《政和》、《证类》、《图考长编》、《疏证》注为《别录》文，森本、孙本、顾本、狩本，黄本皆不取此二字为《本草经》文。按：此二字应为《别录》文，非《本草经》文。

〔7〕　下赤白：《纲目》、《草木典》、《图考长编》作《本草经》文，敦煌卷子本《新修本草》、《大观》、玄《大观》、《大全》、成化本《政和》、《政和》、《证类》、《疏证》注为《别录》文，森本、孙本、顾本、狩本、黄本皆不取此三字为《本草经》文。按：此三字应为《别录》文。

名白根[1]，一名昆仑。生衡山。二月、八月采根，暴干。代赭为之使，反乌头[2]。

〔《本经》原文〕

白蔹，味苦，平、微寒。主痈肿疽疮，散结气，止痛除热，目中赤，小儿惊痫，温疟，女子阴中肿痛。一名菟核，一名白草。生山谷。

白及[3]　味辛，微寒，无毒。除白癣疥虫[4]。生北山及宛朐及越山。紫石英为之使，恶理石，畏李核、杏仁[5]。

〔《本经》原文〕

白及，味苦，平。主痈肿恶疮败疽，伤阴死肌，胃中邪气，贼风鬼击，痱缓不收。一名甘根，一名连及草。生川谷。

占斯[6]　味苦，温[7]，无毒。主治邪气，湿痹，寒热，疽疮，除水坚积，血癥，月闭，无子，小儿躄不能行，诸恶疮痈肿[8]，止[9]腹痛，令女人[10]有子。一名炭皮[11]。生太山

---

〔1〕根：此下《纲目》有“菟核”二字注为《别录》文。敦煌卷子本《新修本草》对“菟核”二字作朱书《本草经》文，《大观》、玄《大观》、《大全》、成化本《政和》、《政和》、《证类》作白字《本草经》文，《图考长编》、森本、孙本、顾本、狩本、黄本、《疏证》皆取“菟核”二字为《本草经》文。按：此二字应为《本草经》文，非《别录》文。

〔2〕代赭为之使，反乌头：《纲目》、《草本典》注为徐之才文。此文《本草经集注》已有著录。

〔3〕白及条见《御览》卷九九〇、《千金翼》。

〔4〕除白鲜疥虫：《纲目》、《草木典》注此五字为“甄权”文。

〔5〕紫石英为之使，恶理石，畏李核、杏仁：《纲目》为徐之才文。按：此文《本草经集注》已有著录。

〔6〕占斯条见《新修》、《御览》卷九九一。

〔7〕温：此下《新修》衍“微温”二字，据《千金翼》、《证类》删。

〔8〕痈肿：《草木典》脱“肿”字。

〔9〕止：《新修》原作“上”，据《千金翼》、《证类》改。

〔10〕女人：《千金翼》作“人子”，其他各本作“女人”。

〔11〕一名炭皮：《御览》引《本草经》曰：“占斯，一名虞及。”其他各本作“一名炭皮”。

山谷，采无时。

飞廉[1] 无毒。主治头眩顶重，皮间邪风如蜂螫针刺，鱼子细起，热疮，痹疽[2]，痔，湿痹，止风邪，咳嗽，下乳汁。久服益气，明目，不老。可煮可干[3]。一名漏芦，一名天荠，一名伏猪，一名伏兔，一名飞雉，一名木禾。生河内。正月采根，七月、八月采花，阴干。得乌头良，恶麻黄。

〔《本经》原文〕

飞廉，味苦，平。主骨节热，胫重酸疼。久服令人身轻。一名飞轻。生川泽。

虎掌[4] 微寒，有大毒。除[5]阴下湿，风眩。生汉中及宛朐。二月、八月采，阴干。蜀漆为之使，恶莽草[6]。

〔《本经》原文〕

虎掌，味苦，温。主心痛，寒热结气，积聚伏梁，伤筋痿拘缓，利水道。生山谷。

莨菪子[7] 味甘，有毒。主治癫狂风痫，颠倒拘挛。一名横唐[8]。生海滨及雍州。五月采子。

---

〔1〕 飞廉条见《千金翼》、《大观》卷七。
〔2〕 疽：《大观》、玄《大观》作"疽"，其他各本作疽。
〔3〕 干：此下《纲目》衍"用"字。
〔4〕 虎掌条见敦煌卷子本《新修本草》、《御览》卷九九〇。
〔5〕 除：敦煌卷子本《新修本草》原脱，据《千金翼》、《证类》补。
〔6〕 蜀漆为之使，恶莽草：《纲目》、《草木典》注为徐之才文。此文《草本经集注》已有著录。
〔7〕 莨菪子条见敦煌卷子本《新修本草》、《千金翼》。
〔8〕 一名横唐：敦煌卷子本《新修本草》对此四字作墨字《别录》文，但现存各种本草皆作《本草经》文。本书从敦煌卷子本《新修本草》为正。又各种本草在"唐"字下，有"一名行唐"四字作《别录》文，但敦煌卷子本《新修本草》对"一名行唐"四字作朱书《本草经》文。本书从敦煌卷子本《新修本草》为正，不取此四字为《别录》文。

〔《本经》原文〕

莨菪子，味苦，寒。主齿痛出虫，肉痹拘急，使人健行见鬼。多食令人狂走。久服轻身，走及奔马，强志益力通神。一名行唐。生川谷。

栾华[1]　无毒。生汉中。五月采。决明为之使[2]。

〔《本经》原文〕

栾华，味苦，寒。主目痛，泪出伤眦，消目肿。生川谷。

杉材[3]　微温，无毒。主治漆疮[4]。

楠材[5]　微温。主治霍乱，吐下不止[6]。

彼子[7]　有毒。生永昌。

〔《本经》原文〕

彼子，味甘，温。主腹中邪气，去三虫，蛇螫蛊毒，鬼注伏尸。生山谷。

紫真檀木[8]　味咸，微寒。主治[9]恶毒、风毒。

---

〔1〕　栾华条见《新修》、《千金翼》。

〔2〕　决明为之使：《纲目》、《草木典》注为徐之才文。此文《本草经集注》已有著录。

〔3〕　杉材条见《新修》、《千金翼》。

〔4〕　无毒，主治漆疮：《新修》原作"治柴"，据《千金翼》、《大观》、《政和》、《证类》改。又，漆疮，《纲目》、《草木典》对此二字作"臁疮，煮汤洗之，无不瘥"。

〔5〕　楠材条见《新修》、《千金翼》。

〔6〕　止：此下《纲目》、《草木典》有"煮汁服"三字。

〔7〕　彼子条见《大观》卷三十、《证类》。又，《千金翼》脱"彼子"。《大观》、《政和》、《证类》将"彼子"退在有名无用类中。《医心方》将"彼子"排在虫鱼类中。森本排在虫鱼下品中。孙本排在卷末。顾本排在果类中。通检诸家本草对"彼子"所放位置皆不统一。按：《大观》"彼子"条引《唐本》注云："此彼字当木傍作皮，披仍音彼，木实也，误入虫部……陶于木部出之。"那么陶弘景作《本草经集注》时，是将"彼子"排在木部的。本书从陶氏《本草经集注》为正，将"彼子"排在草木部。

〔8〕　紫真檀木条见《新修》、《千金翼》。又，"木"，《新修》有"木"字，其他各本无"木"字。

〔9〕　治：此下《纲目》、《草木典》有"磨涂"二字。

淮木〔1〕　　无毒。补中益气。生晋阳。

〔《本经》原文〕

淮木，味苦，平。主久咳上气，肠中虚羸，女子阴蚀漏下，赤白沃。一名百岁城中木。生平泽。

别羁〔2〕　　无毒。一名别枝，一名别骑，一名鳖羁〔3〕。生蓝田。二月、八月采。

〔《本经》原文〕

别羁，味苦，微温。主风寒湿痹身重，四肢疼酸，寒邪历节痛。生川谷。

石下长卿〔4〕　　有毒。生龙西山谷。

〔《本经》原文〕

石下长卿，味咸，平。主鬼疰精物邪恶气，杀百精蛊毒，老魅注易，亡走啼哭，悲伤恍惚。一名徐长卿。

羊桃〔5〕　　有毒〔6〕。主去五脏五水，大腹，利小便，益气，

---

〔1〕　淮木条见《新修》、《千金翼》。又，淮木条，《纲目》、《草木典》有"女子阴蚀漏下，赤白沃。"九字注为《别录》文。《大观》、玄《大观》、《大全》、成化本《政和》、《政和》、《证类》对此九字作白字《本草经》文。森本、孙本、顾本、狩本、黄本皆取此九字为《本草经》文。按：此九字应为《本草经》文，非《别录》文。又，《纲目》、《草木典》在"淮木"下引《别录》曰："味辛"，其他各本均无"味辛"二字。

〔2〕　别羁条见《新修》、《千金翼》。

〔3〕　一名别骑，一名鳖羁：《纲目》、《草木典》脱此文。

〔4〕　石下长卿条见《新修》、《千金翼》。又，《纲目》、《草木典》将石下长卿并入徐长卿条下，并注"主鬼疰精物邪恶气。杀百精蛊毒。老魅注易。亡走啼哭。悲伤恍惚。"二十五字为《别录》文。《大观》、玄《大观》、《大全》、成化本《政和》、《政和》、《证类》对此二十五字作白字《本草经》文，森本、顾本、狩本亦录此二十五字为《本草经》文。按：此二十五字应为《本草经》文，非《别录》文。又，孙本、黄本脱漏"石下长卿"条全文。

〔5〕　羊桃条见《千金翼》、《大观》卷十一。

〔6〕　有毒：《大观》作《本草经》文，其他各本皆作《别录》文。

可作浴汤。一名苌楚，一名御弋，一名铫弋〔1〕。生山林及生田野。二月采，阴干〔2〕。

〔《本经》原文〕

羊桃，味苦，寒。主熛热，身暴赤色，风水积聚，恶疡，除小儿热。一名鬼桃，一名羊肠。生川谷。

羊蹄〔3〕　无毒。主治浸淫疽痔，杀虫。一名蓄〔4〕。生陈留。

〔《本经》原文〕

羊蹄，味苦，寒。主头秃疥瘙，除热，女子阴蚀。一名东方宿，一名连虫陆，一名鬼目。生川泽。

鹿藿〔5〕　无毒。生汶山。

〔《本经》原文〕

鹿藿，味苦，平。主蛊毒，女子腰腹痛不乐，肠痈瘰疬疡气。生山谷。

练石草〔6〕　味苦，寒，无毒。主治五癃，破石淋，膀胱中结气，利水道小便。生南阳川泽。

牛扁〔7〕　无毒，生桂阳。

---

〔1〕　一名御弋，一名铫弋：玄《大观》、《大观》、《和名》作“一名御戈，一名铫戈”。其他各本作“一名御弋，一名铫弋。”《毛诗注疏》孔颖达引本草作“铫弋名羊桃”。又，《群芳谱》引本草作“一名御弋”。

〔2〕　本条全文，玄《大观》作黑字，无白字《本草经》文标记。

〔3〕　羊蹄条见《御览》卷九九五、卷九九八、《千金翼》。又，《御览》以“鬼目”为羊蹄的正名。

〔4〕　一名蓄：《纲目》注为“本经”，其他各本皆作《别录》文。

〔5〕　鹿藿条见《御览》卷九九四、《千金翼》、《通志略》作“鹿藿，其实菎，田野呼为鹿豆”。

〔6〕　练石草条见《新修》、《千金翼》。

〔7〕　牛扁条见《千金翼》、《大观》卷十一。

〔《本经》原文〕

牛扁，味苦，微寒。主身皮疮热气，可作浴汤。杀牛虱小虫，又疗牛病。生川谷。

陆英〔1〕　无毒。生熊耳〔2〕及宛朐。立秋采。

〔《本经》原文〕

陆英，味苦，寒。主骨间诸痹，四肢拘挛疼酸，膝寒痛，阴痿，短气不足，脚肿。生川谷。

藊草〔3〕　味醎，平，无毒。主食心气，除心温温心辛痛，浸淫身热。可作盐花〔4〕。生淮南平泽。七月采。矾石为之使。

荩草〔5〕　无毒。可以染黄作金色〔6〕。生青衣。九月、十月采。畏鼠妇〔7〕。

〔《本经》原文〕

荩草，味苦，平。主久咳上气喘逆，久寒惊悸，痂疥白秃疡气，杀皮肤小虫。生川谷。

---

〔1〕　陆英条见《御览》卷九九一、《千金翼》。

〔2〕　耳：此下《御览》有"山"字，其他各本无"山"字。

〔3〕　藊草条见《新修》、《千金翼》。

〔4〕　盐花：《千金翼》有"花"字其他各本无"花"字。

〔5〕　荩草条见《御览》卷九九一、《千金翼》。

〔6〕　可以染黄作金色：《纲目》、《草木典》脱"黄"字，《图考长编》脱"作金"字。

〔7〕　鼠妇：《千金方》卷一，《大观》、《政和》、《证类》作"鼠妇"，《医心方》作"鼠姑"，《纲目》、《草木典》作"鼠负"。

恒山〔1〕 味辛，微寒，有毒。主治〔2〕鬼蛊往来，水胀，洒洒恶寒，鼠瘘。生益州及汉中。八月〔3〕采根，阴干〔4〕。畏玉札〔5〕。

〔《本经》原文〕

恒山，味苦，寒。主伤寒寒热，热发温疟鬼毒，胸中痰结吐逆。一名互草。生川谷。

夏枯草〔6〕 无毒。一名燕面。生蜀郡。四月采。土瓜为之使〔7〕。

〔《本经》原文〕

夏枯草，味苦、辛，寒。主寒热瘰疬鼠瘘头疮，破癥，散瘿结气，脚肿湿痹，轻身。一名夕句，一名乃东。生川谷。

〔1〕 恒山条见敦煌卷子本《新修本草》、《御览》卷九九二。又，"恒山"，敦煌卷子本《新修》、《和名》、《本草经集注》、狩本、黄本、《医心方》、《御览》、《千金翼》、森本、孙本作"恒山"，《大观》、《政和》、《证类》、《品汇》、《纲目》、《图考长编》、顾本作"常山"。

〔2〕 治：此下《证类》有"热发，"二字作墨字《别录》文。敦煌卷子本《新修本草》对此二字作朱书《本草经》文，《大观》、玄《大观》、《大全》、成化本《政和》、《政和》对此二字作白字《本草经》文，《品汇》、《纲目》、《图考长编》皆注此二字为《本草经》文，森本、孙本、顾本、狩本、黄本亦录此二字为《本草经》文。按："热发"二字应为《本草经》文，非《别录》文。

〔3〕 八月：《纲目》、《草木典》作"二月八月"，《千金翼》、敦煌卷子本《新修本草》、《大观》、玄《大观》、《大全》、成化本《政和》、《政和》、《政类》、《图考长编》皆作"八月"，并无"二月"两字。

〔4〕 敦煌卷子本《新修本草》原脱"阴"字，据《千金翼》、《大观》、《政和》、《证类》补。

〔5〕 畏玉札：《纲目》、《草木典》注为徐之才文。按：《本草经集注》已有著录。

〔6〕 夏枯草条见《千金翼》。《大观》卷二。

〔7〕 土瓜为之使：《纲目》、《草木典》注为徐之才文。按：此文《本草经集注》已著录。

蘘草[1]　味甘[2]，苦，寒，无毒。主治温疟[3]寒热，酸嘶邪气，辟不祥。生淮南山谷。

戈共[4]　味苦，寒，无毒。主治惊气[5]，伤寒，腹痛，羸瘦，皮中有邪气，手足寒无色。生益州山谷。畏[6]玉札[7]、蜚蠊[8]。

乌韭[9]　无毒。主治黄疸，金疮内塞，补中益气，好颜色。生石上。

〔《本经》原文〕

乌韭，味甘，寒。主皮肤往来寒热，利小肠膀胱气。生山谷。

溲疏[10]　味苦，微寒，无毒。通利水道[11]，除胃中热，

---

〔1〕　蘘草条见《新修》、《千金翼》。

〔2〕　甘：《新修》原脱，据《千金翼》、《证类》补。

〔3〕　温疟：《新修》原作"温生"据《千金翼》、《大观》、《政和》、《证类》改。

〔4〕　戈共条见《新修》、《本草经集注》。又，"戈共"，"大观"、玄《大观》、《大全》、成化本《政和》、《政和》、《纲目》、《草木典》、《群芳谱》作"戈共"，《新修》、《和名》、《千金翼》、《证类》、《品汇》作"弋共"，但《本草经集注》作"戈共"。本书从《集注》等为正。

〔5〕　惊气：《草木典》作"惊风"。其他各本均作"惊气"。

〔6〕　畏：《本草经集注》、《新修》、《医心方》作"畏"。《大观》、《政和》、《证类》、玄《大观》、《大全》、成化本《政和》作"恶"。

〔7〕　玉札：《新修》、《大观》、《证类》、玄《大观》作"玉札"。《品汇》作"玉扎"。《医心方》作"玉丸"。《大全》作"玉礼"。《政和》、成化本《政和》作"主礼"。《纲目》、《草木典》、《千金方》无此二字。本书从《新修》。

〔8〕　蜚蠊：《新修》作"蜚蠆"。据《医心方》、《大观》、玄《大观》、《大全》、《政和》、成化本《政和》、《证类》改。

〔9〕　乌韭条见《千金翼》、《大观》卷十一。

〔10〕　溲疏条见《新修》、《千金翼》。

〔11〕　通利水道：《纲目》、《草木典》脱"通"字，并注"利水道"三字为《本草经》文。《大观》、玄《大观》、《大全》、成化本《政和》、《政和》、《证类》、《品汇》注为《别录》文，森本、孙本、顾本、狩本、黄本皆不取此三字为《本草经》文。按：此三字应为《别录》文。

下气〔1〕。一名巨骨。生掘〔2〕耳及田野故丘墟地。四月采。漏芦为之使〔3〕。

〔《本经》原文〕

溲疏，味辛，寒。主身皮肤中热，除邪气，止遗溺，可作浴汤。生山谷。

钓樟根皮〔4〕　主治金创〔5〕，止血〔6〕。

又，钓樟根皮似乌药，取根摩服，治霍乱〔7〕。

榉树皮〔8〕　大寒。主治时行头痛，热结在肠胃。

钩藤〔9〕　微寒，无毒〔10〕。主治小儿寒热，十二惊痫。

---

〔1〕气：此下《纲目》、《草木典》有"可作浴汤"四字，并注为《别录》文。《大观》、玄《大观》、《大全》、成化本《政和》、《政和》、《证类》、《品汇》作《本草经》文。森本、孙本、顾本、狩本、黄本皆取此四字为《本草经》文。按：此四字应为《本草经》文，非《别录》文。

〔2〕掘：《新修》作"掘"，其他各本均作"熊"。改"掘"为"熊"，可能是从陶弘景注文而来。《新修》、《大观》，《政和》、《证类》溲疏条有"陶隐居"注："掘耳疑应作熊耳，熊耳山名，都无掘耳之号。"

〔3〕漏芦为之使：《纲目》、《草木典》注为徐之才文。此文《本草经集注》已有著录。又本条按《群芳谱》引《别录》作"溲疏，一名巨骨，味苦，微寒，无毒。治皮肤中热，除邪气，止遗溺，利水道，除胃中热，下气，可作浴汤"此文中"治皮肤中热，除邪气，止遗溺，可作浴汤"十五字，是《本草经》文，非《别录》文。

〔4〕钓樟根条见《新修》、《千金翼》。

〔5〕金创：《新修》作"金创"，其他各本作"金疮"。

〔6〕血：此下《纲目》、《草木典》有"刮屑傅之甚验"六字，其他各本无此六字。

〔7〕磨服，治霍乱：《纲目》、《草木典》注此文出典为"萧炳"。其实是萧炳所引《别录》文。见《大观》、《政和》钓樟根皮萧炳注引《别录》文。

〔8〕榉树皮条见《新修》、《千金翼》。

〔9〕钩藤条见《新修》、《千金翼》。

〔10〕无毒：《新修》原脱，据《千金翼》、《大观》、《政和》、《证类》补。

苦芺〔1〕　微寒。主治面目通身漆疮〔2〕。

马鞭草〔3〕　主治下部䘌疮。

马勃〔4〕　味辛，平，无毒。主治恶疮，马疥。一名马疕〔5〕。生园中久腐处〔6〕。

鸡肠草〔7〕　主治毒肿〔8〕，止〔9〕小便利。

蛇莓汁〔10〕　大寒。主治胸腹大热不止〔11〕。

苎根〔12〕　寒。主治小儿赤丹〔13〕。其渍苎汁治渴。

根，安胎，贴热丹毒肿有效。沤苎汁，主消渴也〔14〕。

---

〔1〕　苦芺条见《千金翼》、《大观》卷十一。

〔2〕　疮：此下《千金翼》有"作灰疗金疮大验"。按：《大观》、《政和》陶隐居注中有此文，非《别录》文。又，《纲目》在"疮"字后，有"烧灰傅之，亦可生食"八字。按：前四字出《食疗》，后四字出陶隐居注。

〔3〕　马鞭草条见《千金翼》、《大观》卷十一。

〔4〕　马勃条见《千金翼》、《大观》卷十一。

〔5〕　马疕：《千金翼》，《纲目》、《图考长编》作"马疕"，《和名》、《大观》、《政和》、《证类》、《续疏》作"马庀"。《品汇》作"马庇"。本书从《千金翼》等为正。

〔6〕　久腐处：《草木典》作"久废处"，其他各本作"久腐处"。

〔7〕　鸡肠草条见《千金翼》、《大观》卷二十九。《品汇》将鸡肠草条并在蘩蒌条中。

〔8〕　毒肿：《千金翼》脱"毒"字，据《大观》、《政和》、《证类》补。

〔9〕　止：《千金翼》作"上"。据《大观》、《政和》、《证类》改。

〔10〕　蛇莓汁条见《千金翼》、《大观》卷十一。

〔11〕　止：此下《千金翼》有疗溪毒射工伤寒大热，甚良。十一字，《大观》、玄《大观》、《大全》、成化本《政和》、《政和》、《证类》蛇莓汁条"陶隐居"注中有此二字。《纲目》、《品汇》、《图考长编》亦注此十一字出典为"弘景"。按：此十一字应陶弘景注文，非《别录》文。

〔12〕　苎根条见《千金翼》、《大观》卷十一。

〔13〕　主治小儿赤丹：《纲目》、《草木典》脱此文。

〔14〕　根安胎……主消渴也：此文出《证类》苎根条唐本注引《别录》文。

菰根〔1〕 大寒。主治肠胃痼热〔2〕，消渴，止小便利〔3〕。

狼跋子〔4〕 有小毒。主治恶疮、蜗疥，杀虫鱼。

蒴藋〔5〕 味酸，温，有毒。主治风瘙瘾疹、身痒、湿痹〔6〕,可作浴汤。一名堇草，一名芨。生田野。春夏采叶，秋冬采茎、根。

弓弩弦〔7〕 主治难产，胞衣〔8〕不出。

败蒲席〔9〕 平。主治筋溢、恶疮。

败船茹〔10〕 平。主治妇人崩中，吐〔11〕痢血不止〔12〕。

败鼓皮〔13〕 平。主治中蛊毒〔14〕。

败天公〔15〕 平。主治鬼疰，精魅〔16〕。

---

〔1〕 菰根条见《千金翼》、《大观》卷十一。

〔2〕 痼热：《草木典》作"痛热"。《千金翼》作"固热"，其他各本作"痼热"。

〔3〕 利：此下《纲目》、《草木典》有"捣汁饮之"四字，其他各本无此四字。

〔4〕 狼跋子条见《千金翼》、《大观》卷十一。

〔5〕 蒴藋条见《千金翼》、《大观》卷十一。

〔6〕 湿痹：《千金翼》作"滋痹"，其他各本作"湿痹"。

〔7〕 弓弩弦条见《千金翼》、《大观》卷十一。

〔8〕 衣：《纲目》、《政和》、《品汇》无"衣"字，其他各本有"衣"字。

〔9〕 败蒲席条见《千金翼》、《大观》卷十一。

〔10〕 败船茹条见《千金翼》、《大观》卷十一。

〔11〕 吐：此下《纲目》有"血"字，其他各本无"血"字。

〔12〕 止：此下《千金翼》有"烧作灰服之"，此文出陶隐居注，非《别录》文。

〔13〕 败鼓条见《千金翼》、《证类》。

〔14〕 毒：此下《千金翼》有"烧作灰，水服"五字，此文出陶隐居注，非《别录》文。

〔15〕 败天公条见《御览》卷七六五、《千金翼》。

〔16〕 魅：此下《品汇》、《纲目》有"烧灰酒服"四字，此文出陶隐居注，非《别录》文。

半天河〔1〕　微寒。主治鬼疰，狂，邪气，恶毒〔2〕。

地浆〔3〕　寒。主解中毒，烦闷。

鼠姑〔4〕　味苦，平，寒，无毒。主治咳逆上气，寒热，鼠瘘，恶疮，邪气。一名𪏭〔5〕。生丹水。

文石〔6〕　味甘。主治寒热，心烦。一名黍石。生东郡山泽中水下。五色，有汁润泽。

山慈石〔7〕　味苦，平，有毒〔8〕。主治女子带下。一名爰茈〔9〕。生山之阳。正月生。叶如藜芦，茎有衣。

石芸〔10〕　味甘，无毒。主治目痛，淋露，寒热，溢血。一名蚤〔11〕烈，一名顾喙。三月〔12〕、五月采茎叶〔13〕，阴干〔14〕。

金茎〔15〕　味苦，平〔16〕，无毒。主治金创〔17〕内漏。一名叶金草。生泽中高处。

---

〔1〕 半天河条见《千金翼》、《大观》卷五。

〔2〕 毒：此下《千金翼》有“洗诸疮用之”五字，此五字出陶弘景注，非《别录》文

〔3〕 地浆条见《千金翼》、《大观》卷五。

〔4〕 鼠姑条见《新修》、《千金翼》。

〔5〕 𪏭：读雪音。

〔6〕 文石条见《新修》、《千金翼》。

〔7〕 山慈石条见《新修》、《千金翼》。

〔8〕 有毒：《新修》、《千金翼》作“有毒”，其余各本作“无毒”。

〔9〕 一名爰茈：《纲目》列在山慈石条末。

〔10〕 石芸条见《新修》、《千金翼》。

〔11〕 蚤：《新修》、《和名》作“蚤”，其他各本作“螯”。

〔12〕 三月：《千金翼》作“二月”，其他各本作“三月”。

〔13〕 叶：《新修》原脱，据《千金翼》、《大观》、《政和》、《证类》补。

〔14〕 本条按《尔雅》郭璞注引本草有“蒚勃列，一名石芸”七字，现存本草无此文。

〔15〕 金茎条见《新修》、《千金翼》。

〔16〕 苦，平：《草本典》作“平苦”。

〔17〕 金创：《新修》作“金创”。其他各本作“金疮”。

鬼盖〔1〕 味甘，平，无毒。主治小儿寒热痫。一名地盖。生垣墙下，藂生赤〔2〕，旦生暮死。

马颠〔3〕 味甘，有毒。治浮肿，不可多食。

马逢〔4〕 味辛，无毒。主治癣虫。

羊实〔5〕 味苦，寒。主治头秃，恶疮，疥瘙，痂疭〔6〕。生蜀郡。

鹿良〔7〕 味咸，臭。主治小儿惊痫，贲豚，瘈疭〔8〕，大人痓〔9〕。五月采。

雀梅〔10〕 味酸，寒，有毒。主蚀恶疮。一名千雀〔11〕。生海水石〔12〕谷间。叶如李，实如麦李〔13〕。

鼠耳〔14〕 味酸，无毒。主治痹寒，寒〔15〕热，止咳。一名

---

〔1〕 鬼盖条见《新修》、《千金翼》。

〔2〕 生垣墙下，藂生赤：《纲目》、《草木典》作"丛生垣墙下，赤色。""墙"，《新修》原作"墟"，据《千金翼》、《证类》改。"藂"，《新修》、《千金翼》作"蘩"，其他各本作"丛"。

〔3〕 马颠条见《新修》、《千金翼》。

〔4〕 马逢条见《新修》、《千金翼》。

〔5〕 羊实条见《新修》、《千金翼》。

〔6〕 疭:《新修》作"疭",据《千金翼》、《证类》改。又《纲目》作"癣"。

〔7〕 鹿良条见《新修》、《千金翼》。

〔8〕 瘈疭：《纲目》、《群芳谱》作"瘛疭"。

〔9〕 痓：《新修》作"痓"，其他各本作"痉"。

〔10〕 雀梅条见《新修》、《千金翼》。

〔11〕 千雀：《和名》作"干雀"，《草木典》作"于雀"，《新修》及其他各本作"千雀"。

〔12〕 石：《新修》原脱，据《千金翼》、《大观》、《政和》、《证类》补。

〔13〕 叶如李、实如麦李：《新修》作"叶如李，实如麦李"，《千金翼》作"叶与实如麦李"。但玄《大观》、成化本《政和》、《大观》、《政和》、《大全》、《证类》、《品汇》、《纲目》、《草木典》注"叶与实如麦李"为陶弘景注文，非雀梅条正文。

〔14〕 鼠耳条见《新修》、《千金翼》。

〔15〕 寒：《新修》原脱，据《千金翼》、《大观》、《政和》、《证类》补。

无心。生田中下地，厚华〔1〕肥茎。

　　蛇舌〔2〕　味酸，平，无毒。主除留血，惊气，蛇痫。生大水之阳。四月采花，八月采根。

　　木甘草〔3〕　主治痈肿盛热，煮洗之。生木间，三月生，大叶如蛇床〔4〕，四四相值〔5〕，但折枝种之便生〔6〕，五月花白，实核赤。三月三日采。

　　九熟草〔7〕　味甘，温，无毒。主出汗，止泄，治闷。一名乌粟〔8〕，一名雀粟〔9〕。生人家庭中，叶如枣。一岁九熟，七月七日〔10〕采。

　　灌〔11〕**草**〔12〕　叶主痈肿。一名鼠肝，叶滑青白〔13〕。

　　菇〔14〕**草**〔15〕　味辛，无毒。主伤金创〔16〕。

---

　　〔1〕华：《新修》、《千金翼》作"华"，其他各本作"叶"。
　　〔2〕蛇舌条见《新修》、《千金翼》。
　　〔3〕木甘草条见《新修》、《千金翼》。
　　〔4〕床：《新修》、《千金翼》、玄《大观》、《群方谱》、《品汇》作"床"。《大观》、《大全》、成化本《政和》、《政和》、《证类》、《纲目》作"状"。
　　〔5〕四四相值：《政和》作"四相值"，其他各本作"四四相值"。
　　〔6〕但折枝种之便生：《新修》作"析支种之生"，据《千金翼》、《大观》、《政和》、《证类》改。
　　〔7〕九熟草条见《新修》、《千金翼》。
　　〔8〕乌粟：《政和》、《纲目》、《群芳谱》作"鸟粟"，其他各本作"乌粟"。
　　〔9〕一名雀粟：《草木典》脱此四字。
　　〔10〕七日：《新修》有"七日"二字，其他各本无此二字。
　　〔11〕灌：《新修》原作"瘫"，据《千金翼》、《大观》、《政和》、《证类》改。
　　〔12〕灌草条见《新修》、《千金翼》。
　　〔13〕青白：《政和》、《纲目》、《草木典》作"清白"，《群芳谱》作"汁白"，其他各本作"青白"。此条《纲目》、《草木典》作"灌草，一名鼠肝，叶滑清白，主痈肿"。
　　〔14〕菇：音起。《和名》作"范"，其他各本作"菇"。
　　〔15〕菇草条见《新修》、《千金翼》。
　　〔16〕创：《新修》作"创"，其他各本作"疮"。

莘草〔1〕 味甘，无毒。主盛伤痹肿。生山泽，如蒲黄，叶如芥。

封华〔2〕 味甘，有毒〔3〕。主治疥疮〔4〕，养肌，去恶肉。夏至日〔5〕采。

排华〔6〕 味苦。主除〔7〕水气，去赤虫，令人好色。不可久服。春生仍采〔8〕。

学木核〔9〕 味甘，寒，无毒。主治胁下留饮，胃气不平，除热。如蕤核，五月采，阴干。

木核〔10〕 治肠〔11〕澼。华，治不足。子，治伤中〔12〕。根，治心腹逆气，止渴。十月采。

枸核〔13〕 味苦。治水，身面痈肿。五月采。

谦实〔14〕 味酸。主治喉痹，止泄痢。十月采，阴干。

青雌〔15〕 味苦。主治恶疮，秃败疮，火气，杀三虫。一名

---

〔1〕 同菥草条注。

〔2〕 封华条见《新修》（并在吴葵华条下）、《千金翼》。

〔3〕 有毒：《新修》原脱，据《千金翼》、《大观》、《政和》、《证类》、《大全》成化本《政和》补。

〔4〕 疥疮：《新修》原作"粉疮"，据《千金翼》、《大观》、《政和》、《证类》、《大全》、玄《大观》、成化本《政和》改。

〔5〕 日：《新修》原脱，据《千金翼》、《大观》、《政和》、《证类》补。

〔6〕 排华条见《新修》、《千金翼》。

〔7〕 除：《新修》有"除"字，其他各本无"除"字。

〔8〕 春生仍采：《纲目》、《草木典》作"春月生采之"。"仍"，《新修》作"仍"，其他各本作"乃"。

〔9〕 学木核条见《新修》、《千金翼》。

〔10〕 木核条见《新修》、《千金翼》。

〔11〕 肠：《新修》原作"腹"，据《千金翼》、《大观》、《政和》、《证类》改。

〔12〕 中：《新修》原脱，据《千金翼》、《大观》、《政和》、《证类》补。

〔13〕 枸核条见《新修》、《千金翼》。

〔14〕 谦实条见《新修》、《千金翼》。

〔15〕 青雌条见《新修》、《千金翼》。

蛊损〔1〕，一名孟推〔2〕。生方山山谷。

白背〔3〕　味苦，平，无毒。主治寒热，洗浴疗恶疮〔4〕。生山陵，根似紫葳，叶如燕卢〔5〕。采无时。

白女肠〔6〕　味辛，温，无毒。主治泄利肠澼，治心痛，破疝瘕〔7〕。生深山谷中〔8〕，叶如兰，实赤。赤女肠亦〔9〕同。

白扇根〔10〕　味苦，寒，无毒。主治疟、皮肤寒热，出汗，令〔11〕人变。

白给〔12〕　味辛，平，无毒。主治伏虫、白疕、肿痛。生山谷，如藜芦，根白相〔13〕连，九月采。

白辛〔14〕　味辛，有毒。主治寒热。一名脱尾，一名羊草，生楚山。三月采根〔15〕，根白而香。

---

〔1〕　蛊损：《新修》、《和名》作"蛊损"，《千金翼》、《大观》、《政和》、《证类》、《品汇》、《纲目》、玄《大观》、《大全》、成化本《政和》均作"虫损"。

〔2〕　孟推：《新修》原作"血推"，据《和名》、《千金翼》、《大观》、《政和》、《证类》改。

〔3〕　白背条见《新修》、《千金翼》。

〔4〕　洗浴疗恶疮：《纲目》、《草木典》作"洗恶疮疥"。

〔5〕　卢：《新修》原作"虑"，据《千金翼》、《大观》、玄《大观》、《大全》、成化本《政和》、《政和》、《证类》改。

〔6〕　白女肠条见《新修》、《千金翼》。

〔7〕　瘕：《新修》原作"瘦"，据《千金翼》、《大观》、《政和》、《证类》改。

〔8〕　中：《纲目》、《草木典》、《群芳谱》脱"中"字，其他各本有"中"字。

〔9〕　亦：《纲目》、《草木典》脱"亦"，其他各本有"亦"字。

〔10〕　白扇根条见《新修》、《千金翼》。

〔11〕　令：《新修》原作"合"，据《千金翼》、《大观》、《政和》、《证类》改。

〔12〕　白给条见《新修》、《千金翼》。

〔13〕　相：《新修》原脱，据《千金翼》、《大观》、《政和》、《证类》补。

〔14〕　白辛条见《新修》、《千金翼》。

〔15〕　根：《新修》有"根"字，其他各本无"根"字。

白昌[1] 味甘[2]，无毒。主食诸虫。一名水昌，一名水宿，一名茎蒲[3]。十月采。

赤举[4] 味甘，无毒。主治腹痛。一名羊饴，一名陵渴。生山阴，二月华，兑[5]蔓草上，五月实黑，中有核。三月三日采叶，阴干。

徐黄[6] 味辛，平，无毒。主治心腹积瘕。茎，主治恶疮。生泽中，大茎，细叶，香如藁本[7]。

紫给[8] 味咸。主毒风[9]头泄注。一名野葵。生高陵下地。三月三日采根，根如乌头。

天蓼[10] 味辛，有毒。主治恶疮，去痹气。一名石龙。生水中。

地朕[11] 味苦，平，无毒。主治心气，女子阴疝，血结。一名承夜，一名夜光。三月采。

地芩[12] 味苦，无毒。主治小儿痫，除邪，养胎，风痹，洗浴[13]寒热，月中青翳，女子带下。生腐木积草处，如朝生，

---

〔1〕 白昌条见《新修》、《千金翼》。
〔2〕 甘：此下《纲目》、《草木典》有"辛温，汁制雄黄雌黄砒石"八字，其他各本无此八字。
〔3〕 蒲：《新修》原作"莆"，据《千金翼》、《大观》、《政和》、《证类》改。
〔4〕 赤举条见《新修》、《千金翼》。
〔5〕 兑：《纲目》、《草木典》作"锐"。《群芳谱》作"绕"。
〔6〕 徐黄条见《新修》、《千金翼》。
〔7〕 藁本：《新修》原作"蒿本"，据《千金翼》、《大观》、《政和》、《证类》、《大全》、玄《大观》成化本《政和》改。
〔8〕 紫给条见《新修》、《千金翼》。
〔9〕 毒风：《品汇》颠倒为"风毒"。
〔10〕 天蓼条见《新修》、《千金翼》。
〔11〕 地朕条见《新修》、《千金翼》。
〔12〕 地芩条见《新修》、《千金翼》。
〔13〕 洗浴：《新修》作"洗浴"，其他各本作"洗洗"。

天雨生盖〔1〕，黄白色。四月采〔2〕。

地筋〔3〕　味甘，平，无毒。主益气，止渴，除热在腹脐，利筋。一名菅根〔4〕，一名土筋。生泽〔5〕中，根有毛。三月生，四月实白，三月三日采根。

燕齿〔6〕　主治小儿痫，寒热。五月五日采。

酸恶〔7〕　主治恶疮，去白虫。生水旁。状如泽泻〔8〕。

酸赭〔9〕　味酸。主内漏，止血不足。生昌阳山，采无时。

巴棘〔10〕　味苦，有毒。主治恶疥疮，出虫。一名女木〔11〕。生高地，叶白有刺，根连数十枚。

巴朱〔12〕　味甘，无毒。主寒，止血〔13〕、带下。生雒阳。

蜀格〔14〕　味苦，平，无毒。主治寒热，痿痹，女子带下，

<hr />

〔1〕　如朝生，天雨生盖：《纲目》、《草木典》作"大雨生益，如朝生"。

〔2〕　采：《政和》、《纲目》、《草木典》作"采之"，其他各本作"采"。

〔3〕　地筋条见《新修》、《千金翼》。

〔4〕　菅根：《政和》、《品汇》作"管根"，其他各本作"菅根"。

〔5〕　泽：《纲目》、《草木典》作"汉"，其他各本作"泽"。

〔6〕　燕齿条见《新修》、《千金翼》。

〔7〕　酸恶条见《新修》、《千金翼》。

〔8〕　泻：《新修》原作"写"。据《千金翼》、《大观》、《政和》、《证类》改。

〔9〕　酸赭条见《新修》、《千金翼》。

〔10〕　巴棘条见《新修》、《千金翼》。

〔11〕　一名女木：《纲目》、《草木典》将此文排在条末。"木"，玄《大观》作"太"。

〔12〕　巴朱条见《新修》、《千金翼》。又，"朱"，《新修》作"茾"，玄《大观》作"未"，据《和名》、《千金翼》、《大观》、《政和》、《证类》、《大全》、成化本《政和》改。

〔13〕　止血：《新修》原作"上血"，据《千金翼》、《大观》、《政和》、《证类》改。

〔14〕　蜀格条见《新修》、《千金翼》。

痈[1]肿。生山阳，如蘦[2]菌，有刺。

苗根[3]　味咸，平，无毒。主痹及热中伤跌折。生山阴谷中蔓草木[4]上。茎有刺，实如椒。

参果根[5]　味苦，有毒。主治鼠瘘。一名百连，一名乌蔓[6]，一名鼠茎，一名鹿蒲[7]。生百余根，根有衣裹[8]茎。三月三日采根。

黄辨[9]　味甘，平，无毒。主治心腹疝瘕，口疮，脐伤[10]。一名经辨。

对庐[11]　味苦，寒，无毒。主治疥，诸久疮[12]不瘳，生死肌，除大热，煮洗之。八月采，似菴䕡[13]。

---

〔1〕痈：《新修》作"痈"，据《千金翼》、《证类》改。

〔2〕蘦：《新修》作"蘦"，《品汇》、《草木典》"萑"。据《千金翼》、《大观》、《政和》、《证类》、《纲目》改。

〔3〕苗根条见《新修》、《千金翼》。

〔4〕木：《千金翼》作"藤"，其他各本作"木"。

〔5〕参果根条见《新修》、《千金翼》。

〔6〕乌蔓：《和名》作"鸟蔓"，其他各本作"乌蔓"。

〔7〕一名百连，一名乌蔓，一名鼠茎，一名鹿蒲：《纲目》、《草木典》将此十六字排在条文末。

〔8〕裹：《大观》、玄《大观》作"裹"，其他各本作"裹"。

〔9〕黄辨条见《新修》、《千金翼》。又，"辨"，《新修》、《和名》作"辨"，《千金翼》、《大观》、玄《大观》、《大全》、成化本《政和》、《政和》、《证类》、《品汇》、《纲目》作"辩"。

〔10〕口疮，脐伤：《新修》原作"口痛齐"，据《千金翼》、《大观》、《政和》、《证类》改。

〔11〕对庐条见《新修》、《千金翼》。

〔12〕久疮：《大观》、《大全》、成化本《政和》、《政和》、《品汇》、《纲目》、《草木典》作"疮久"，《新修》、《千金翼》、玄《大观》、《证类》作"久疮"。

〔13〕煮洗之，八月采，似菴䕡：《纲目》、《草木典》作"煮汁洗之，似菴䕡，八月采"。

粪蓝〔1〕 味苦。主治身痒疮，白秃，漆疮，洗之。生房陵。

王明〔2〕 味苦。主治身热、邪气，小儿身热，以浴之。生山谷。一名王草。

师系〔3〕 味甘，无毒。主治痈〔4〕肿，恶疮，煮洗之。一名臣尧，一名臣骨〔5〕，一名鬼芭。生平泽。八月采。

〔附〕领灰〔6〕 味甘，有毒。主治心腹痛，炼中不足。叶如芒草，冬生，烧作灰。

父陛根〔7〕 味辛，有毒。以熨痈〔8〕肿、肤胀。一名膏鱼，一名梓藻。

荆茎〔9〕 治灼烂。八月、十月采，阴干。

鬼丽〔10〕 生石上，挼之，日柔为沐〔11〕。

---

〔1〕 粪蓝条见《新修》、《千金翼》。又，"粪蓝"，《新修》、《和名》原作"墦监"，据《千金翼》、《大观》、《政和》、《证类》改。

〔2〕 王明条见《新修》、《千金翼》。

〔3〕 师系条见《新修》、《千金翼》。

〔4〕 痈：《新修》原作"癕"，据《千金翼》、《大观》、《政和》、《证类》改。

〔5〕 臣骨：《纲目》、《群芳谱》作"巨骨"，其他各本作"臣骨"。

〔6〕 领灰条见《千金翼》。领灰一药，仅《千金翼》收载之，其他各本无此药。

〔7〕 父陛根条见《新修》、《千金翼》。又，"父陛根"，《和名》作"文陛根"。

〔8〕 痈：《新修》原作"癕"，据《千金翼》、《大观》、《政和》《证类》改。

〔9〕 荆茎条见《新修》、《千金翼》。

〔10〕 鬼丽条见《新修》、《千金翼》。又，"鬼丽"，《新修》原作"鬼丽跑"，据《千金翼》、《大观》、《政和》、《证类》改。"丽"音丽，《纲目》遂作"鬼丽"。

〔11〕 挼之，日柔为沐：《纲目》作"搂之日干，为末。"又，"挼"，《新修》原作"接"，据《千金翼》、《证类》改。

竹付〔1〕　味甘，无毒。主止痛，除血。

秘恶〔2〕　味酸，无毒。主治肝邪气。一名杜逢。

唐夷〔3〕　味苦，无毒。主治痿折〔4〕。

知杖〔5〕　味甘，无毒。主治疝。

葵松〔6〕　味辛，无毒。主治眩痹。

河煎〔7〕　味酸。主治结气，痈在喉头〔8〕者。生海中。八月、九月采。

区余〔9〕　味辛，无毒。主治心腹热癃〔10〕。

三叶〔11〕　味辛。主治寒热，蛇蜂螫人。一名起莫〔12〕，一名三石，一名当田〔13〕。生田中，叶一〔14〕茎小黑白，高三尺，根黑。三月采，阴干。

---

〔1〕　竹付条见《新修》、《千金翼》。

〔2〕　秘恶条见《新修》、《千金翼》。

〔3〕　唐夷条见《新修》、《千金翼》。

〔4〕　折：《新修》原作"析"，据《千金翼》、《大观》、《政和》、《证类》改。

〔5〕　知杖条见《新修》、《千金翼》。

〔6〕　葵松条见《新修》、《千金翼》。又"葵松"，《新修》、《和名》作"葵松"；《千金翼》、《大观》、玄《大观》、《大全》、成化本《政和》、《政和》、《证类》作"坣松"；《品汇》、《纲目》作"坣松"（坣、坣皆读地音）；《草木典》作"地松"。

〔7〕　河煎条见《新修》、《千金翼》。

〔8〕　头：《新修》作"头"，其他各本作"颈"。

〔9〕　区余条见《新修》、《千金翼》。

〔10〕　癃：《千金翼》、《大观》、玄《大观》、《大全》、成化本《政和》、《政和》、《证类》、《品汇》作"瘴"，《新修》作"癃"。又，《大观》玄《大观》、《大全》、成化本《政和》、《政和》、《证类》、《品汇》引《蜀本》作"瘗"，《纲目》亦作"癃"。

〔11〕　三叶条见《新修》、《千金翼》。

〔12〕　一名起莫：《和名》作"一名赴莫"，《纲目》、《草木典》作"一名赴鱼"，其他各本作"一名起莫"。又，《大观》、《政和》、《证类》、《品汇》注文云："《蜀本》一名赴鱼。"

〔13〕　一名三石，一名当田：《纲目》、《草木典》列在三叶条"阴干"之后。并将"一名起莫"改为"一名赴鱼"，置于条末。

〔14〕　叶一：《新修》有"叶一"二字，其他各本无"叶一"二字。

　　五母麻〔1〕　味苦，有毒。主治瘰痹，不〔2〕便，下痢。一名鹿麻，一名归泽麻，一名天麻，一名若一草〔3〕。生田野。五月采。

　　救煞〔4〕**人者**〔5〕味甘，有毒。主治疝痹，通气，诸不足。生人家宫室〔6〕。五月、十月采，暴干。

　　城〔7〕**东腐木**〔8〕　味咸，温。主治心腹痛，止〔9〕泄，便脓血。

　　芥〔10〕　味苦，寒，无毒。主治消渴，止血，妇人疾〔11〕，除痹。一名梨。叶如大青。

　　载〔12〕　味酸，无毒。主治诸恶气。

　　庆〔13〕　味苦，有毒〔14〕，主治咳嗽〔15〕。

---

〔1〕　五母麻条见《新修》、《千金翼》。

〔2〕　不：《草木典》作“大”字。

〔3〕　一名若一草：《纲目》、《草木典》作“一名苦草”，其他各本作“一名若一草”，但《大观》、《政和》、《证类》、《品汇》注云“《蜀本》无一字”。

〔4〕　煞：《新修》作“煞”，其他各本作“救”。

〔5〕　救煞人者条见《新修》、《千金翼》。

〔6〕　宫室：《新修》原作“官室”，据《千金翼》、《大观》、《政和》、《证类》改。

〔7〕　城：《新修》原残缺，据《千金翼》、《大观》、《政和》，《证类》补。

〔8〕　城东腐木条见《新修》、《千金翼》。

〔9〕　止：《新修》原作“上”，据《千金翼》、《大观》、《政和》、《证类》改。

〔10〕　芥条见《新修》、《千金翼》。

〔11〕　疾：《纲目》、《草木典》、《群芳谱》作“痰”，其他各本作“疾”。

〔12〕　载条见《新修》、《千金翼》。

〔13〕　庆条见《新修》、《千金翼》。

〔14〕　有毒：《新修》作“有毒”，其他各本作“无毒”。

〔15〕　咳嗽：《新修》原作“咳嗽”，据《千金翼》、《大观》、《政和》、《证类》改。

〔附〕**卢精**〔1〕　味辛〔2〕，平。治蛊毒。生益州。

六畜毛蹄甲〔3〕　有毒。

〔《本经》原文〕

六畜毛蹄甲，味咸，平。主鬼注蛊毒，寒热惊痫，癫痉狂走。骆驼毛尤良。

鲮鲤甲〔4〕　微寒。主五邪惊啼悲伤，烧之作灰，以酒或水和方寸匕〔5〕，治蚁瘘〔6〕。

獭肝〔7〕　味甘，有毒。主治鬼疰、蛊毒，却鱼鲠，止久嗽〔8〕，烧服之〔9〕。肉〔10〕，治疫气、温病，及牛马时行病，煮矢灌之亦良。

又，獭四足，主手足皮皲裂〔11〕。

〔1〕　卢精条见《太平御览》卷九九一、《纲目》。又，《太平御览》注"卢精"为《本草经》文，《纲目》、《草木典》注"卢精"为《别录》文。

〔2〕　辛：《纲目》、《草木典》无"辛"字。

〔3〕　六畜毛蹄甲条见《新修》、《和名》卷下。又，"甲"，玄《大观》脱"甲"字，其他各本有"甲"字。又，玄《大观》对"六畜毛蹄甲"条全文皆作黑字《别录》文，恐非。

〔4〕　鲮鲤甲条见《千金翼》、《大观》卷二十二。

〔5〕　烧之作灰，以酒或水和方寸匕：《纲目》作"烧灰，酒服方寸匕"。

〔6〕　治蚁瘘：《纲目》注为陶弘景文，其他各本注为《别录》文。

〔7〕　獭肝条见《新修》、《千金翼》。

〔8〕　却鱼鲠，止久嗽：武田本《新修》、《新修》作"鱼滕嗽"，据《千金翼》、《大观》、《政和》、《证类》改，《纲目》、《禽虫典》作"止久嗽，除鱼皮"。

〔9〕　烧服之：《纲目》、《禽虫典》作"并烧灰，酒服之"。

〔10〕　肉：此下《纲目》、《禽虫典》有"煮汁服"三字，其他各本无此三字。又《品汇》在"肉"字下衍"性寒"二字，其他各本无此二字。

〔11〕　獭四足，主手足皮皲裂：此文出《新修》獭肝条唐本引《别录》文。"皮"，《新修》、武田本《新修》有"皮"字，其他各本无"皮"字。

狐阴茎〔1〕　味甘，有〔2〕毒。主治女子绝产，阴痒〔3〕小儿阴癞卵肿。五脏及肠，味苦，微寒，有毒。治蛊毒寒热，小儿惊痫。雄狐屎，烧之辟恶。在木石上者是。

麋脂〔4〕　无毒。柔皮肤，不可近阴，令瘘〔5〕。畏大黄。角，味甘，无毒。治痹〔6〕，止血，益气力。生南山及〔7〕淮海边泽中〔8〕，十月取。

〔《本经》原文〕

麋脂，味辛，温。主痈肿，恶疮，死肌，寒风湿痹，四肢拘缓不收，风头肿气，通腠理。一名宫脂。生山谷。

蝦蟆〔9〕　有毒。主治阴蚀，疽疬，恶疮，猘犬伤疮，能合玉石。一名蟾蜍，一名去醠〔10〕，一名去甫，一名苦蛋。生江湖。五月五日取阴干，东行者良。

又，脑，主明目，治青盲也〔11〕。

〔《本经》原文〕

蝦蟆，味辛，寒。主邪气，破癥坚血，痈肿阴疮。服之不患热病。生

---

〔1〕　狐阴茎条见《新修》、《千金翼》。

〔2〕　有：《新修》原作"肖"，据武田本《新修》、《千金翼》、《大观》、《政和》、《证类》，玄《大观》改。

〔3〕　阴痒：《纲目》、《禽虫典》作"阴中痒"，其他各本无"中"字。

〔4〕　麋脂条见《新修》、《御览》卷九八八。

〔5〕　不可近阴，令瘘：《御览》作"近阴，令人阴瘘。"其他各本作"不可近阴，令瘘"。

〔6〕　痹：《纲目》、《禽虫典》作"风痹"，其他各本无"风"字。

〔7〕　及：《新修》原作"生"，据《千金翼》、《大观》、《政和》、《证类》改。

〔8〕　泽中：武田本《新修》、《新修》有"泽中"二字，其他各本无此二字。

〔9〕　蝦蟆条见《千金翼》、《大观》卷二十二。"蝦蟆"，《纲目》、《禽虫典》以"蟾蜍"作"蝦蟆"条中的《别录》文正名。

〔10〕　去醠：《千金翼》在"醠"字下衍"又"字，其他各本无"又"字。"去"，《和名》有"去"字，其他各本无"去"字。

〔11〕　脑，主明目，治青盲也：此文出《证类》蝦蟆条唐本注引《别录》文。

池泽。

蛙〔1〕 味甘，寒，无毒。主治小儿赤气，肌疮，脐伤，止痛，气不足。一名长股，生水中，取无时。

石蚕〔2〕 有毒。生江汉。

〔《本经》原文〕

石蚕，味咸，寒。主五癃，破石淋，堕胎。肉，解结气，利水道，除热。一名沙虱。生池泽。

蚺蛇胆〔3〕 味甘、苦，寒，有小毒。主治心腹䘌痛，下部䘌疮，目肿痛〔4〕。膏，平，有小毒。治皮肤风毒，妇人产后腹痛余疾。

蝮蛇胆〔5〕 味苦，微寒，有毒。主治䘌疮。肉，酿作酒，治癞疾，诸瘘，心腹痛，下结气，除蛊毒。其腹中吞〔6〕鼠，有小毒，治鼠瘘。

蛇蜕〔7〕 味甘，无毒。主治弄舌摇头〔8〕，大人五邪，言

---

〔1〕 蛙条见《千金翼》、《大观》卷二十二。又，《禽虫典》以"蛙"为本条正名。

〔2〕 石蚕条见《御览》卷九五〇、《千金翼》。又，"石蚕"，《御览》作"沙虱"，其他各本作"石蚕"。

〔3〕 蚺蛇胆条见《千金翼》、《大观》卷二十二。又，《和名》作"蚺蛇"，脱"胆"字。

〔4〕 目肿痛：《纲目》、《草木典》排在"主治"之后。

〔5〕 蝮蛇胆条见《千金翼》、《大观》卷二十二。又《和名》作"蝮蛇"脱"胆"字。

〔6〕 吞：《纲目》、《禽虫典》作"死"，其他各本作"吞"。

〔7〕 蛇蜕条见《千金翼》、《大观》卷二十二。又，《和名》、《医心方》作"蛇蜕皮"，其他各本作"蛇蜕"。

〔8〕 弄舌摇头：《纲目》、《禽虫典》注此四字为《本草经》文。《大观》、玄《大观》、《大全》、成化本《政和》、《政和》、《证类》、《品汇》注为《别录》文，森本、孙本、顾本、狩本、黄本皆不取四字为《本草经》文。按：此四字应为《别录》文。

语僻越，恶疮，呕咳[1]，明目[2]。一名龙子皮。生荆州及田野。五月五日、十五日取之良。畏磁石及酒[3]。

〔《本经》原文〕

蛇蜕，味咸，平。主小儿百二十种惊痫，瘈疭癫疾，寒热肠痔，虫毒，蛇痫。火熬之良。一名龙子衣，一名蛇符，一名龙子单衣，一名弓皮。生川谷。

蜈蚣[4]　　有毒。主治心腹寒热结聚[5]，堕胎，去恶血。生大吴[6]江南。赤头足者良[7]。

〔《本经》原文〕

蜈蚣，味辛，温。主鬼注蛊毒，噉诸蛇、虫、鱼毒，杀鬼物老精温疟，去三虫。生川谷。

马陆[8]　　有毒。主治寒热痞结，胁下满。一名马轴。生玄菟。

〔《本经》原文〕

马陆，味辛，温。主腹中大坚癥，破积聚，息肉，恶疮白秃。一名百足。生川谷。

---

〔1〕呕咳：《纲目》、《禽虫典》作"止呕逆"，其他各本作"呕咳"。

〔2〕目：此下《纲目》、《禽虫典》有"烧之，疗诸恶疮"六字，其他各本无此六字。

〔3〕畏磁石及酒：《纲目》、《禽虫典》注此为"甄权"，此文《本草经集注》已有著录。

〔4〕蜈蚣条见《千金翼》、《大观》卷二十二。

〔5〕结聚：《纲目》、《禽虫典》作"积聚"，其他各本作"结聚"。

〔6〕大吴：《纲目》、《禽虫典》作"太吴"，其他各本作"大吴"。

〔7〕赤头足者良：《纲目》、《禽虫典》作"头足赤者良"。

〔8〕马陆条见《御览》卷九四八、《千金翼》。

蠮螉[1]　无毒。主治鼻窒[2]。其土房[3]主痈肿，风头[4]。一名土蜂。生熊耳及牂牁，或人屋间。

〔《本经》原文〕

蠮螉，味辛，平。主久聋，咳逆毒气，出刺出汗，生川谷。

雀瓮[5]　无毒。生[6]汉中，采蒸之，生树枝间，蚝蟖房也。八月取[7]。

〔《本经》原文〕

雀瓮，味甘，平。主小儿惊痫，寒热结气，蛊毒鬼注。一名躁舍。

鼠妇[8]　微寒，无毒。一名蜲蟋。生魏郡及人家地上，五月五日取[9]。

〔《本经》原文〕

鼠妇，味酸，温。主气癃不得小便，妇人月闭血瘕，痫痓寒热，利水道。一名负蟠，一名蚑蝛。生平谷。

〔1〕　蠮螉条见《千金翼》、《大观》卷二十二。
〔2〕　窒：《大全》作“室”，其他各本皆作“窒”。
〔3〕　土房：《纲目》作“七蜂窠”，列在“土部”。
〔4〕　风头：《品汇》作“头风”。
〔5〕　雀瓮条见《千金翼》、《大观》卷二十二。
〔6〕　生：《纲目》、《禽虫典》作“出”。
〔7〕　八月取：《纲目》、《禽虫典》作“八月采蒸之”。
〔8〕　鼠妇条见《千金翼》、《大观》卷二十二。
〔9〕　取：《纲目》、《禽虫典》作“采”。

萤火〔1〕　无毒〔2〕，一名放光〔3〕，一名熠耀〔4〕，一名即炤。生阶地。七月七日取，阴干。

〔《本经》原文〕

萤火，味辛，微温。主明目，小儿火疮伤热气，虫毒鬼注，通神精。一名夜光。生池泽。

衣鱼〔5〕　无毒〔6〕。主治淋，堕胎〔7〕，涂疮，灭瘢。一名蟫。生咸阳。

〔《本经》原文〕

衣鱼，味咸，温。主妇人疝瘕，小便不利，小儿中风项强，背起摩之。一名白鱼。生平泽。

白颈蚯蚓〔8〕　大寒，无毒。主〔9〕治伤寒伏热，狂谬，大

---

〔1〕　萤火条见《御览》卷九四五、《千金翼》。

〔2〕　毒：此下，《纲目》、《禽虫典》有"小儿火疮伤，热气，蛊毒，鬼疰，通神精"。十四字作《别录》文。《大观》、玄《大观》、《大全》、成化本《政和》、《政和》、《证类》对此十四字作白字《本草经》文，《品汇》、森本，孙本，顾本，狩本、黄本皆取此十四字为《本草经》文。按：此十四字应为《本草经》文，非《别录》文。

〔3〕　放光：《千金翼》作"放火"，其他各本作"放光"。

〔4〕　一名熠耀：《和名》作"一名耀耀"，《御览》，《千金翼》、《大观》、《政和》，《证类》、《品汇》、《纲目》作"一名熠耀"，《毛诗注疏》孔颖达引本草作"一名熠耀"，本书从《御览》等为正。

〔5〕　衣鱼条见《御览》卷九四六、《千金翼》。"衣鱼"，《御览》作"白鱼"，其他各本作"衣鱼"。

〔6〕　无毒：《政和》、《证类》、《大全》、成化本《政和》作白字《本草经》文，孙本，《疏证》、黄本亦录此二字为《本草经》文。《大观》、玄《大观》对此二字作墨字《别录》文。森本、顾本皆不取此二字为《本草经》文。按："无毒"二字应为《别录》文。

〔7〕　堕胎：《纲目》、《禽虫典》列在"灭瘢"之下。

〔8〕　白颈蚯蚓条见《千金翼》、《大观》卷二十二。

〔9〕　主：此下《纲目》、《禽虫典》注"化为水（其他各本作'仍自化作水'）"为《别录》文。《大观》、玄《大观》，《大全》，成化本《政和》、《政和》、《证类》作白字《本草经》文，《品汇》、森本、孙本、顾本、《续疏》、狩本、黄本皆取此五字为《本草经》文。按：此五字应为《本草经》文，非《别录》文。

腹，黄疸[1]。一名土龙。三月取，阴干。

又，蚯蚓，盐沾为汁，治耳聋[2]。

〔《本经》原文〕

蚯蚓，味咸，寒。主蛇瘕，去三虫伏尸，鬼注蛊毒，杀长虫，仍自化作水。生平土。

蝼蛄[3]　无毒。生东城，夏至取，暴干。

〔《本经》原文〕

蝼蛄，味咸，寒。主产难，出肉中刺，溃痈肿，下哽噎，解毒，除恶疮。一名蟪蛄，一名天蝼，一名鼀。夜出者良。生平泽。

蜣螂[4]　有毒。主治手足端寒，肢满贲豚。生长沙。五月五日取，蒸，藏之。临用当炙[5]。勿置水中。令人吐。畏羊肉、石膏[6]。

又，捣为丸，塞下部，引痔虫出尽，永差。[7]

〔《本经》原文〕

蜣螂，味咸，寒。主小儿惊痫瘛疭，腹胀寒热，大人癫疾狂易。一名蛣蜣。火熬之良。生池潭。

---

〔1〕　黄疸；《品汇》作"黄疸"，其他各本作"黄疸"。

〔2〕　盐沾为汁，治耳聋：此文出《证类》白颈蚯蚓条唐本注引《别录》文。

〔3〕　蝼蛄条见《御览》卷九四八、《千金翼》。"蝼蛄"，《御览》作"蝼蛄"，其他各本作"蝼蛄"。又，《纲目》、《禽虫典》在蝼蛄条有"夜出者良"注为《别录》文。《大观》、玄《大观》、《大全》、成化本《政和》、《政和》、《证类》对此四字作白字《本草经》文，森本、孙本、顾本皆取此四字为《本草经》文。按：此四字应为《本草经》文，非《别录》文。

〔4〕　蜣螂条见《千金翼》、《大观》卷二十二。

〔5〕　五月五日取蒸藏之，临用当炙：《纲目》、《禽虫典》作"五月五日采取蒸藏之，临用去足火炙"。

〔6〕　畏羊肉、石膏：《纲目》作徐之才文。此文《本草经集注》已有著录。

〔7〕　捣为丸……永差：此文出《证类》蜣螂条唐本注引《别录》文。

地胆〔1〕　有毒。蚀疮中恶肉，鼻中息肉，散结气石淋，去子。服一刀圭即下。一名青蛙。生汶山。八月取。恶甘草。

〔《本经》原文〕

地胆，味辛，寒。主鬼注寒热，鼠瘘恶疮死肌，破癥瘕，堕胎。一名蚖青。生川谷。

马刀〔2〕　有毒。除五脏间热，肌中鼠蟿〔3〕，止烦满，补中，去厥痹，利机关。用之当炼，得水烂人肠，又云得水良。一名马蛤〔4〕。生江湖及东海〔5〕。取无时。

〔《本经》原文〕

马刀，味辛，微寒。主漏下赤白，寒热，破石淋，杀禽兽，贼鼠。生池泽。

贝子〔6〕　有毒，主除寒热温疰〔7〕，解肌，散结热。一名贝齿。生东海。

〔《本经》原文〕

贝子，味咸，平。主目翳，鬼注蛊毒，腹痛下血，五癃，利水道。烧用之良。生池泽。

田中螺汁〔8〕　大寒。主治目热赤痛，止渴。又，壳治尸

---

〔1〕　地胆条见《御览》卷九五一、《千金翼》。又，《御览》在"地胆"条下引《本草经》曰："元青，春食芫花，故云元青。秋为地胆，地胆黑，头赤，味辛，有毒。主虫毒，风注。秋食葛花，故名之为葛上亭长。"其他各本无此文。

〔2〕　马刀条见《御览》卷九九三、《千金翼》。

〔3〕　鼠蟿：《纲目》、《禽虫典》作"鼠瘻"，其他各本作"鼠蟿"。

〔4〕　一名马蛤：《艺文类聚》引本草作"一名蛤"，脱"马"字。

〔5〕　生江湖及东海：《御览》作"生江海"，其他各本作"生江湖及东海"。

〔6〕　贝子条见《御览》卷八〇七、《千金翼》。

〔7〕　除寒热温疰：《纲目》、《禽虫典》作"温疰寒热"，其他各本作"除寒热温疰"。

〔8〕　田中螺汁条见《千金翼》、《大观》卷二十二。"田中螺汁"，《纲目》、《禽虫典》作"田嬴肉"，其他各本作"田中螺汁"。

痓，心腹痛，又治失精。水渍饮汁，止泻[1]。

蜗牛[2]　味咸，寒。主治贼风㖞僻，踠跌[3]，大肠下[4]脱肛，筋急及惊痫[5]。

鸬鹚矢[6]　一名蜀水华。去面[7]黑䵟黡痣。头，微寒。治鲠[8]及噎，烧服之[9]。

鸮头[10]　味咸，平，无毒。主治头风眩[11]颠倒，痫疾[12]。

孔雀矢[13]　微寒。主治女子带下，小便不利。

豚卵[14]　无毒。阴干藏之，勿令败。猪四足，小寒，治伤挞，诸败疮，下乳汁[15]。心，主惊邪忧志。肾，冷利[16]，理

---

〔1〕　壳治……止泻：此文出《证类》田中螺汁条唐本注引《别录》文。"壳"，此后《纲目》、《禽虫典》有"烧研"二字。"止泻"，《大观》作"止渴"。

〔2〕　蜗牛条见《千金翼》、《大观》卷二十一。

〔3〕　跌：《品汇》作"跌"。

〔4〕　下：《纲目》、《禽虫典》无"下"字。

〔5〕　惊痫：《证类》作"惊痫"，其他各本作"惊痫"。

〔6〕　鸬鹚矢条见《新修》、《千金翼》

〔7〕　面：《纲目》、《禽虫典》作"面上"。

〔8〕　鲠：武田本《新修》、《新修》作"㖞"，据《千金翼》、《证类》改。又，《纲目》、《禽虫典》作"哽"。

〔9〕　烧服之：《纲目》《禽虫典》作"烧研酒服"。

〔10〕　鸮头条见《新修》《御览》卷九八八。又，"鸮头"，武田本《新修》、《新修》、《和名》作"鸮头"，《御览》作"鸷"，其他各本作"鸱头"。

〔11〕　眩：《纲目》、《禽虫典》作"目眩"，其他各本无"目"字。

〔12〕　疾：此下《御览》引《本草经》曰："辟不祥，生淮南。"其他各本无此文。

〔13〕　孔雀矢条见《新修》、《千金翼》。

〔14〕　豚卵条见吐鲁番出土《本草经集注》残卷、《新修》。

〔15〕　猪四足……下乳汁：《纲目》、《禽虫典》作"蹄，甘、咸，小寒，无毒。煮汁服，下乳汁，解百药毒，洗伤挞诸败疮。"

〔16〕　利：武田本《新修》、《新修》作"利"，其他各本作"和"。

肾气，通[1]膀胱。胆，[2]治伤寒热渴。肚[3]，补中益气，止渴利[4]。齿[5]，治小儿惊痫，五月五日取[6]。鬐膏[7]，主生发。肪膏，主煎诸膏药[8]，解斑蝥、芫青毒。猳猪肉，味酸，冷，治狂病[9]。凡猪肉[10]，味苦，主闭血脉，弱筋骨，虚人肌，不可久食，病人金创[11]者尤甚。猪屎，主寒热，黄疸，湿痹[12]。

又，猪耳中垢，主蛇伤[13]。猪脑，主风眩，脑鸣及冻疮[14]。

〔《本经》原文〕

豚卵，味甘，温。主惊痫癫疾，鬼注蛊毒，除寒热，贲豚，五癃，邪气挛缩。一名豚颠。悬蹄，主五痔，伏热在肠，肠痈内蚀。

---

〔1〕通：武田本《新修》、《新修》、《纲目》、《禽虫典》作"通"，其他各本作"通利"。

〔2〕胆：此下《品汇》衍"微寒"二字。

〔3〕肚：此下《品汇》衍"微温"二字。

〔4〕止渴利：《纲目》、《禽虫典》作"止渴，断暴痢虚弱"。按："断暴痢虚弱"属孟诜文。

〔5〕齿：此下《品汇》衍"平"字。

〔6〕取：此下《纲目》、《禽虫典》衍"烧灰服"三字。

〔7〕膏：此下《品汇》衍"微寒"二字。

〔8〕肪膏主煎诸膏药：《纲目》、《禽虫典》作"肪膏主煎膏药"。

〔9〕治狂病：《纲目》移作"疗狂病久不愈"。

〔10〕肉：武田本《新修》、《新修》作"完"，据《千金翼》、《大观》、《政和》、《证类》改。

〔11〕金创：武田本《新修》、《新修》作"金创"，其他各本作"金疮"。

〔12〕痹：此下《品汇》衍"猪肤，味甘寒，其气先入肾，能解少阴客热"。十六字。

〔13〕猪耳中垢，主蛇伤：《纲目》、《禽虫典》作"耳垢主治蛇伤狗咬涂之"。

〔14〕猪耳中垢……及冻疮：此文出《新修》注引《别录》文。

鹚屎[1]　有毒[2]。

又，胡鹚卵，主治水浮肿。肉，出痔虫[3]。

〔《本经》原文〕

鹚屎，味辛，平。主蛊毒鬼注，逐不祥邪气，破五癃，利小便。生高山平谷。

鸩鸟毛[4]　有大毒。入五脏，烂，杀人。其口[5]主杀蝮蛇毒。一名鸩日。生南海[6]。

---

〔1〕　鹚屎条见吐鲁番出土《本草经集注》残卷、《新修》。又，《纲目》和《禽虫典》在鹚屎条中，注"蛊毒鬼注，逐不祥，邪气，破五癃，利小便"。十五字为《别录》文，《大观》、《政和》、《证类》对此十五字，作白字《本草经》文，吐鲁番出土《本草经集注》残卷、《品汇》、森本、孙本、顾本皆取此十五字为《本草经》文。按：此十五字，应为《本草经》文，非《别录》文。

〔2〕　毒：此下《大观》、玄《大观》、《大全》、成化本《政和》、《政和》、《证类》，有"生高山平谷"五字作墨字《别录》文、《纲目》、《禽虫典》亦注为《别录》文，森本、孙本以"生平谷"三字为《本草经》文，吐鲁番出土《本草经集注》残卷，对此五字作《本草经》文。本书从吐鲁番出土《本草经集注》残卷为正，不取此六字为《别录》文。

〔3〕　主治水浮肿，肉出痔虫：此文出《证类》鹚屎条唐本注引《别录》文。又《纲目》、《禽虫典》作"主治卒水浮肿，每吞十枚，肉出痔虫疣虫"。

〔4〕　鸩鸟毛条见《新修》，《御览》卷九二七。

〔5〕　口：《纲目》、《禽虫典》作"喙，带之"。

〔6〕　生南海：《御览》作"生南郡"。

天鼠屎[1]　有毒[2]。去面[3]黑皯[4]。十月、十二月取。恶白蔹，白薇[5]。

〔《本经》原文〕

天鼠屎，味辛，寒。主面痈肿，皮肤洗洗时痛，腹中血气，破寒热积聚，除惊悸。一名鼠法，一名石肝。生合蒲山谷。

鼹𪕈鼠[6]味咸，无毒。主治[7]痈疽，诸瘘蚀，恶疮，阴蜃烂疮。在土中行。五月取令干，燔之[8]

鼺鼠[9]，生山都。

---

〔1〕　天鼠屎条见吐鲁番出土《本草经集注》残卷《千金翼》。

〔2〕　有毒：吐鲁番出土《本草经集注》残卷作"有毒"。《大观》、玄《大观》、《大全》、成化本《政和》、《政和》、《证类》、《千金翼》、《纲目》皆作"无毒"。

〔3〕　面：此下《纲目》、《禽虫典》衍"上"字。

〔4〕　皯：此下《大观》、玄《大观》有"一名鼠法，一名石肝"。八字作墨字《别录》文，《政和》、成化本《政和》、《大全》、《证类》对此八字作白字《本草经》文，森本、孙本、顾本、纲目、狩本、黄本作《本草经》文。吐鲁番出土《本草经集注》残卷、《本草经》断片亦作《本草经》文。按：此八字应为《本草经》文，非《别录》文。又"皯"字下，《大观》、玄《大观》、《大全》、成化本《政和》、《政和》、《证类》有"生合浦山谷"五字作墨字《别录》文，《纲目》亦注此五字为《别录》文。森本、孙本以"生山谷"三字为《本草经》文，吐鲁番出土的《本草经集注》残卷、《本草经》断片对此五字作《本草经》文。本书从吐鲁番出土《本草经集注》残卷为正，不取此五字为《别录》文。

〔5〕　恶白蔹、白薇：《纲目》注为徐之才文。按：此文《本草经集注》已有著录。

〔6〕　鼹𪕈鼠条见吐鲁番出土《本草经集注》残卷、《新修》，"鼹𪕈鼠"，吐鲁番出土《本草经集注》残卷、《本草经》断片作"鼹𪕈鼠"，《御览》作"鼹鼠"，其他各本作"鼹鼠"。

〔7〕　治：此下《纲目》、《禽虫典》衍"燔之"二字，其他各本无此二字。

〔8〕　本条，《御览》引《本草》作"鼹鼠一名隐鼠，形如鼠，大而无尾，黑色长鼻"。按：此文是陶隐居注文。又，《和名类聚钞》引本草作"鼹鼠一名黔鼠"。

〔9〕　鼺鼠条见《新修》、《千金翼》。又，"鼺鼠"，《纲目》作"鸓鼠"，其他各本作"鼺鼠"。又，《通志略》云："鼺鼠，即飞生也，一名鼯鼠。"

〔《本经》原文〕

鼺鼠，主堕胎，令人产易。生平谷。

牡鼠[1] 微温，无毒。主治踒折，续筋骨，捣傅之[2]，三日一易。四足及尾，主治妇人堕胎，易产[3]。肉，热，无毒。主治小儿哺[4]露大腹，炙食之。粪，微寒，无毒。主治小儿痫疾[5]，大腹[6]，时行劳复。

斑蝥[7] 有毒。主治疥癣[8]，血积。伤人肌，堕胎。生河东。八月取，阴干。马刀为之使，畏巴豆、丹参、空青，恶肤青。

〔《本经》原文〕

斑蝥，味辛，寒。主寒热，鬼注蛊毒，鼠瘘，恶疮疽蚀死肌，破石癃。一名龙尾。生川谷。

芫青[9] 味辛，微温，有毒。主治蛊毒，风疰，鬼疰，堕胎。三月取，暴干。

葛上亭长[10] 味辛，微温，有毒。主治蛊毒，鬼疰，破淋

---

〔1〕 牡鼠条见《千金翼》、《大观》卷二十二。"牡鼠"，《和名》作"牡鼠矢"。

〔2〕 捣傅之：《纲目》、《禽虫典》作"生捣傅之"，其他各本无"生"字。

〔3〕 易产：《千金翼》作"易产"，其他各本作"易出"。

〔4〕 哺：《千金翼》作"痛"，其他各本作"哺"。

〔5〕 痫疾：《纲目》、《禽虫典》作"疳疾"，其他各本作"痫疾"。

〔6〕 腹：此下《纲目》、《禽虫典》衍"葱豉同煎服，治"六字。其他各本无此六字。

〔7〕 斑蝥条见《御览》卷九五一、《千金翼》。

〔8〕 疥癣：《纲目》、《禽虫典》置二字在"伤人肌"之后。

〔9〕 芫青条见《千金翼》、《大观》卷二十二。又，《御览》在"地胆"条下引《本草经》曰："元青，春食芫花，故名元青。"其他各本皆无此文。

〔10〕 葛上亭长条见《千金翼》、《大观》卷二十二。又，《御览》在"地胆"条下引《本草经》曰："秋食葛花，故名之为葛上亭长。"其他各本无此文。

结，积聚，堕胎。七月取，暴干。

蜘蛛〔1〕　微寒。主治大人小儿㿉。七月七日取其网，治喜忘〔2〕。

又，疗小儿大腹、丁奚，三年不能行者〔3〕。

蜻蛉〔4〕　微寒。强阴，止精。

木虻〔5〕　有毒。生汉中。五月取。

〔《本经》原文〕

木虻，味苦，平。主目赤痛，眦伤泪出，瘀血血闭，寒热酸㾊，无子。一名魂常。生川泽。

蜚虻〔6〕　有毒。主女子月水不通，积聚，除贼血在胸腹五脏者及喉痹结塞。生江夏。五月取，腹有血者良。

〔《本经》原文〕

蜚虻，味苦，微寒。主逐瘀血，破下血积，坚痞癥瘕，寒热，通利血脉及九窍。生川谷。

蜚蠊〔7〕　有毒。通利血脉。生晋阳及人家屋间，立秋采〔8〕。

---

〔1〕 蜘蛛条见《千金翼》、《大观》卷二十二。

〔2〕 七月七日取其网，治喜忘：《纲目》、《禽虫典》作“网，主治喜忘，七月七日取，置衣领中，勿令人知”。

〔3〕 疗小儿……不能行者：此文出《证类》蜘蛛条唐本注引《别录》文。

〔4〕 蜻蛉条见《千金翼》、《大观》卷二十二。又，《和名类聚钞》引本草作“蜻蛉，一名胡蜇”。

〔5〕 木虻条见《千金翼》、《大观》卷二十一。

〔6〕 蜚虻条见《千金翼》、《大观》卷二十一。又，《通志略》作“牛虻”，并云：“牛虻蝇类，啾中马血。”

〔7〕 蜚蠊条见《御览》卷九四、《千金翼》。

〔8〕 生晋阳及人家屋间，立秋采：《御览》作“生晋地山泽中，二月采之”。

又，蜚蠊，形似蚕蛾，腹下赤。二月、八月采[1]。

〔《本经》原文〕

蜚廉，味咸，寒。主血瘀癥坚寒热，破积聚，喉咽痹，内寒无子。生川泽。

水蛭[2]　味苦，微寒[3]，有毒。主堕胎。一名蚑，一名至掌[4]，生雷泽。五月、六月采，暴干。

〔《本经》原文〕

水蛭，味咸，平。主逐恶血瘀血月闭，破血瘕积聚，无子，利水道。生池泽。

〔附〕**鲛鱼皮**[5]　主蛊[6]气，蛊疰方用之。即装刀靶鲜鱼皮也。

又，鲛鱼皮，生南海，味甘，咸，无毒。主心气，鬼疰，蛊毒，吐血。皮上有珍珠斑[7]。

〔附〕**珂**[8]　味咸，平，无毒。主治目中翳，断血，生肌，

---

〔1〕　本条，《和名类聚钞》引本草作“蜚蠊，一名卢蜰”。又，“形似蚕蛾……八月采”，此文出《证类》蜚蠊条唐本注引《别录》文。

〔2〕　水蛭条见《御览》卷九五〇、《千金翼》。

〔3〕　寒：此下《纲目》、《禽虫典》有“畏石灰、食盐，”五字，其他各本无此五字。

〔4〕　《通志略》云：“水蛭曰蚑，曰至掌。”

〔5〕　鲛鱼皮条见《千金翼》、《大观》卷二十一。按：“鲛鱼皮”，原是《新修本草》新增的药，但《政和》、《证类》在鲛鱼皮条下注，有《海药》引《名医别录》资料，则《新修本草》新增的“鲛鱼皮”一药，当出《名医别录》。

〔6〕　蛊：《纲目》作“虫”，其他各本作“蛊”。

〔7〕　生南海……有珍珠斑：此文出《证类》蛟鱼皮条《海药》注引《别录》文。

〔8〕　珂条见《千金翼》、《大观》卷二十二。按：“珂”，原系《新修本草》新增的药，但《大观》、《政和》、《证类》“珂”条注，有《海药》引《名医别录》的资料，则《新修本草》新增的“珂”一药，当出《名医别录》。

具类也，大如鳆，皮黄黑而骨白，以为马饰[1]。生南海，采无时。

又，珂，生南海，白如蚌。主消翳膜及筋弩肉，并刮点之[2]。

桑蠹虫[3]　味甘，无毒。主治心暴痛，金疮，肉生[4]不足。

石蠹虫[5]　主治石癃，小便不利。生石中。

行夜[6]　治腹痛，寒热，利血。一名负槃[7]。

麋鱼[8]　味甘，无毒。主治痹[9]，止血。

丹戬[10]　味辛[11]。主治心腹积血。一名飞龙[12]生蜀

---

〔1〕　马饰：《千金翼》、《大观》、《证类》作"马饰"，其他各本作"饰"。

〔2〕　消翳膜及筋弩肉，并刮点之：此文出《证类》珂条《海药》注引《别录》文。

〔3〕　桑蠹虫条见《新修》、《千金翼》。

〔4〕　生：《政和》作"主"，其他各本作"生"。

〔5〕　石蠹虫条见《新修》、《千金翼》。

〔6〕　行夜条见《新修》、《千金翼》。

〔7〕　槃：《新修》、《和名》作"槃"，《千金翼》、《大观》、《政和》、《证类》、《品汇》、《纲目》、《禽虫典》作"盘"。

〔8〕　麋鱼条见《新修》、《千金翼》。

〔9〕　痹：《政和》作"痹"，其他各本作"痹"。

〔10〕　丹戬条见《新修》、《千金翼》。

〔11〕　辛：此下《纲目》、《禽虫典》衍"有毒"二字，其他各本无此二字。

〔12〕　一名飞龙：《纲目》、《禽虫典》将此四字，列在丹戬条末。

都〔1〕，如鼠负〔2〕，青股蜚〔3〕，头赤〔4〕。七月七日采，阴干〔5〕。

扁前〔6〕　味甘，有毒。主治鼠瘘，瘫〔7〕，利水道。生山陵，如牛虻，翼赤〔8〕。五月、八月采。

蚖类〔9〕　治痹，内漏。一名蚖短，土色而文〔10〕。

蜚厉〔11〕　主治妇人寒热。

益符〔12〕　主治闭。一名无舌。

黄虫〔13〕　味苦。治寒热。生地上，赤头，长足，有角，群居。七月七日采。

郁核〔14〕　无毒。根〔15〕，去白虫。一名车下李，一名棣。

---

〔1〕　都：《新修》原脱，据《千金翼》、《大观》、《政和》、《证类》补。"都"，《纲目》、《禽虫典》作"郡"。

〔2〕　鼠负：《纲目》作"鼠妇"，《大观》、玄《大观》作"鼠员"，其他各本作"鼠负"。

〔3〕　蜚：《纲目》、《禽虫典》脱"蜚"字。其他各本有"蜚"字。

〔4〕　头赤：《千金翼》作"翼赤"，《纲目》、《禽虫典》作"赤头"，其他各本作"头赤"。

〔5〕　阴干：《新修》有"阴干"二字，其他各本无此二字。

〔6〕　扁前条见《新修》、《千金翼》。

〔7〕　瘫：《纲目》作"瘫闭"，其他各本无"闭"字。

〔8〕　生山陵，如牛虻，翼赤：《纲目》作"生山陵中，状如牛虻，赤翼"。

〔9〕　蚖类条见《新修》、《千金翼》。

〔10〕　一名蚖短，土色而文：《纲目》作"一名䖟，短身，土色而无文"。

〔11〕　蜚厉条见《新修》、《千金翼》。又，"厉"，《新修》原作"卢"，《和名》作"厔"，《千金翼》、《大观》、《政和》、《证类》改。

〔12〕　益符条见《新修》、《千金翼》。又，"符"，《新修》作"苻"，据《千金翼》、《大观》、《政和》、《证类》改。

〔13〕　黄虫条见《新修》、《千金翼》。

〔14〕　郁核条见《新修》、《御览》卷九九三。"郁核"，《新修》、《医心方》作"郁核"，其他各本作"郁李仁"。

〔15〕　根：《图考长编》脱漏"根"字。

生高山及丘陵上。五月〔1〕、六月采根。

〔《本经》原文〕

郁李仁，味酸，平。主大腹水肿，面目四肢浮肿，利小便水道。根，主齿龈肿，龋齿，坚齿。一名爵李。生川谷。

杏核〔2〕　味苦，冷利，有毒。主治惊痫，心下烦热，风气〔3〕去来〔4〕，时行头痛，解肌，消心下急〔5〕，杀狗毒。一名杏子〔6〕。五月采〔7〕。其两仁者杀人，可以毒狗。花，味苦，无毒。主补不足，女子伤中，寒热痹，厥逆。实，味酸，不可多食，伤筋骨〔8〕。生晋山。得火良，恶黄芪、黄芩、葛根，解锡毒，畏蘘草〔9〕。

〔《本经》原文〕

杏核仁，味甘，温。主咳逆上气雷鸣，喉痹，下气，产乳金创，寒心贲豚。生川谷。

---

〔1〕　五月：《草木典》脱"月"字。

〔2〕　杏核条见《新修》、《千金翼》。又，"杏核"，武田本《新修》、《新修》作"杏核"，《大观》、《证类》作"杏核人"，其他各本作"杏核仁"。又《医心方》作"杏实"。

〔3〕　气：武田本《新修》、《新修》原脱"气"字，据《千金翼》、《大观》、《政和》、《证类》、《大全》《大观》、成化本《政和》补。

〔4〕　去来：《纲目》、《图考长编》、《草木典》作"往来"。

〔5〕　急：此下《纲目》、《草木典》、《图考长编》有"满痛"二字。

〔6〕　一名杏子：武田本《新修》、《新修》、《和名》有"一名杏子"四字，其他各本无此四字。

〔7〕　采：《新修》作"采"，其他各本作"采之"。

〔8〕　实，味酸，不可多食，伤筋骨：《纲目》、《草木典》作"实，酸，热，有小毒。生食多伤筋骨"。

〔9〕　解锡毒，畏蘘草：武田本《新修》、《新修》、《大观》、《政和》、《证类》作"解锡毒，畏蘘草"。《本草经集注》作"胡粉，蘘草。解锡毒"。《千金方》作"解锡、胡粉毒，畏莽草"。《医心方》作"解锡、胡粉，畏蘘草"。又《纲目》、《草木典》注此文为徐之才文。按：此文《本草经集注》已有著录。

桃核〔1〕 味甘，无毒。主〔2〕咳逆上气，消心下坚〔3〕，除卒暴击血，破瘕癥〔4〕，通月水，止痛〔5〕。七月采取仁，阴干。桃花，味苦，平，无毒。主除水气，破石淋〔6〕，利大〔7〕小便，下三虫，悦泽人面〔8〕。三月三日采，阴干。桃枭，味苦。主中恶腹痛，杀精魅五毒不祥〔9〕。一名桃奴，一名枭景〔10〕，是实〔11〕

---

〔1〕 桃核条见《新修》、《御览》卷九六七。又，"桃核"，武田本《新修》、《新修》、《和名》作"桃核"，《大观》、《证类》作"桃核人"，其他各本作"桃核仁"。

〔2〕 主：武田本《新修》、《新修》作"主"，其他各本作"主止"。

〔3〕 坚：《纲目》、《草木典》作"坚硬"。

〔4〕 破瘕癥：武田本《新修》、《新修》作"破瘕癥"，《千金翼》、《大观》、《政和》、《证类》、《疏证》、玄《大观》、《大全》、成化本《政和》作"破癥瘕"，《图考长编》脱"瘕癥"二字，《纲目》、《草木典》脱"破瘕癥"。

〔5〕 止痛：《纲目》、《草木典》、《图考长编》作"小心腹痛"。

〔6〕 淋：武田本《新修》、《新修》原作"水"，据《千金翼》、《大观》、《政和》、《证类》、《大全》、玄《大观》、成化本《政和》改。

〔7〕 大：武田本《新修》、《新修》原脱"大"字，据《千金翼》、《大观》、《政和》、《证类》、《大全》、玄《大观》、成化本《政和》补。

〔8〕 悦泽人面：《纲目》、《草木典》移在"除水气"之前。

〔9〕 治中恶腹痛，杀精魅五毒不祥：《纲目》、《草木典》颠倒为"杀精魅五毒不祥，疗中恶腹痛"。

〔10〕 一名枭景：武田本《新修》、《新修》原脱，据《千金翼》、《大观》、《政和》、《证类》、《大全》、玄《大观》、成化本《政和》补。

〔11〕 是实：武田本《新修》、《新修》原脱"是"字，据《千金翼》、《大观》、《政和》、《证类》补。

著树不落〔1〕，实中者，正月采之〔2〕。桃毛〔3〕，主带下诸疾，破坚闭〔4〕。刮取实毛用之〔5〕。桃蠹〔6〕子，食桃树虫也。其茎白〔7〕皮，味苦，辛，无毒〔8〕除邪鬼，中恶，腹痛，去胃中热。其〔9〕叶，味苦〔10〕，平，无毒。主除尸虫，出疮中虫〔11〕。胶，炼之〔12〕，主保中不饥〔13〕，忍风寒。其实，味酸，多食令人有热〔14〕。生太山。

〔《本经》原文〕

桃核，味苦，平。主瘀血血闭瘕邪气，杀小虫。桃花，杀注恶鬼，令

---

〔1〕著树不落：《御览》、《艺文类聚》、《齐民要术》、《新编古今事文类聚》作"在树不落，杀百鬼。"

〔2〕是实著树不落，实中者，正月采之：《纲目》、《草木典》作"此是桃实着树经冬不落者，正月采之，中实者良"。又，《通志略》作"桃之实，干而不落，其中实者曰桃枭，曰枭景"。

〔3〕毛：此后《纲目》、《草木典》注"下血瘕，寒热积聚，无子"九字，为《别录》文。《大观》、《政和》、《证类》、玄《大观》、《大全》、成化本《政和》对此九字作白字《本草经》文，《品汇》、《图考长编》、《森本》、《孙本》、《顾本》、《狩本》、《黄本》皆录此九字为《本草经》文。按：此九字应为《本草经》文，非《别录》文。

〔4〕破坚闭：《纲目》、《草木典》、《图考长编》作"破血闭"。

〔5〕刮取实毛用之：《纲目》、《草木典》脱"刮取实毛"。《新修》脱"用之"二字，据《千金翼》、《大观》、《政和》补。

〔6〕桃蠹：《纲目》、《禽虫典》作"桃虫"。

〔7〕白：武田本《新修》、《新修》原脱，据《千金翼》、《大观》、《政和》、《证类》补。

〔8〕味苦，辛，无毒：武田本《新修》、《新修》原脱，据《千金翼》、《大观》、《政和》、《证类》补。

〔9〕其：武田本《新修》、《新修》有"其"，其他各本无"其"字。

〔10〕苦：此下《政和》、成化本《政和》、《大全》、《证类》有"辛"字，《新修》、《千金翼》、《大观》无"辛"字。

〔11〕虫：《纲目》、《草木典》作"小虫"，其他各本无"小"字。

〔12〕之：《纲目》、《草木典》作"服"，其他各本作"之"。

〔13〕饥：《千金翼》作"饱"，其他各本作"饥"。

〔14〕热：《医心方》作"势"，其他各本作"热"。

人好颜色。桃枭，微温。主杀百鬼精物。桃毛，主下血瘕，寒热积聚无子。桃蠹，杀鬼邪恶不祥。生川谷。

李核仁[1] 味甘[2]、苦，平，无毒。主治僵仆[3]跻[4]，瘀血，骨痛。根皮，大寒，主消[5]渴，止心烦逆奔气[6]。实，味苦，除痼热，调中[7]。

梨[8] 味苦，寒[9]。多食[10]令人寒中[11]，金创[12]，乳妇[13]尤不可食[14]。

柰[15] 味苦，寒。多食令人胪胀，病人尤甚[16]。

---

〔1〕 李核仁条见《新修》、《千金翼》。

〔2〕 甘：武田本《新修》、《新修》有"甘"字，其他各本无"甘"字。

〔3〕 仆：武田本《新修》、《新修》原作"作"字，据《千金翼》、《大观》、《政和》、《证类》改。

〔4〕 跻：《纲目》、《草木典》、《图考长编》作"蹉折"。

〔5〕 消：武田本《新修》、《新修》原脱，据《千金翼》、《大观》、《政和》、《证类》、《大全》、玄《大观》、成化本《政和》补。

〔6〕 奔气：《纲目》、《草木典》作"奔豚气"。

〔7〕 除痼热，调中：《纲目》、《草木典》作"暴食，去痼热，调中"。又，《渊鉴类函》、《初学记》引本草作"李根治疮，服其花令人好颜色。凡李实熟食之皆好，除固热，调中"。

〔8〕 梨条见《新修》、《千金翼》。

〔9〕 味苦寒：武田本《新修》、《新修》、《医心方》作"味苦寒"，其他各本作"味甘，微酸，寒"。

〔10〕 多食：武田本《新修》、《新修》、《医心方》原脱，据《千金翼》、《大观》、《政和》、《证类》补。

〔11〕 中：此下《纲目》、《草木典》、《图考长编》衍"萎困"二字。

〔12〕 创：武田本《新修》、《新修》、《医心方》作"创"，其他各本作"疮"。

〔13〕 乳妇：《医心方》作"妇人"，其他各本作"乳妇"。又《纲目》、《草木典》、《图考长编》在"妇"字下衍"血虚者"三字。

〔14〕 此条，《群芳谱》注云："陶弘景《别录》云：'梨性冷利，多食损人，故俗人谓之快果'。"《新编事文类聚轮墨全书》后戊集、《新编古今事文类聚》后集作"梨曰快果"。

〔15〕 柰条见《新修》、《御览》卷九七〇。

〔16〕 多食令人胪胀，病人尤甚：《御览》、《初学记》作"令人臆胀，病人不可多食"。

安石榴〔1〕 味甘、酸，无毒。主咽〔2〕燥渴。损人肺〔3〕，不可多食〔4〕。其酸实壳，治下利，止漏精〔5〕。其东行根，治蛔虫、寸白。

瓜蒂〔6〕 有毒。去鼻中息肉，治黄疸。其花，主心痛咳逆〔7〕。生嵩高。七月七日采，阴干。

〔《本经》原文〕

瓜蒂，味苦，寒。主大水，身面四肢浮肿，下水，杀蛊毒，咳逆上仑，及食诸果，病在胸腹中，皆吐下之。

苦瓠〔8〕 有毒。生晋地。

〔《本经》原文〕

苦瓠，味苦，寒。主大水，面目四肢浮肿，下水，令人吐。生川泽。

水靳〔9〕 无毒。生南海。

〔《本经》原文〕

水靳，味甘，平。主女子赤沃，止血养精，保血脉，益气，令人肥健嗜食。一名水英。生池泽。

---

〔1〕 安石榴条见《新修》、《千金翼》。

〔2〕 咽：此下，《纲目》、《草木典》、《图考长编》衍"喉"字。

〔3〕 味甘、酸，无毒。主咽燥渴，损人肺：武田本《新修》、《新修》、《医心方》原作"味酸甘损人"，据《千金翼》、《大观》、《证类》、玄《大观》、《大全》、成化本《政和》改。又《纲目》对此文作"味甘酸温涩无毒，多食损人肺，主治咽喉燥渴"。

〔4〕 不可多食：《纲目》、《草木典》无此四字。

〔5〕 其酸实壳，治下利，止漏精：《纲目》、《草木典》作"酸榴皮，止下痢、漏精"。

〔6〕 瓜蒂条见《新修》、《千金翼》。

〔7〕 心痛咳逆：《新修》作"心咳"，据《千金翼》、《大观》、《政和》、《证类》改。

〔8〕 苦瓠条见《新修》、《千金翼》。

〔9〕 水靳条见《新修》、《千金翼》。又，"靳"，《齐民要术》引本草作"薪"，《医心方》卷三〇、《尔雅疏》卷八作"芹"，《和名类聚钞》卷九作"芹菜"。《通志略》云："芹亦作靳"。

荨〔1〕 味甘，寒，无毒。主治消渴，热痹〔2〕。

落葵〔3〕 味酸，寒，无毒。主滑中，散热。实〔4〕，主悦泽人面。一名天葵，一名繁露。

蘩蒌〔5〕 味酸，平，无毒。主治积年恶疮〔6〕不愈。五月五日日中采，干，用之当燔〔7〕。

蒇〔8〕 味辛，微温。主治蟨〔9〕蝼溺〔10〕疮，多食令人气喘。

葫〔11〕 味辛，温，有毒。主散痈肿、䘌疮，除风〔12〕邪，杀毒气。独子者，亦佳〔13〕。归五脏。久食伤人，损目明〔14〕。五月五日采之〔15〕。

蒜〔16〕 味辛，温，无毒〔17〕，归脾肾。主治霍乱，腹中不

---

〔1〕 荨条见《新修》、《千金翼》。

〔2〕 痹：《新修》原脱，据《千金翼》、《大观》、《政和》、《证类》、玄《大观》、《大全》、成化本《政和》补。又《医心方》、《齐民要术》引本草云："荨，治消渴，热痹。"

〔3〕 落葵条见《新修》、《千金翼》。

〔4〕 实：《纲目》作"子"。

〔5〕 蘩蒌条见《新修》、《千金翼》。

〔6〕 疮：此下，《纲目》、《草木典》衍"痔"字。

〔7〕 当燔：《新修》有"当燔"二字，其他各本无此二字。

〔8〕 蒇条见《新修》、《千金翼》。

〔9〕 蟨：《草木典》作"蚨"。

〔10〕 溺：《纲目》、《草木典》作"尿"。

〔11〕 葫条见《新修》、《千金翼》。

〔12〕 风：《新修》原脱，据《千金翼》、《大观》、《政和》、《证类》补。

〔13〕 独子者亦佳：《纲目》、《草木典》作"葫，大蒜也，五月五采，独子者入药尤佳"。

〔14〕 久食伤人，损目明：《纲目》作"久食损人目"。

〔15〕 之，《新修》有"之"字，其他各本无"之"字。

〔16〕 蒜条见《新修》、《千金翼》。《纲目》和《草木典》在"蒜"下衍"小蒜也"三字。

〔17〕 无毒：《新修》作"无毒"，其他各本作"有小毒"。

安，消谷，理胃，温中，除邪痹毒气。五月五日采之〔1〕。

〔附〕**芸薹**〔2〕　味辛，温，无毒。主治风游丹肿，乳痈。

又，芸薹，春食之，能发痼疾。此人间所噉菜也〔3〕。

腐婢〔4〕　无毒。止消渴〔5〕。生汉中，即〔6〕小豆花也。七月采，阴干〔7〕。

〔《本经》原文〕

腐婢，味辛，平。主痎疟，寒热邪气，泄利，阴不起，病酒头痛。

扁豆〔8〕　味甘，微温。主和〔9〕中，下气。叶，主治霍乱吐下不止。

黍米〔10〕　味甘，温，无毒。主益气，补中，多热令人烦〔11〕。

---

〔1〕　之：《新修》原脱，据《千金翼》、《大观》、《政和》、《证类》补。

〔2〕　芸薹条见《新修》、《千金翼》。又，"芸薹"原是《新修本草》新增的药，但《新修》、《大观》、《政和》、《证类》在"芸薹"条下，有"唐本注"引《别录》的资料，那么《新修本草》新增的"芸薹"当出《名医别录》。

〔3〕　春食之……所噉菜也：此文出《新修》芸薹条唐本注引《别录》文。"春"，此下《纲目》、《草木典》有"月"字。

〔4〕　腐婢条见《新修》、《御览》卷九九三。

〔5〕　止消渴：《纲目》、《草木典》注此三字为《本草经》文。《大观》、玄《大观》、《大全》、成化本《政和》、《证类》、《品汇》、《图考长编》注为《别录》文。森本、孙本、顾本、狩本、黄本皆不取此三字为《本草经》文。按：此三字应为《别录》文，非《本草经》文。

〔6〕　即：武田本《新修》、《新修》原脱，据《千金翼》、《大观》、《政和》、《证类》补。

〔7〕　七月采，阴干：《纲目》、《草木典》作"七月采之，阴干四十日"。又，本条按《通志略》云："本草，小豆之花，谓之腐婢。"

〔8〕　扁豆条见《新修》、《千金翼》。

〔9〕　和：玄《大观》无"和"字。其他各本有"和"字。

〔10〕　黍米条见《新修》、《千金翼》。

〔11〕　多热令人烦：《纲目》、《草木典》作"久食令人多热烦"，《图考长编》作"多食令人烦热"。

粳米〔1〕 味甘〔2〕，苦，平，无毒。主益气，止〔3〕烦〔4〕，止泄。

稻米〔5〕 味苦〔6〕。主〔7〕温中，令人多热，大便坚。

稷米〔8〕 味甘，无毒。主益气〔9〕，补不足。

醋〔10〕 味酸，温，无毒。主消痈肿，散水气。杀邪毒。

酱〔11〕 味咸，酸，冷利。主除热，止〔12〕烦满，杀百药、热汤〔13〕及火毒〔14〕。

盐〔15〕 味咸，温，无毒。主杀鬼蛊，邪注，毒气，下部䘌

---

〔1〕 粳米条见《新修》、《千金翼》。

〔2〕 甘：武田本《新修》、《新修》原脱，据《千金翼》、《大观》、《政和》、《证类》补。

〔3〕 止：武田本《新修》、《新修》原作"心"，据《千金翼》、《大观》、《政和》、《证类》改。

〔4〕 烦：此下《纲目》、《草木典》有"止渴"二字，其他各本无此二字。

〔5〕 稻米条见《新修》、《千金翼》。"稻米"，《品汇》作"糯稻米"。

〔6〕 味苦：《锦绣万花谷》引本草云："稻，味苦。"按："稻米"条中有"主温中，令人多热"。此与"味苦"不相应，姑记以存疑。

〔7〕 主：此下《纲目》、《草木典》衍"作饭"二字。

〔8〕 稷米条见《新修》、《御览》卷八四〇。

〔9〕 主益气：《御览》、《渊鉴类函》作"益志气"。其他各本作"主益气"

〔10〕 醋条见《新修》、《千金翼》。"醋"，武田本《新修》、《新修》、《医心方》、《和名》作"酢酒"，据《千金翼》、《证类》改。"醋"或写成"酢"。酒久放变成醋，所以醋又名醋酒，或酢酒。《新修》、《和名》作"酢酒"，《证类》陶隐居注作"醋酒"。后世本草简称之为醋，不用酢酒或醋酒之名。

〔11〕 酱条见《新修》、《千金翼》。

〔12〕 止：武田本《新修》、《新修》原作"心"，据《千金翼》、《大观》、《政和》、《证类》、玄《大观》、《大全》、成化本《政和》改。

〔13〕 百药、热汤：武田本《新修》、《新修》、《医心方》原脱"百，热汤"三字，据《千金翼》、《大观》、《政和》、《证类》、玄《大观》、《大全》、成化本《政和》补。

〔14〕 热汤及火毒：《纲目》、《食货典》作"及热汤火毒"。

〔15〕 盐条见《新修》、《千金翼》。又，"盐"，武田本《新修》、《新修》、《医心方》作"盐"，其他各本作"食盐"。

疮，伤寒热〔1〕，吐胸中痰澼，止心腹卒痛，坚肌骨〔2〕。多食伤肺，喜咳。

舂杵头细糠〔3〕，主治卒噎〔4〕。

---

〔1〕　伤寒热：武田本《新修》、《新修》作"伤寒寒热"，其他各本作"伤寒寒热"。

〔2〕　杀鬼蛊……坚肌骨：《纲目》、《食货典》作"伤寒寒热，吐胸中痰癖，止心腹卒痛，杀鬼蛊邪疰毒气，下部䘌疮，坚肌骨"。

〔3〕　舂杵头细糠条见《千金翼》、《大观》卷二十五。

〔4〕　噎：此下，《纲目》衍"刮取含之"四字，《食货典》衍"刮去含之"四字。

药名索引

五画

六画

十二画

附

《名医别录》内容的讨论

　　《名医别录》最早见录于《隋书·经籍志》，题陶氏撰。《旧唐书·经籍志》、《唐书·艺文志》亦载《名医别录》书名，但未题谁著。到宋代，郑樵《通志·艺文略》才说《名医别录》由陶隐居集。宋代王应麟《玉海》仍题陶氏撰。自此以后，言《名医别录》作者，皆从郑樵之说，题陶弘景撰。但是郑樵在他的《校雠略·书有名亡实不亡论》一文中又说："《名医别录》虽亡，陶隐居已收入本草。"这句话又否定了《名医别录》是陶弘景撰的。加以《名医别录》药物中产地都是用陶弘景以前的地名，以及陶弘景在《本草经集注》中讲了很多有关《名医别录》存疑的话，因此，日本丹波元胤《中国医籍考》认为，《名医别录》不是陶弘景所著。

　　笔者认为，《名医别录》的内容在陶弘景以前就有了，但《名医别录》成为一本定型的书，还是出于陶弘景之手。现在就这个问题简要讨论如下：

　　一、《名医别录》的内容是由名医在多种《本草经》中增录的

　　《名医别录》，顾名思义，是有名的医家记录的。那么名医

是在《本草经》内增录，还是在《名医别录》书中记录的呢？

从情理上讲，自己不会用"名医别录"来命名自己的著述。只有第三者收集名医记录的资料汇编成册，才好用"名医别录"作为书名。根据这种情况，《名医别录》资料是在多种《本草经》内增录的，不是在一本《名医别录》中记录的。

关于《神农本草经》有很多种本子，可从《隋书·经籍志》所记本草书名得知。《隋志》记载本草有数十种，冠有"神农"的本草书名有十余种，单纯题《神农本草经》的有5种。陶弘景《本草经集注·序》亦讲，《神农本草经》有4种，它们分别是：载药365种的本子，319种的本子，441种的本子，595种的本子。这都说明，《神农本草经》在古代有多种同名异书存在。而名医们，就在各种不同的《神农本草经》中增补了新的资料，这些新补的资料，陶弘景称它为"名医别录"。这可从陶弘景《本草经集注·序》（以下简称《陶序》）中了解到。

《陶序》云："是其《本经》所出郡县，乃后汉时制，疑仲景、元化等所记……魏晋以来，吴普、李当之更复损益。"序文中"更复损益"说明，张仲景、元化（华佗）、吴普、李当之等名医，在《本草经》内增录过资料。由于各家名医在《本草经》中所增录的药物数量不同，就形成了载药数字各不相同的多种《本草经》。正如《陶序》所云："或五百九十五，或四百四十一，或三百一十九。"《陶序》又云："且所主治，互有得失，医家不能备见。"这就指出，各种《本草经》所增录的内容也各不相同。

《陶序》云："今辄苞综诸经，研括烦省，以《神农本草经》三百六十五为主，又进名医副品亦三百六十五，合七百三十种，精粗皆取，无复遗落。"这段序文说明，陶氏作《集注》

是把诸经（指多种《本草经》）苞综（即综合的意思）起来进行研究，以《本草经》原来载的365种药物为主，以名医在诸经内增录的365种药物为"名医副品"，精粗皆取，无复遗落。这就明显地指出，《集注》中的别录资料是从各种《本草经》内名医增录的资料，经过"苞综诸经，研括烦省"整理而成，并不是从现成的《名医别录》一书中摘取的。如果是从《名医别录》一书中摘取的，那序中为何不提《名医别录》书名呢？关于名医在《本草经》内增录的药物，不仅在《陶序》中有所反映，而且在《证类》、《新修》等书的《陶序》中也有所体现。

1. 《证类》卷三芒硝条（黑字《别录》药）陶注云："按《神农本草经》无芒硝，后名医别载此说。"这就是说，《本草经》中原无芒硝，后来名医增录了芒硝。陶弘景就把名医增录的资料称之为"名医别录"，或简称"别录"。

2. 《新修本草》卷三硝石条《唐本》注云："硝石，《本经》一名芒硝，后人更出芒硝条，谬矣。"按《唐本草》所注，芒硝条是后人增录在《本草经》中的。

3. 《证类》卷三十有石肺、石脾，是黑字别录药。陶弘景在芒硝条注云："皇甫士安取石脾与硝石以水煮之……但不知石脾复是何物，本草乃有石脾、石肺。"查《证类本草》，石脾、石肺是黑字别录药。

在此注中提到，"本草乃有石脾、石肺"，而不讲"名医别录有石脾、石肺"，这就提示，在陶氏作《集注》时，没有单独一本《名医别录》存在。

4. 《证类》卷三滑石条有"生赭阳"，作黑字别录文。陶注云："赭阳县先属南阳，汉哀帝置，明《本经》所注郡县，必是后汉时也。"从这个注文可以看出，名医在《本草经》中增加了药物产地的资料。查《证类》中黑字别录药物的产地名称，大多数是汉以前的地名，这就提示名医在《本草经》中增录资料，是很早的事情了。

5. 名医在《本草经》中增录的资料，其内容有药物性味、主治功用、产地、采收时月、七情畏恶等。

例如《证类》卷六卷柏条，《本经》云"味辛"，《名医》云"味甘"，《本经》云"温"，《名医》云"平，微寒，无毒"，《本经》云"轻身和颜色"，《名医》云"令人好容体"，《本经》云"一名万岁"，《名医》云"一名豹足，一名求股，一名交时"。

《证类》卷八前胡条有"半夏为之使，恶皂荚，畏藜芦"，陶弘景注云："前胡似柴胡，《本经》上品有柴胡而无此，晚来医乃用之，亦有畏恶，明畏恶非尽出《本经》也。"从陶氏注可知，前胡原非《本经》药，是名医增录的药。名医不仅增加前胡的条文，而且还增加前胡的畏恶，所以陶氏注云："前胡……亦有畏恶，明畏恶非尽出《本经》也。"

6. 《名医别录》在《本经》中所增录的资料，由于增的时间较早，有很多内容如主治、产地等，陶氏也弄不清楚，因此陶氏在注文中讲了一些存疑的话。

例如《证类》卷三十夏台条有"主百疾，济绝气（指急救功用）"。陶氏注云："此药神奇，而不复识用，可恨。"

《证类》卷二十八水苏条有"生九真（在越南）。"陶氏注云："九真辽远，亦无能访之。"类似此例很多，此处从略。

二、陶氏《集注》中《别录》药是从《本草经》采集而来的

《陶序》云："又进名医副品亦三百六十五。"这个"名医

副品"，就是《证类》中黑字别录药。它们是从《本经》内名
医增录的资料中采集而来的。

1. 《证类》卷二十石决明条是黑字别录药

习惯上认为《证类》中黑字石决明，是从《名医别录》一
书中抄来的，其实不然。在陶氏作《集注》时，"名医别录"是
泛指《本草经》中名医增录的资料，不是指该书。所以《证类》
中黑字石决明，不是从现成的《名医别录》一书中抄来的，而
是由《本经》中名医增录的资料整理而成的。因为陶氏在石决
明条下注云："此一种，本亦附见在决明条中，既是异类，今为
副品也。"注中"本亦附见在决明条中"，就是说，石决明本来
就附见在《本经》药决明子条下。陶注中并未说石决明原出于
《名医别录》中。这就提示"名医别录"在陶氏作集注时尚未成
为定型的书。

陶注中既说石决明本来是附见在决明子条下，而决明子是
《本经》药，石决明是《别录》药，则附见的石决明当是名医在
《本经》决明子条下增录的。不然的话，《别录》的药怎么会附
见在《本经》药物之中呢？名医增录时，以名近似而归类，石
决明、决明子名称相近，功用相同，所以就附在一条中。而陶
氏认为，石决明和决明子功用虽相近，但药物品类不同，石决
明是虫鱼类，决明子是草类。《集注》序云："区畛物类"，就是
要把药物按自然来源进行分类。决明子是植物，应放在草类；
石决明是动物，应放在虫鱼类。所以陶弘景把决明子条中附见
的石决明摘出来，作为"名医副品"。

查《证类》卷七决明子条，是白字《本经》药。决明子条
内有"石决明生豫章"六个字，说明陶氏在"区畛物类"时，
还遗留石决明部分产地在决明子条中。这个事实说明，陶氏

《集注》黑字别录的药，都是从《本草经》内名医增录的药物整理而成，不是从现成的《名医别录》一书中抄来的。换句话说，《名医别录》在陶弘景作《集注》时，尚未成为一本定型的书。

2. 别录药在《御览》中标注有"《本草经》曰"

别录药在《御览》中标注有"《本草经》曰"，说明别录药原先是名医在《本草经》中增录的，否则《御览》不会标注"《本草经》曰"的。

例如：升麻、昆布、占斯、神护草、白粱等药，在《证类》中均作黑字别录药，但在《御览》中均标注有"《本草经》曰"，其他类书如《初学记》援引此等药物时，也注有"《本草经》曰"。

《御览》卷三十九、《初学记》卷五皆引有"《本草经》曰"。"常山有草名神护，置之门上，每夜叱人"。《御览》卷八百四十二、《初学记》卷二十七亦皆引有《本草经》曰："白粱，味甘微寒无毒，主除热益气，有襄阳竹根者最佳。"

《御览》、《初学记》援引此等药，既标注"《本草经》曰"，说明这些药是载在《本草经》中的，否则《御览》、《初学记》不会标注"《本草经》曰"字样的。

这些药在《证类》中均作黑字别录药，所以《证类》中黑字别录药是陶氏从《本草经》中采集的。

3. 陶弘景作注解时《证类》黑字别录药物亦称"经云"

《证类》黑字别录药，是名医在《本草经》中增录的。例如《证类》卷十二桂条，陶注云："经云桂叶如柏叶，泽黑，皮黄心赤。"按：桂条在《证类》中既是黑字别录药，陶氏注文中为何不讲"《名医别录》云"，而注为"《经》云"，"《经》云"即指《本草经》云。这就说明，桂条是名医在《本草经》中增录的资料，否则陶氏不会注为"《经》云"。类似此例很多，此处从略。

三、陶氏采集《本草经》内名医增的资料时进行过整理

别录药物在《证类》中书写体例同《证类》，在《御览》中书写体例同《御览》。例如《证类》卷六升麻条曰："升麻，味甘、苦、平，微寒，无毒。主解百毒……一名周麻。生益州山谷，二月、八月采，阴干。"其书写体例为：药物正名→性味→主治功用→药物一名→产地→生长环境→采集加工。

《御览》卷九百九十升麻条引《本草经》曰："升麻，一名周升麻，味甘、辛。生山谷。治辟百毒……生益州。"其书写体例为：药物正名→药物一名→性味→生长环境→主治功用→产地。

比较升麻在《证类》、《御览》两书中的书写体例，《证类》将药物一名列在性味主治之后，并将药物产地与生长环境合并书写，《御览》将药物一名列在性味主治之前，并将产地、生长环境分开书写。

不仅升麻如此，其他别录药如忍冬、芋、昆布、神护草、石脾、石肺、奈、占斯、鹳骨等，在《御览》中均标注"《本草经》曰"，其书写皆按《御览》体例。此等药在《证类》中均注为黑字别录，其书写又按《证类》体例。

同一个药物，在《御览》、《证类》两书中，标注类别和书写体例各不相同，究其原因，就是注时把名医增录的新药和老药新用途大都收入《集注》中，并用墨字书写。当陶弘景完成《集注》后，又把多种《本草经》中名医增录的资料汇编成册，称之为《名医别录》。《名医别录》收载药数和内容，比《集注》中墨字药物要多些。所多的药物和内容，后又被苏敬转录

在《唐本草》中，进而被保存在《证类本草》中。把《证类本草》所保存《名医别录》药与《太平御览》对校即可发现，同一个药物，其内容相同但条文书写格式不同，标注出典不同，如《证类》标注"别录"，《御览》标注"本经"。这就提示，《证类》中别录条文是经过陶弘景整理的，而陶弘景亦在序中讲明了"苞综诸经，研括烦省，精粗皆取，无复遗落"等一些话。

《唐本草》注文所引《名医别录》48 条文字，皆不见于《集注》中黑字之文，但这 48 条文字在书写格式上全同《证类本草》黑字药物，而不同于《太平御览》药物的条文书写格式。根据这些特点，我们有理由说，《名医别录》是陶弘景在完成《集注》后，把多种《本草经》中名医增录的资料，经过"苞综诸经，研括烦省"整理而成的。

[中华医史杂志，1985，15（2）：112－116.]

《本经》不见于《名医别录》识

　　有人认为，《名医别录》中含有《本经》内容，他们根据《新唐书》卷一百零四，列传二十九《于志宁传》云："其语别录者，魏晋以来，吴普、李当之所记，其言花叶形色，佐使相须，附经为说，故弘景合而录之。"又《开宝重定》序云："旧经三卷，世所流传，名医别录，互为编纂。至梁正白先生陶弘景，乃以别录参其本经，朱墨杂书，时谓明白。"又曰："白字为神农所说，黑字为名医所传。"

　　人们根据上述文献记载，认为《名医别录》的全部内容乃《本经》及增进别录内容。实际上《名医别录》不含《本经》内容。

一、关于《于志宁传》

　　在《新唐书·于志宁传》中有一段皇帝与于志宁的对话，帝曰："本草、别录何为而二？对曰：班固唯记《黄帝内外经》，不载本草，至齐（按：应是梁）《七录》乃称之。世谓神农氏尝药以拯含气，而黄帝以前文字不传，以识相付，至桐、雷乃载篇册，然所载郡县多在汉时，疑张仲景、华佗窜记其语。别录者，魏晋以来，吴普、李当之所记，其言花叶形色，佐使相须，附经为说，故弘景合而录之。"

　　在此传中，皇帝问，本草、别录为何分为两种？于志宁回答说：《本草》即是《本草经》，回答文自"班固"到"窜记其语"。"别录"即是"名医附经为说"，回答文自"别录者"到"附经为说"。传文末尾，有"故弘景合而录之"，是讲陶弘景把

"本草经"文、"别录"文合而录之。

陶弘景合而录之所成的书，是《本草经集注》，并不是《名医别录》。但有些人把《于志宁传》最后一段文"别录者，魏晋以来，吴普、李当之所记……故弘景合而录之"单独抽出来看，不同上文联系起来，认为陶弘景合而录之所成的书，是《名医别录》。《名医别录》的全部内容，乃《本经》及增进别录内容，这是一种误解。

二、关于《开宝本草》序

《开宝本草》是根据《唐本草》编纂的，《唐本草》是根据《本草经集注》编纂的。人们对《本草经集注》的形成，因讲法不同，逐渐产生误解。为此先要把《本草经集注序》中内容弄清楚。

《本草经集注》序云："本经……吴普、李当之更复损益，或五百九十五，或四百四十一，或三百一十九，或三品混糅……今辄苞综诸经……以本经三百六十五为主，又进名医副品，亦三百六十五……合为七卷。"

序中"诸经"，是指吴普、李当之等名医在《本草经》中增录资料，形成多种《本草经》。"名医副品"，指名医在诸经中增录的药物。"以本经为主，又进名医副品，合为七卷"，是讲陶弘景作《本草经集注》的情况。

后来编纂《唐本草》、《开宝本草》时，对陶弘景《本草经集注》序文末"以本经为主，又进名医副品，合为七卷"，在措词上加以改变，把其中"名医副品"改成"别录"，使"名医副品"（名医增录药物的泛称）文义变成《别录》一书名了。

例如《唐本草》注云："惟梁《七录》有《神农本草》三卷，陶据此以别录加之为七卷，序云：三品混糅，冷热舛错，草石不分，虫兽无辨。"

《唐本草》注文中的"别录"，即陶隐居序文"名医副品"，而"别录"二字，一般人都视为《名医别录》书名的简称。

宋代《开宝本草》沿袭《新修本草》旧例，亦将陶序中"名医副品"改为"别录"二字。《开宝本草》序云："至梁陶弘景乃以别录参其本经……为之注释，列为七卷。"

由此可知，《唐本草》、《开宝本草》把陶隐居序中"名医副品"改为"别录"二字，时间久了，人们弄不清"名医副品"原来的含义，单独从"别录"二字望文生义，以为"别录"即是《名医别录》的简称。

三、关于"七卷"

《开宝本草》所言"七卷"是什么书，也未讲清。其实，《唐本草》序、《开宝本草》序所言"七卷"，都是指《本草经集注》七卷本。二者是从陶隐居序中来的。由于各序中未讲出《本草经集注》的书名，因而后人不知此"七卷"指的是什么书。

到《嘉祐本草》序时，将《本草经集注》七卷误为《名医别录》七卷。《嘉祐本草》序云："凡陶隐居所进者，谓之名医别录，并以其注附于末；凡显庆所增者，亦注其末，曰唐本先附；凡开宝所增者，亦注其末，曰今附；凡今所增补，旧经未有者，于逐条后开列，云新补。"

在此序文中，有四个凡字，代表《嘉祐本草》资料的四个来源。第一个凡字讲增入陶隐居的资料，谓之"名医别录"。第二个凡字讲增入《唐本草》的资料，谓之"唐本先附"。第三个凡字讲增入《开宝本草》的资料，谓之"今附"。第四个凡字讲《嘉祐本草》所增的资料，谓之"新补"。

这里值得注意的是，序文第一个凡字。"凡陶隐居所进者，谓之名医别录。"其实《嘉祐本草》所进陶隐居的资料，就是《本草经集注》，并不是《名医别录》。此即《嘉祐本草》误《本草经集注》为《名医别录》的证据。

基于这种情况，明代李时珍亦以《本草经集注》为《名医别录》。所以李时珍《本草纲目》序列第一卷，历代诸家本草的名医别录书名下，李时珍曰："神农本草药分三品，计三百六十五种……梁陶弘景复增汉魏以下名医所用药三百六十五种，谓之名医别录，凡七卷。"

李时珍既认为七卷是《名医别录》，则他理解《开宝重定》序中的七卷，即指《名医别录》。

由于唐、宋主流本草把陶隐居序文"以本经为主，又进名医副品，合为七卷"几句话改变讲法，加以"七卷"未言明为何书，因而使人误解《本草经集注》为《名医别录》。又由于《本草经集注》全部内容为《本经》增进别录内容，因此人们亦误认为《名医别录》的全部内容乃《本经》及增进别录内容。

［杏苑中医文献杂志，1993，（2）8 - 9.］

《名医别录》相关论文题录

1. 对姚振宗关于《名医别录》考证的质疑．中华医史杂志，1981，11（3）：192．

2.《名医别录》作者及成书年代讨论．中华医学会安徽分会．医史论文汇编．1982．

3. 关于《名医别录》的整复．江苏中医杂志，1983，4（5）：32．

4.《名医别录》内容的讨论．中华医史杂志，1985，15（2）：112－116．

5.《名医别录》的考察．皖南医学院学报，1992，11（2）131－132．

6. 陶弘景集《名医别录》的考察．基层中药杂志，1993，（2）：1－4．

7.《本经》不见于《名医别录》识．杏苑中医文献杂志，1993（2）：89．

8.《名医别录》作者的讨论．吉林中医药，1993，（增刊）：54－55．

9. 名医别录药中有的产生时代并不晚于《本草经》药．基层中药杂志，1994，8（1）：27－28．

后　记

一、《名医别录》的产生

《名医别录》最早见录于《隋书·经籍志》[1]，题陶氏撰。《旧唐书·经籍志》[2]《唐书·艺文志》[3]，亦载《名医别录》书名，但未题著者。宋代郑樵《通志·艺文略》[4]载《名医别录》由陶隐居集。

宋代王应麟《玉海》[5]仍题陶氏撰。自此以后，言《名医别录》的作者，皆从郑樵之说，题陶弘景撰。但是郑樵在他的《校雠略·书有名亡实不亡论》[6]一文中又说："《名医别录》虽亡，陶隐居已收入本草。"这句话又否定了《名医别录》为陶弘景所撰。又因《名医别录》所载药物的产地都是用陶弘景以前的地名，以及陶弘景在《本草经集注》以下简称《集注》[7]中讲了很多有关《名医别录》存疑的话，因此，日本丹波元胤[8]认为《名医别录》不是陶弘景所著。

据现有资料看，《名医别录》资料早在陶弘景以前就有名医在《本草经》记载了。《新唐书·于志宁传》："其语别录者，魏晋以来，吴普、李当之所记，其言花叶形色，佐使相须，附《经》为说[9]。"这个"附《经》为说"，就是指名医依附《本草经》记载药物资料，《名医别录》随即产生。魏晋时名医所依附的《本草经》，有很多种本子。按《隋书·经籍志》记载的本草有数十种，冠有"神农"二字的本草书名，有十余种。单纯题《神农本事经》有五种。陶氏《集注》序，亦说《神农本草经》有四种，它们载药数目各不相同。有载药365种的本子，有319种的本子，有441种的本子，595种的本子，说明《神农本草经》在古代有多种同名异书存在，而名医们，就在各种不同的《神农本草经》中增补了新的资料，这些名医新补的资料，陶弘景称它为《名医别录》。

陶序云：“是其《本经》所出郡县，乃后汉时制，疑仲景，元化等所记……魏、晋以来，吴普、李当之更复损益。”序文中“更复损益”说明张仲景、元化（华佗）、吴普、李当之等名医，在《本草经》内增录过资料。陶序又云：“今辄苞综诸经，研括烦省，以《神农本经》365为主，又进名医副品亦365，合730种，精粗皆取，无复遗落。”这段序文说明陶氏作《集注》是把诸经指多种《本草经》，苞综（即综合）起来，进行研究，以《本草经》原来载药365种为主，以名医在诸经内增录药物365种为“名医副品”，加入《集注》中，精粗皆取，无复遗落。这就明显地指出《集注》中的别录资料，是从各种《本草经》内名医增录的资料，经过“苞综诸经，研括烦省”整理而成，并不是从《名医别录》一书中摘取的。如果是从《名医别录》一书中摘取的，那序中为何不提《名医别录》书名呢？而提“苞综诸经”呢？

二、《名医别录》的成书经过

《名医别录》在陶弘景作《集注》前，是泛指《本草经》内名医所增录的资料，待陶氏《集注》完成后，陶弘景才把《本草经》内名医增录的资料汇集成《名医别录》一书。其理由如下：

陶氏在“苞综诸经”时，对诸经（指多种同名异书的《本草经》）中资料不可能搜罗无遗，这些被遗漏的资料，后来在陶氏搜集名医增录的资料时，又收入《名医别录》一书中了。到唐代苏敬作《唐本草》时，苏敬以陶氏《集注》为蓝本，并用《名医别录》一书进行核对，发现《名医别录》一书中搜集的资料，比《集注》中别录资料多。所以《唐本草》就把《名医别录》书内多的资料，转录在《唐本草》内相应药物下的注文中，并冠以"别录云"字样。《唐本草》援引《名医别录》共有48条[10]。

　　唐代本草援引别录资料在文字结构上和书写体例上悉同《重修政和经史证类备用本草》后简称《证类》体例，而不同于《太平御览》体例。这就说明《名医别录》文字乃是出于陶弘景的手笔。

　　唐代李珣《海药本草》所引《名医别录》共有三条，即鲛鱼皮、龙脑、珂。此三条在《证类》中标注"唐本先附"。说明此三条是《唐本草》采用《名医别录》一书中的资料作为新增药。显然，《名医别录》收载药物种类比《集注》中"名医副品"365种要多。

　　《名医别录》收载药数为何比"名医副品"多呢？这是因为《证类》中黑字药品（名医副品），是受365种数限制的缘故。陶弘景所定"名医副品"365种，是依附《神农本草经》载药365种数字而定的。陶弘景拘于《本草经》药物365种数字，就把名医增录多余的药物忽略不计了。

　　根据以上所述，"名医别录"一词在陶弘景作《本草经集注》以前，是泛指名医在多种《本草经》中增录的资料。在陶弘景完成《本草经集注》后，将此等资料汇集成册，即以"名医别录"为书名，传行于世。

三、《名医别录》基本内容

本书基本内容有二：一是收录两汉魏晋以来名医常用的药物；二是记载《神农本草经》药物新用途。

汉代以前用的药物，基本上都收录在《神农本草经》中，两汉以后，到南北朝刘宋以前的药物，收录在《名医别录》中。所以本书不仅增加了很多的新药，而且对《神农本草经》药物，在功用上亦有很大的发展，例如甘草、橘柚止咳，枣仁止汗安眠，陈皮、半夏止吐，桑螵止遗溺遗精，薏仁利水消肿，川楝子驱逐蛔虫等，这些药物的功用等内容比《神农本草经》的记载更加充实详备。

《名医别录》药物内容，包括正名、性味、有毒、无毒、主治症、一名、产地、采收时月等。例如艾叶，《别录》云："味苦，微温，无毒。主灸百病……一名冰台，一名医草。生田野，三月三日采，暴干。作煎，勿令见风[11]。"

本书还对有些药有的形态作了描述。例如石脾，《别录》云："黑如大豆，有赤纹，色微黄而轻薄如碁子[12]。"木甘草，《别录》云："大叶如蛇状，四四相值，折枝种之便生[13]。"

本书有些药物条文，记有用量及用法。鲮鲤甲，《别录》云："以酒或水和方寸匕，疗蚁瘘[14]。"雀卵条，《别录》云："雀屎，和男首子乳如薄泥，点目中胬肉，赤脉贯童子上者，即消，神效[15]。"在鲮鲤甲、雀屎等条中，前者记有用量"方寸匕"，后者记有用法。

本书有些药物并附有方剂。例如露蜂房条，《别录》云："露蜂房、乱发、蛇皮三味合烧灰，酒服方寸匕，日二，主诸恶疽、附骨痈[16]。"蜘蛛，《别录》云："七月七日取其网疗喜忘[17]。"

在此两条中，露蜂房条全同方子，在蜘蛛条中亦像方子。查《肘后方》卷六云："七月七日，取蜘蛛网着领中，勿令人知，则永不忘也[18]。"此方与本条相比，几乎相同。

本书还记载了剂型及其制备方法。芥，《别录》云："丸服之，或捣为末，醋和涂之[19]。"槐实。《别录》云："以七月七日取之，捣取汁，铜器盛之，日煎，令可作丸，大如鼠矢，内窍中，三易乃愈[20]。"

本书药物多数有产地的记载。

蕙实，生鲁山（东周地名，山东鲁山）。

城裹赤柱，生晋地（东周国名，山西境内）。

白辛，生楚山（东周地名，湖北襄阳境）。

麻伯，生平陵（春秋地名，山西文水县）。

陵石，生华山（春秋地名，陕西华阴）。

千岁蔂，生太山（春秋地名，山东太安）。

合玉石，生中丘（春秋地名，山东临沂）。

本书多数药有七情畏恶的记载。例如前胡条，有七情畏恶："半夏为之使，恶皂荚，畏藜芦。"陶弘景在前胡注中云："本经上品有茈胡而无此，晚来医乃用之，亦有畏恶，明畏恶非尽出本经也[21]。"

本书还记载了一些药物的炮炙加工及禁忌等内容。

莽草，《别录》云："可用沐，勿令入眼[22]。"

石韦、辛夷，《别录》云："用之去毛，毛射人肺，令人咳[23]。"

雷丸，《别录》云："实赤者杀人[24]。"

牙子，《别录》云："中湿腐烂，生衣者杀人[25]。"

本书对药物鉴别亦有记载。例如钩吻，《别录》云："折之青烟出者名固活[26]。"石龙蒭，《别录》云："九节多味者良[27]。"代赭，〔别录〕云："赤红青色如鸡冠有泽，染爪甲不渝者，良[28]。"

本书还记载一些兽医用药。例如及己，《别录》云："治牛马诸疮。"

四、《名医别录》的特点

1. 本书收录名医增录的药物，其中有很多药在古代文献中，是与《本草经》药物共存的，并无《本经》和《别录》的区分。

前面讲过，古代《神农本草经》有很多种同名异书的本子。今日所讲的《神农本草经》，是指陶弘景选定载药 365 种的本子。其余的本子，包含有名医增录的资料，陶氏对这些资料，称之为《名医别录》。其实这些书中所载的药物，在古代文献并不分为《本经》药、《别录》药。

例如西汉·史游《急就篇》药名录篇，载药 32 种[29]，其中有 30 种见录于《本草经》，有两种（艾、乌喙）见录于《名医别录》。

东汉·张仲景《金匮要略》和《伤寒论》中所用的药，见录于《本草经》的不少，但见录于《名医别录》的亦很多。如桂枝、生姜、芒消、粳米、香豉、白酒、苦酒、葳蕤、冬瓜、白前、艾叶、乱发、溺、竹茹、蜘蛛等，均见录于《名医别录》。

《史记·大宛列传》云："宛左右以葡萄为酒，富人藏酒至万余石，久者数十岁不败。俗嗜酒，马嗜苜蓿，汉使取其实来，于是天子始种苜蓿，葡萄肥饶地，及天马多，外国使来众，则离宫别观傍，尽种葡萄苜蓿极望[30]。"其药见于《本经》的有葡萄，见于《名医别录》的有苜蓿。《史记·司马相如列传》云："其东则有蕙圃"、"衡兰芷若[31]"。按《汉书音义》注："衡，杜衡。芷，白芷。若，杜若。蕙，薰草。"其中白芷、杜若见于《本经》。蕙，杜衡见于《名医别录》。

从这些例子可以看出，《名医别录》中有很多药物，在古代文献中是与载药365种的《本草经》中药物是共存的，同为医家、史家所应用。并不分什么《本经》、《别录》药。自从陶弘景集《名医别录》后，才有《本经》药和《别录》药区分。今日已习惯地把陶弘景选定载药365种的本子，定为《本草经》，把其余本子中增录的资料汇编成册，定为《名医别录》。

2.《名医别录》，不仅收载名医增录的药物，亦收载《本经》药新用途。例如石灰，是《本草经》药物。《证类》卷五石灰条，是白字本草经文。但石灰条白字文中没有记载"疗金疮止血"等语，但《唐本草》注云："《别录》及今人用疗金疮止血大效，"说明《别录》包括《本草经》药物新的主治功用。

3.《名医别录》资料，原是名医在多种《本草经》中增录的。它们形成的时间是漫长的，最早在汉代，最晚在刘宋。如《名医别录》中艾、乌喙，早在西汉史游《急就篇》药名录中已有记载。《名医别录》中白前、蜘蛛等，在汉代张仲景方中已成为常用的药物。最晚至南朝刘宋。例如《唐本草注》引《名医别录》云："藕主热渴散血[32]"藕的散血作用，据陶弘景说是南朝刘宋时所发现的。陶弘景在藕实茎条注云："宋帝时，太官作血𦞤，庖人削藕皮，误落血中，遂皆散不凝，医乃用藕治血多效也[33]。"郑樵《通志·昆虫草木略》[34]所记同此。

4.《名医别录》药物条文书写格式不同于类书。由于本书是陶弘景汇集的，书中药条文经过陶弘景整理，其书写格式也不同于类书《初学记》[35]《艺文类聚》[36]《北堂书钞》[37]《太平御览》[38]中药物条文书写格式。

5. 本书药物条文书写格式与《本经》药物条文书写格式相同。但在叙述的文字方面还有差异。有些文字是和《本草经》文字相仿，但有些文字却和方书文字相同。例如黄精，《别录》云："味甘，平，无毒。主补中益气，除风湿，安五脏。久服轻身延年不饥。一名重楼，一名菟竹，一名鸡格，一名救穷，一名鹿竹。生山谷，二月采根，阴干[39]。"

黄精条的文字，同《本草经》药物条文的文字很相似，主治症仅提一些症名，并有"久服延年神仙"一些话，文字比较精炼。但有些药物条文很像方书的文字。例如鲮鲤甲，《别录》云："微寒，主五邪，惊啼悲伤。烧之作灰，以酒或水和方寸匕，疗蚁瘘[40]。"把鲮鲤甲和黄精比较一下，鲮鲤甲条，有具体用法用量："烧之作灰，以酒或水和方寸匕。"这样的记述，都是方书的形式，《本草经》药物条文皆无此等文字。

6. 《名医别录》收载的药物数量比《神农本草经》365种要多。像《唐本草》新增的药：珂、鲛鱼皮、蓲台等，其注文都援引《名医别录》资料注释之，说明此等药必载于《名医别录》一书中，否则不会引用其资料作注。

7. 《名医别录》药物记载的内容比较广泛。除正名、性味、主治、一名外，还记有用法、用量、剂型、剂型制备、药物形态、产地、七情畏恶等。

在性味上所记，有很多是与《本草经》不相同的。例如芍药，《本经》云："味苦，平"，《别录》云："味酸，微寒，有小毒。"当归，《本经》云："味甘，温"，《别录》云："味辛，大温。"但《别录》所记芍药酸，当归辛，更切合实际的。

在主治症，《别录》所记，都以适用为主，很少提到久服轻身不饥神仙一类的话。至于所记药物用量、用法、剂型、采制时月、阴干暴干，都是《本草经》所无。至于所记产地，更为完备。从地名上看，上至先秦，下至东汉，各个时期地名皆有。从地名分布范围看，全国各地皆有。

8.《名医别录》附方，是本草附方最早的记载。例如露蜂房条，《别录》云："露蜂房、乱发、蛇皮三味，合烧灰，酒服方寸匕，日二，主诸恶疽，附骨痈[41]"这是一个完整的方子。本草附方，当以《名医别录》为最早。

9.《名医别录》药物条文很少掺杂道家思想。这一点与《本草经》不同。《神农本草经》上品药物几乎每个药物都有"久服不饥，延年，轻身，神仙一类话。而《名医别录》药物条中很少有这些话"。

10.《名医别录》的药物虽为名医所记，但它是劳动人民同疾病作斗争的经验总结。例如牵牛子，疗水肿。这种作用非常可靠而确实，但这种疗效也是劳动人民发现的。所以陶隐居注云："此药始出田野人牵牛易药，故以名之[42]。"

11.《名医别录》所记的药效，有些是现存文献中最早的记载。例如槟榔，《别录》云："杀三虫伏尸，疗寸白[43]。"寸白即今日绦虫，槟榔杀寸白虫，即是现存文献中最早的记载。

12.《名医别录》药物记的异名，比《本经》多。例如贝母，《本经》只有一个异名，《别录》有五个异名。沙参，《本经》有一个异名，《别录》有六个异名。苦参，《别录》有八个异名[44]。知母，《别录》有十个异名[45]。

五、《名医别录》的价值

1. 临床实用价值：《名医别录》收录的药物，有很多药至今仍有实用价值，现在常用的药物有四百种左右，其中近百种是出于《名医别录》。如桂枝发汗，牵牛子逐水消肿，百部、枇杷叶止咳，槟榔、榧子除虫，大、小蓟止血，麦芽消食和中等。这些药至今依然是很重要的常用药。

2. 本书保存古代民间流传的一些药物史料：如《新修本草》、《证类本草》所载的有名无用类，就是从《名医别录》资料中累积起来的。这些药物，原先都是民间常用的药物，或由于他们疗效不可靠，为后世新药所代替，或由于他们失传，不被后人们所认识，仅在文字上有记载，后人称这些药为"有名无用"，或称"有名未用"。

3. 历史价值：《名医别录》是继《神农本草经》之后，一部有价值的本草学著作，是中国古代本草名著之一。中国本草学就是在《神农本草经》和《名医别录》这两部书的基础上发展起来的，所以《名医别录》有承先启后的作用。

《名医别录》是总结两汉魏晋时期的药物学专著。如果要研究这个时期药物学的成就和发展，本书将提供很重要的参考资料，因此，本书是我国药物研究的重要文献。

由于本书既是本草重要文献，又具有一定临床实用参考价值，所以古代图书目录都记载了本书。最早是《隋书·经籍志》载《名医别录》三卷，唐代《旧唐书·经籍志》、《新唐书·艺文志》载《名医别录》三卷，宋代王应麟《玉海》和郑樵《通志·艺文略》。裁《名医别录》三卷。宋以后，未见史书艺文志著录此书，此书可能亡于宋代，但其内容，通过历代本草的转录和传抄，仍散存于各种本草和类书中。

六、辑复《名医别录》的意义

《名医别录》和《神农本草经》一样，早已失传了。《神农本草经》自南宋就有王炎整复它，它的序文尚存于王氏《双溪文集》中。到明代有卢复，清代有孙星衍、孙冯翼、顾观光、姜国伊、黄奭、王闿运，以及日本人森立之、狩谷望之志等，均辑录过《神农本草经》。但是《名医别录》尚未有人去辑复它，是《名医别录》不重要吗？不！《名医别录》和《神农本草经》都是古典本草名著，岂能说它不重要呢？笔者出于对中医药的关心与爱好，很早即留心于本草资料的收集，新中国成立后，在党的教育培养下，从事于本草文献整复工作，于一九六四年春完成本书辑校工作。

整复《名医别录》，究竟有什么意义呢？可从以下几个方面来谈这个问题。

1. 为了表彰我国古代科学文化的光辉成就：《名医别录》是继《神农本事经》之后的名著，载药七百三十多种，说明我国在魏晋时，对药物学的数量和主治功用，都有很大的发展。我们辑复它，不仅说明了中华民族在人类文明史上有杰出的贡献，同时也可以激励人们为我国科学事业的发展，作出新的贡献，在人类文明史上创造新的光辉成就。

2. 有助于深入系统地开展本草发展史的研究：如果要研究两汉魏晋时期本草发展概况，了解我国古代本草文献递嬗关系，目前尚无完整的本草书可供参考，《名医别录》的辑复，无疑将提供研究的方便。正如鲁迅为了研究中国文学史、小说史，感到史料不足，才花了很多时间做佚书辑复工作。他先后辑成《嵇康集》、《唐宋传奇集》、《会稽郡故书杂集》、《古小说钩沉》等书，以为上述工作准备。从这种意义上来讲，辑复《名医别录》，就是为了让人们认识这本本草书的承先启后作用，了解晋代以前和晋代以后各种本草资料递嬗关系，为中药学史研究提供一些资料。

3. 从实用观点来看，整复本书有助于中医药学的发掘和整理：本书有很多药，都是今日常用药，所记载的主治功用和疗效都是确实可靠的。如酸枣治心烦不得眠，牛膝治妇人月水不通，龙骨治汗出，夜卧自惊，吴茱萸治腹内寒痛等，至今仍然按此应用。

4. 辑复本书有助于药物文献的考证：我国地大物博，中药资源丰富，有很多药，在名称上虽然相同，但实物不一定相同。例如治疗痢疾的白头翁，有十多种。如萎陵菜、翻白草、秋牡丹、祁州漏芦、鼠麹草等，在全国不同的地方，都曾当做白头翁用。类似此例很多。又如：前胡、佩兰、茵陈蒿等，都有很多同名异物，要弄清这些问题，必须据本草文献进行考证。

5. 整复本书有助于后世本草书籍的校勘：例如不同版本的《本草纲目》，因刊刻舛误，把其中《本经》、《别录》标记弄得很混乱，或误其他书资料为《别录》，或误《别录》为其他书的资料。例如麻黄条有"利五脏，下血，寒气，久服通神明轻身"。《纲目》注为《别录》文[46]，《经史证类大观本草》（下简称）《大观》[47]，《重修政和经史证类备用本草》（下简称《政和》)[48]注为《本经》文。据此可证；《纲目》注此文为《别录》，属误。白及条有"除白癣疥虫"，《纲目》注为"甄权"文[49]。《大观》[50]、《政和》[51]注为《别录》文。类似此例很多，详本书校记注。

参 考 文 献

1.（唐）长孙无忌等撰.《隋书·卷三·经籍志》. 商务印书馆版,1955.

2.（后晋）刘昫撰．《旧唐书·卷四十七·经籍志》商务印书馆缩印百衲本．

3.（宋）欧阳修撰．《新唐本·卷五十九·艺文志》商务印书馆版缩印百衲本．

4.（宋）郑樵撰．《通志·卷六十九·艺文略》，四部备要．史部上海中华书局聚珍仿宋版印．

5.（宋）王应麟撰．《玉海·卷六十三·艺文艺术》．清康熙二十六年（1687）李振裕重刊本．

6.（宋）郑樵撰．《通志·卷七十一·校雠略》四部备要．史部，上海中华书局聚珍仿宋版印．

7.（梁）陶弘景撰．《本草经集注》．原书佚。1900 年敦煌石室发现六朝写本序录一卷。罗振玉影印收入《吉石盦丛书》中，上海群联出版社据罗氏本加以影印，1955.

8.（日本）丹波元胤撰．《中国医籍考·卷十》人民卫生出版社，1956.

9.（宋）欧阳修撰《新唐书·卷一〇四·于志宁传》．

10.《唐本注》所引《别录》四十八条，其药名如下：

石龙蒭 芥艾叶 天名精 石龙芮 恶实 羌螂 槐实 地肤子 旋覆花 姑活 石灰 芸薹 豚卵 牡荆实 络石 防风 女青 梓白皮 白马茎 牛角䚡 牡狗阴茎 鹠矢 蠡鱼 露蜂房 蚱蝉 白僵蚕 蜚蠊 虾蟇 白颈蚯蚓 藕 大枣 梅实 赤小豆 白瓜子 垣衣 人乳汁 虎骨 獭 鹜肪 雀卵 鳝鱼 蜘蛛 田中螺 柿 荏子 贮根 雁肪（《新修》卷十五谨案下引有《别录》云：《证类》卷十脱此文），此外陈藏器《本草拾遗》引天名精，肖炳引钓樟，《海药》引鲛鱼皮 龙脑、珂。《图经本草》引朴消、旋覆花。

（北宋）唐慎微撰．《证类本草》．（原名，重修政和经史证类备用本草），北京：人民卫生出版社，1957 年影印元翻印本，（以下简称为"证类"）。

11. 《证类·卷九》。

12. 《证类·卷三十》。

13. 《证类·卷三》。

14. 《证类·卷二十二》。

15. 《证类·卷十九》。

16. 《证类·卷二十一》。

17. 《证类·卷二十二》。

18. （晋）葛洪《肘后备急方·卷六》. 商务印书馆版，1955.

19. 《证类》卷二七，唐本注中引。

20. 《证类》卷十二。

21. 《证类》卷八。

22. 《证类》卷十四。

23. 《证类》卷十二。

24. 《证类》卷十四。

25. 《证类》卷十。

26. 《证类》卷十。

27. 《证类》卷七。

28. 《证类》卷五。

29. 《史游·卷四·急就篇》光绪五年福山王氏刻置家塾本.

30. （西汉）司马迁撰. 《史记·大宛列传》.

31. （西汉）司马迁撰. 《史记·司马相如列传》.

32. 《新修·卷十七》.

33. 《证类·卷二十三》.

34. （宋）郑樵撰. 《通志·卷五一四·昆虫草木略》. 见《四部备要·史部》中华书局聚珍仿宋版印.

35. （唐）徐坚撰. 《初学记》古香斋本。

36. （唐）欧阳询等著. 《艺文类聚》　中华书局据宋绍兴本影印本，1959.

37.（唐）虞世南撰.《北堂书钞》. 孔忠愍侯祠堂旧校影宋本，清光绪十四年（1888），南海孔广陶三十有三万卷堂刊本.

38.（宋）李昉等修纂.《太平御览》. 上海涵芬楼影印宋本.

39.《证类》卷六。

40.《证类》卷二十二。

41.《证类》卷二十一。

42.《证类》卷十一。

43.《证类》卷十三。

44.《证类·卷八》苦参，《别录》云："一名地槐，一名菟槐，一名骄槐，一名白茎，一名虎麻，一名岑茎，一名禄白，二名陵郎。"

45.《证类》卷八。知母，《别录》云："一名女雷，一名女理，一名儿草，一名鹿列，一名韭逢，一名儿踵草，一名东根，一名水须，一名沈燔，一名蒢。"

46.（明）李时珍撰.《本草纲目·卷二十二》. 1957 北京：人民卫生出版社据1885年合肥张绍棠味古斋重校刊本影印.

47.（宋）唐慎微.《经史证类大观本草·卷二十四》清光绪卅年甲辰1904武昌柯逢时影宋并重刊.

48.（宋）唐慎微.《重修政和经史证类备用本草·卷二十四》. 商务印书馆缩印金太和刊本，1921～1929.

49. 同注〔46〕。《纲目》卷十二。

50. 同注〔47〕。《大观》卷十。

51. 同注〔45〕。《政和》卷十。